看護学概論

看護とは・看護学とは

［第5版］

大阪大学名誉教授
日本赤十字北海道看護大学名誉学長・名誉教授

松 木 光 子 編集

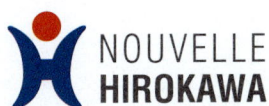

NOUVELLE HIROKAWA

執筆者一覧 （50音順）

阿 曽 洋 子 　武庫川女子大学看護学部・看護学研究科設置準備室室長
　　　　　　　大阪大学名誉教授

大 野 ゆう子 　大阪大学大学院医学系研究科保健学専攻教授

小笠原 知 枝 　関西看護医療大学大学院教授
　　　　　　　大阪大学名誉教授

酒 井 明 子 　福井大学医学部看護学科教授

酒 井 美絵子 　群馬パース大学保健科学部看護学科教授

佐 藤 蓉 子 　元慶應義塾大学看護医療学部看護学科教授

鶴 田 惠 子 　日本赤十字看護大学看護学部看護学科教授

松 木 光 子 　大阪大学名誉教授
　　　　　　　日本赤十字北海道看護大学名誉学長・名誉教授

良 村 貞 子 　北海道大学大学院保健科学研究院教授

第5版まえがき

　近年わが国は少子高齢化となり，高校卒業者数が減少しているにもかかわらず，看護系大学と大学院が増加しており，看護の高等教育化も通常のこととなってきた．看護職者にとっては長年の夢であり，うれしいことである．

　看護学士課程は看護専門職者の基礎教育課程である．その他看護師養成は多様に存在するが，本書は看護専門職者養成の視点から記述していく．

　看護学概論は，Introduction to Nursing に相当する科目であり，一般に教育課程の初期段階に教育されるものである．概論は，つまりは大要を述べることである．中川米造は医学概論について，「医学とは何か」を明らかにすることと言っているが，看護学概論もまた「看護学とは何か」を明らかにすることであろう．

　平成20年（2008）交付，平成21年（2009）4月実施の保健師助産師看護師法指定規則の改正が行われ，専門分野Ⅰに基礎看護学が位置づけられた．その一部として従来どおり「看護学概論」があり，その内容も「看護全般の概念をとらえ，看護の位置づけと役割の重要性を認識できる内容とする」として従来どおりである．したがって，「専門職としての看護と看護学とは何か」が看護学概論の主題であると考えた．それは，その後学んでいく看護技術や臨床看護総論，基礎看護学実習，専門分野Ⅱ，そして新たに設定された統合分野の基礎として，学生に基礎的理解と展望を導くものであろう．

　「看護とは何か」を明らかにする方法には，次の3つがあると考えている．

　その1つは古くから引き継がれている歴史的方法である．第2は民族や文化，社会制度などの社会的視点からの社会学的方法である．そして第3の方法は看護的論理または看護的認識である．これら3つの歴史的，社会的方法，および看護的論理の研究方法は，「看護学概論」の研究においても有意味の構成要素となるであろう．

　そこで，「看護と看護学とは」の概観を与えるために，この3つの方法の資産を十分に使い，また，これらの方法による研究を促進することを意図した．それは「看護の歴史」で歴史的資産が，「看護の機能と業務」，「保健医療システムと看護」や「看護管理」で社会的資産が活用され，また，看護的認識はすべての章で活用されるが，特に「看護とは何か」，「人と環境」，「健康と看護」などでその資産が必ず活用されるはずである．

　今回の第5版の改訂では，up to dateな全体的推敲とともに，災害看護と看護管理について大幅な改訂を実施した．したがって，本書は基礎教育における看護学概論の科目だけでなく，新設された統合科目のテキストとしても活用できるものと考える．

　本書は基本的には基礎教育課程の学生のテキストとして刊行するものではあるが，「看護とは」，「看護学とは」を追究されている看護師諸兄姉の参考となれば幸いである．

2010年12月

松 木 光 子

目　次

看護とは何か

── 学習目標 ──

第1章では，看護学を学ぶ学生に対する初期の看護学への誘いとして，まず，看護とはどのようなものかを社会的イメージや語義の意味から大まかな理解をする．その上で，世界的視点から近代看護以後の看護の考え方の変遷を社会的変化との関連でたどり，現代の看護の考え方と看護学の発展段階を知る．これらを礎として，これからの看護と看護学を考えよう．

① 看護へのイメージ

　現在のわが国の社会で，人々は「看護」についてどのようなイメージを描いているであろうか．将来，看護の道に進むことを決意して入学したばかりの看護学生も，おそらく一般の人々と同様なイメージであろう．2000年の筆者らのSD法*によるイメージ調査[1]によると，1年生初期の彼らの看護へのイメージは，「責任感の強い」，「やりがいのある」などで肯定的・好意的度合が高く，反対に「自由な」で最も肯定的・好意的度合が低かった．この調査は，ある対象のイメージを形容詞の肯定的言葉によって表現し，その対となる否定的イメージの言葉との間の段階を評価する．例えば「好き」を7点とし，それに対する「嫌い」を1点として7段階評定を行うなどである．

　イメージは，幾分，感覚的にみえるが，個々の経験と記憶を根拠に再生的に描く心的映像である．経験や記憶は個性的なものなので論理的ではないが，くり返し行うと，事象の本質をとらえていくので，幾分，普遍性をもってくる．そのため，イメージは観念と感覚の中間的なもので，いわゆる「主観的知恵」とでも表現できよう．多くの場合，人の考え，判断，態度，行動を導く．

　イメージ形成には，個々の社会・文化的体験と専門的学習が関連していく．社会・文化的体験には，生活体験（入院あるいは外来での受療経験），社会文化的情報，親の価値観，個々の性格・生きる姿勢，社会のもつイメージなどの影響があろう．

　前出の看護学生1年生の因子分析では，「働きがい因子」，「理想的因子」，「好感因子」，「専門性因子」，「外観因子」の5因子が抽出された．イメージは，認知枠より広い社会的・文化的内容をもつ．それが準拠枠となって看護指向の判断をなしたものであろう．これから専門的に学習を重ねることにより，知識も経験も種々加わっていく．それにともなって，イメージもまた変化していくであろう．さらに考え，判断，態度，行動も変容をとげるに違いない．

② 看護という言葉の意味

　上記テーマについて，その言葉のもつ意味を探求するのも1つの方法であろう．

　まず，「看護」は「看」と「護」の2字で構成されている．「看」という字は「手」を「目」の上に持っていった形である．これは病人の額に手を当てて発熱の有無をみる看取りの典型的行動様式である．また「護」という字は，かばう，防ぐ，保護するなどの意味がある．これらの合成語である「看護」は，語源的に看取り護ることを示している．広辞苑では，「看護」について「見守り介抱すること」，「みとり」とある．つまり，看護はそばで見守りつづけながら必要に応じて介抱することが基本で，特徴であろう．

　英語では看護のことを"nursing"といったり，"nursing care"といったりする．"nursing"の語源は"nourish"であり，育て養うことである．19世紀後半のナイチンゲールと同時代のクララ・ショー（Shaw, Clara W.）は，「病人は時がたつにつれて子どものようになり，看護師に母親の世話を期待するようになる」[2]として「看護の母性モデル」を強調した．看護についてのこの概念は，個人的ケア，快適な環境，そして清潔を重視した．この考えと関連して，看護師は伝統的に「専門的母親」として言及されてきたが，語源の「育て養う」ということとの関連からいっ

---

* SD法：semantic deferential method　意味差別法．広く用いられている意味の測定法．自由連想法と尺度法を基礎にして刺激対象の知覚・判断を意味論的に分析しようとするもの．

ても，また，家庭における母親のような役割との解釈から，専門的にその人の可能性の達成に寄与するといった観点から的を射た表現かもしれない．

一方，"care" は，"sorrow（悲しみ）" や "complaint（訴え，泣き言）" を語源としている．ごく一般的な英和辞書では，"care" は第1の意味が "心配，不安，気がかり"，ついで "看護，管理，監督"，第3に "心配の種，関心の対象" などと記述されている．医療の場では第2の意味で使用されている．

このように，ケア（care）は語源から理解できるように，悲しみや不安のある人に対して注意を向け，その苦しみを思いやって，感情をこめて何らかの手をさしのべる形である．手をさしのべる形は多様に表現されるが，そばにいる，介添えをする，話を聞く，あるいは危険を防止するなど種々な手段の形であらわす．

クルーターは，ケアということを「同情心をこめて，優しさと思いやりをこめて，人が必要としのぞんでいることを与えること」[3] という．また，日野原は「医療は今までキュア（cure：治療）を中心にして，ケアを忘れていた．そのケアは癒しである」と述べている．いずれにしても，ケアは思いやりをこめて癒しをする．あるいはいたわりというものが行われた行為であろう．

そこで，語源的には**看護ケア**は，思いやりをこめてその人の可能性を助長させる癒しであるということができるだろう．近年，このケアという概念に着目して**ケアリング**（caring）という新しい概念が看護実践の哲学として注目を集めてきている．ケアリングはキュアリングに対するもので，人間関係と相互交流を重視している．

ケアリングについて文化ケアを提唱するレイニンガーは，人間の健康に直接的関係があると主張し，次のように記述している．

「ケアリングは人の状態や生活の仕方で改良・改善したり，死と立ち向かわせるために，明らかにニードのある，またはニードがあると予想される他の個人や集団を助け，支援し，それができるようにすることに向けられた行為や活動をさす」[4]

また，ベナーらは，ケアリングについて，他の人たちがその人たちのもつ世界でどのような体験をしているかということに関心をもつような関係と定義している[5]．このように，ケアリングについてはまだ一致した見解はないが，患者―看護師関係の特徴の中心となる道徳的概念であり，ケアリング行動は看護師の役割で基本的なものと考えられている．

③ マトリックスとしてのナイチンゲールの看護哲学

フローレンス・ナイチンゲール（Nightingale, Florence 1820～1910）は，看護の歴史において近代看護の創始者として位置づけられ，現代看護がその発展の基点をここに置いていることは周知のとおりである．また，彼女は看護について「看護であるもの，看護でないもの（what nursing is, and what it is not.）」という看護の哲学について記述した最初の人であった．そこで，看護マトリックス（母胎）として彼女の考えを位置づけ，どのようにとらえているかみていこう．

近代看護が始まるナイチンゲールの時代は，病気は，健康を阻害している状態の影響を取り除くために自然がとり行う治療法であると信じられていた．医師や看護師が治すのではなく，それは自然のなせる業であった．

彼女がクリミア戦争の間トルコのクリミアで看護団を組織し，病室の衛生改善につとめたこと

はよく知られていることである．ここでの身の毛のよだつような衛生状態の経験から，人間は環境との相互作用のもとで考えるべきとの考えをもった．衛生や栄養，生活状態の改善がなければ，自然の力は治癒のために十分に働かない．

　彼女は1859年12月末，その代表作である "Notes on Nursing（看護覚え書）" の初版を出版した．これは看護について記述された最初のものである．この「看護覚え書」は1860年に改定決定版が，続いて1861年に労働者版が出版され，3つの版が存在している．この「看護覚え書」の中で看護は何をするべきかが明瞭に記述されている．

　その他，"Notes on Hospitals（病院覚え書）"，"Note on Matters Affecting the Health, Efficiency, and Hospital Administration of the British Army" など数多くの著作を著した．邦訳も現在では数多く出版されている．それらの中で看護をする立場から，その名著「看護覚え書」の序文で，疾病や看護のなすべきことについて次のように記述している．

　「すべての病気はその経過のいずれかの時点においては概して回復作用であり，（中略）看護が意味すべきことは，新鮮な空気，光，暖かさ，清潔さ，静けさの適正な活用，食物の適切な選択と供給・・・そのすべてを患者の生命力を少しでも犠牲にすることなく行うことである」[6]

　では，近年の看護概念モデルの構成要素である人，健康，環境，看護から彼女の考えをみてみよう．

☆　ナイチンゲールは看護の相手である**人**について，当時の衛生思想同様「**自然の力の受け手**」と考えていた．つまり，クライエントを自然の力に対する「依存モデル」ととらえていたのである．そして，その人間が存在し生活している**環境**については，彼女の著作の中には環境という言葉そのものは使われていない．マレーとゼントナーによれば，環境は有機体の生命と発達にかかわる外的条件や影響である[7]．そこで，彼女の主要概念である換気，暖かさ，陽光，食事，清潔，物音などは環境の構成要素となろう．これらの要素は，当時の状況や戦争により破壊された環境下で看護活動を経験したせいか，心理的社会的環境よりも自然的環境が優先されているようである．

　そして，医療や看護がかかわる**健康**や疾病については上記の文章に示されているが，当時の衛生思想に基づき，健康は自然の力を十分に使用し得ることであり，疾病は上記のとおり回復過程とみなしていた．

　そのため，**看護の目標**は上記の，健康の回復と維持のために自然の力が働くようその人を**最良の状態**に置くことであった．したがって，**看護活動**は原理を認識し，病人をたえず見守っていることと，患者の回復過程と安寧（あんねい）に寄与するために換気，暖かさ，陽光，食事，清潔，物音などの外部環境をうまく管理することである．このように，ナイチンゲールの看護の考えは自然の法則に基づく環境づくりであり，看護の領域をクライエント―環境関係として説明した．彼女の看護モデルは環境を重視した**人間―環境系**モデルとでも表現できよう．

　彼女の考えの根拠は当時の衛生思想にあり，原理は「生命力」を保存することである．休養とよい生活状態が主たる治療法であった時代のものともいえるが，一部は現代を含むこれからの時代にも通じるものもあろう．

　ナイチンゲールが活躍した19世紀半ばは，女性の役割は家庭と社交が中心であり女性の職業などのない時代であった．この時代においては，おそらく女性としてはまれにみる豊富な知識の持ち主であり，また使い手であったといえる．特に健康と看護のために統計的分析を開拓し，説明や記述，政策に有効に活用したことは評価が高い．自身の経験に知識やデータを駆使して，看護

を説明し，いわゆるナイチンゲール方式とよばれる看護師教育の方向を示し，看護職への道筋を確立させたといえるが，開拓者であるゆえに彼女の活動はつねに革新的であった．

④ 20世紀の社会の変化と看護概念の変遷

　20世紀前半は産業と科学の急速な発展とたび重なる戦争の時代であった．第2次世界大戦（World War Ⅱ）は昭和20年（1945）に終わった．わが国は敗戦国として戦後は進駐軍の指導下にあった．特に戦後，医療・看護制度はその指導のもとで抜本的に改革された．その結果生まれた保健師助産師看護師法*1は，その後，幾分かは修正されたものの基本はそのまま受け継いで今日に至っている．また，各分野で自ら積極的にアメリカの情報を求めてきて今日に至っているという経緯がある．

　アメリカは戦場にはならなかった唯一の戦勝国であった．戦後，産業や科学を着実に発達させ世界を確実にリードし，特に医療や看護の世界では今でも情報発信基地であり，影響が大きい．

　そこで，まずアメリカの20世紀の看護概念の変遷をたどり，その上でわが国の状況を検討しよう．

1 アメリカの看護の発展経緯

　1960年に**アブデラ**（Abdellah, F. G.）は，過去30年間に看護と組織的看護サービスの発展は次の3つの段階を経過したと述べている．

［1］第1段階：入院患者の身体ケア時代

　第1段階は，看護が身体的側面および入院患者の医療に重点を置いた段階である．1920年代の看護はこの範疇（はんちゅう）にあった．しかし，次第に看護の実践につれて看護の関心を広げる必要が認識されるようになった．1923年に提出された**ゴールドマークレポート**（Goldmark Report）はこれを明確にしたものであった．それ以後，アメリカ看護は入院患者の身体的看護から，家庭や保健機関における患者や健康な人の看護も含む方向に変化し始めたのである．また，当時の看護は単に医師の助手としての働きであった．これに対し，1934年**テイラー**（Taylor, E. J.）は，指示された治療や予防措置をその人の身体的・精神的ニードに見合う形に個別的に適用することを主張した[8]．

　このように，第1段階は入院患者の身体面中心の医師の助手としての看護であったが，次第に改革の方向が示されてきたのである．

［2］第2段階：総合看護への拡大

　第2段階は，第2次世界大戦後であるが，看護が患者だけでなく健康な人々も対象とすると考えられるようになり，看護教育も医学だけでなく人間理解に必要な諸科学が導入されるようになった．

　アメリカ看護師協会*2は，大戦後，看護を新しく定義づける検討を始め，これが動機となって

---

*1　保健師助産師看護師法：昭和23年（1948）に制定された保健師・助産師・看護師・准看護師の資格や業務について規定した法律．
*2　アメリカ看護師協会：American Nurses Association の邦訳．1911年に設立された看護職の専門職能団体で，アメリカ国内だけでなく世界の看護をリードしている．

1948年，ブラウンレポート（Brown Report）が提出された．これは，「社会のためにどのような看護業務とどのような看護教育が最も有益か」の課題に対する報告書であった．これが，看護を「患者を回復させ，さらに健康を保持させるために役立つ総合看護（comprehensive nursing）」へと拡大した．また，総合看護の観点から，看護師に専門職能としての訓練の必要を強調し，人間関連の諸科学が導入されたのである．

〔3〕 第3段階：科学的看護

　第3段階の特徴は，看護科学の重視である．それは1950年代後半以後のことである．アブデラは看護を固有の仕事とみなし，経験ではなく，科学に基礎を置くものとする点が強調されていると述べている．そのためには，当然のこととして看護研究の必要性が強調された．また，看護師を専門職能人として位置づけ，看護教育は高等教育化の方向に動いていった．

　そして，その成果が現代に継続されているのである．

❷ わが国の社会と看護概念の変遷

〔1〕 20世紀前半：感染症——対症療法と衛生の時代

　この時代の健康上の問題の中心は細菌による疾病と外傷であった．ものの不足・食べ物の不足，劣悪な生活環境から伝染病がはびこり，結核が死因の第1位であった．抗生物質の発見は第2次世界大戦後のことであり，当時の療法は結核に代表されるようにひたすら大気・安静・栄養であった．また，戦争とともに，外科手技も発達・実施されたが，その治癒はもっぱら自然治癒力に期待していた．したがって，ナイチンゲールのいう自然治癒力をかきたてるための生命力の消耗を最小にすることや，環境・食事の管理に焦点があった．伝染病に対しては隔離策がとられていたが，病院も少なく家庭内で看取ることが多くあった．さらにもの・食べ物も不足しており，栄養と清潔の保持も困難な時代であった．その分看護の機能が中心の時代であったともいえよう．

　第二次世界大戦は，1939年9月1日にドイツのポーランド侵攻によって始まり，1945年8月15日の日本の降伏によって終了した．戦後，保健師助産師看護師法が制定され，新制度の看護職が発足した．保健所法も1947年に改正され，保健師活動は一層活発になった．この時代は，家族も看護職も精一杯工夫して自然の力が行き届くよう努力した時代であるといえよう．

〔2〕 20世紀後半以降：慢性疾患・老齢化・濃厚医療と総合看護，QOL
①社会の変化
20世紀後半

　戦後の日本は1960年代ごろから次第に経済的成長を始めた．それとともに，ものや食べ物も次第に豊かになり，生活全般が向上した．食品衛生・環境衛生の改善，衛生教育の普及，公衆衛生を含む医学の発展，抗生物質など薬剤の開発などにより，多くの伝染病は抑制された．結核を含む感染症による死亡も非常に少なくなり，乳児死亡も著しく低下した．1960年の出生1000対の乳児死亡率は30.7であったが，1990年では4.6になった．

　また，日本人の平均寿命は第2次世界大戦前は男女とも50歳未満であったが，1951年では男子60.8歳，女子64.9歳，そして1999年男子77.10歳，女子83.99歳にまでのびた．しかし，一方で合計

特殊出生率は1950年3.65であったが，1980年には1.75，1999年1.34となった．

　こうして，感染症対策は着実に効果をあげる一方で，人口の少子・高齢化，慢性疾患を中心とする疾病構造が変化した．また，地域住民のニーズの多様化など，保健衛生行政を取り巻く環境が著しく変化し，サービスの受け手である生活者個人の視点を重視することが求められてきた．

　このため，1994年保健所法を改正し，**地域保健法**として都道府県と市町村との役割分担の見直しが行われた．また，1997年には高齢者対策として**介護保険法**が成立した．

21世紀の現在

　平均寿命や乳児死亡率がその国の健康指標の1つとするならば，わが国は21世紀の初期の今，世界で最上位の国である．乳児死亡率は2012年2.2であり，また，平均寿命も2013年現在男性80.21歳，女性86.61歳であり，世界有数の**長寿国**である．しかし，一方で，合計特殊出生率は2013年現在で1.43（概数）人に低下し**少子化**として注目されている．人口構成も変化し，15歳未満の年少人口の割合が年々減少し，他方65歳以上の老年人口割合の増加となってきている．2013年には老年人口割合は25.1％であり，「**高齢社会**」に入った．国際連合の定義では老年人口割合が21％を超える社会を「超高齢社会」という．わが国はすでに2007年（平成19）に21.5％になり，超高齢社会に突入した．

　総人口についてはⅣ章で検討されるが，わが国の総人口は2008年をピークにその後は微減，微増を経て2011年からは減り続け，2013年の1億2,730万人が2060年には8,674万人と予測されている．総人口が減少に転じるのは，「少産多死」のためである．

　また，単独世帯は人口問題研究所の推計によると，2010年の32.4％が2035年には37.2％に増加する．それも2010年では東京や大阪など大都市圏中心であったものが，2025年にはほぼ全都道府県で多くなる．これは家族が支え合うシステムの崩壊を意味し，公的介護などの社会保障がさらに増大することが予測される．そのため，国をあげての少子対策が急務であり，検討されている．

②医療問題の変化

　わが国の主要な死因であった結核・肺炎による死亡率は1960～70年代では減少傾向にあり，感染症は激減した．しかしながら，肺炎は近年増加傾向にあるのは，老年人口の増加が関係しているのかもしれない．近年，感染症に関する状況は大きく変化した．特に1970年代以降の変化の1つが，エボラ出血熱，エイズ（後天性免疫不全症候群：acquired immunodeficiency syndrome：AIDS），C型肝炎など新たに人類の前にあらわれた新興感染症である．いま1つが再興感染症であり，結核，マラリヤなどのように人類がすでに克服したと思っていたものが，姿を変えてあらわれてきている．

　また，航空機による迅速大量輸送や国際交流の増大が進むとともに，アフリカの奥地などわが国から遠く離れた地域で発生した感染症でも，すぐ日本に侵入してくる可能性が増大している．本来トリがもっていたインフルエンザが東南アジアから欧州やアフリカへ拡大したように，人間の間では流行がなかったインフルエンザが，ヒトに感染する新しいタイプのインフルエンザに変異した新型インフルエンザも発生している．

　これら近年の動向をふまえ，厚生労働省は1999年感染症の予防と感染症患者の医療に関する法律「感染症法」を施行し，またエイズ，インフルエンザ，性感染症については総合的に予防のための施策を推進するための特定感染症予防指針を作成した．

　死因は，1953年には脳血管疾患が第1位，第2位は悪性新生物となり，1981年からは悪性新生

物が第1位を占めるようになった．平成25年（2013）では，①悪性新生物，②心疾患，③肺炎，④脳血管疾患，⑤老衰の順位となっている．

上位のものは，いわゆる成人病とよばれていた**生活習慣病***である．その他糖尿病なども罹病率は上昇している．これらの疾患は，若いときからの生活スタイルのひずみが積み重なって成人期以降に発現することが多い．また，早期発見・早期治療の効果が高い疾患である．

そこで，厚生労働省は2006年にこれらがん，脳卒中，心臓病，および糖尿病を重点対策が必要な4大疾病として指針に明記．それを受けて都道府県は中核を担う病院の整備や予防策を講じてきた．さらに近年うつ病や統合失調症などの精神疾患患者が増え，自殺者も増加してきている．2011年7月，前記の4大疾病に精神疾患を加えて5大疾病とする方針が社会保障審議会医療部会で了承され，精神疾患についても重点対策がとられることとなった．

他方，科学・医学の進歩は医療に大きな進歩をもたらした．複雑な機器による管理，薬物管理，臓器移植などにより，**医療は高度となり**，器械による延命効果も増大している．同時に身体への影響も大きく，治療法に対する倫理的判断も複雑な問題となっている．

③医療の変化：総合医療

1950年代ごろからの医療は，総じて科学的根拠に基づいたチームによる総合医療を良質な医療としてめざしているといえよう．

その背景には，前述の社会・医療問題と医療の変化が大きくかかわっていることはいうまでもない．では，**総合医療**とはどのような医療であろうか．

人は，出生，成長・成熟し，齢を重ね，やがて老化し死亡する過程で一生を終える．このライフサイクルの進行については早い人も遅い人もある．それぞれのライフサイクルのある時期に健康を損なったり，それがもとで死の転機となる場合もある．生活スタイルとライフサイクルの進行や生活習慣病などの疾病発生は関連があるといわれている．個々の生活スタイルは民族，文化，地域，家族，職業などの影響が濃く，きわめて多様である．

医療は健康を維持し疾病からの回復を援助するはずであるから，その人の健康の程度，疾病の過程に応じて包括的に提供できる仕組みでなければならないだろう．また，生活も多様であるため，健康の維持・回復のために日常生活と医療機能のレベルを対応させていくことが重要である．

WHOは健康について，身体的にも精神的にも社会的にも完全によい状態と定義している．しかし，その人のそのときの健康―疾病状態は連続して存在しているので，健康と疾病は身体的，精神的，社会的状態をダイナミックにあらわす連続的概念としてとらえることが妥当であろう．つまり，その人のそのときの健康―疾病状態は，最高の健康を一方の極として普通の健康，病弱，病気，他方の極である死に至る健康―疾病連続体上のどこかに位置づけられる．このように**健康のレベル**はさまざまで，時間とともに変化していく．その変化は個体内の生理的諸条件と個体を取り巻く環境条件との相互作用によって決まる．

このような視点から，医療は単に疾病の診断と治療だけでなく，健康の保持増進，疾病の予防，早期発見，およびリハビリテーションを含む，継続的一貫性のある体系のもとで医療サービスを行うという総合医療の考えが世界的趨勢となっている．そのため，わが国の第2次国民健康づくり対策に示されている**健康づくり**は，いわゆる健康の増進，疾病の**予防**のための第1次予防，疾

---

* 生活習慣病：悪性新生物，心疾患，脳血管疾患など従来成人病と呼んでいたものを，生活習慣の中にその発生要因があることから，生活習慣病と呼ぶ．

病の早期発見，早期治療からなる第2次予防，医学的リハビリテーションによる第3次予防，という3つのスペクトルを含む体系となっている．この考えは総合医療と重複するが，予防の局面を3つの階層で説明している．

　したがって，人のライフサイクルを基盤に医療の継続性と連続性を確保する総合医療には，従来のように病院，保健所，福祉事務所などがばらばらに対応するのではなく，保健・医療・福祉の有機的連携ができなければならない．

　さらに，健康づくりや予防，疾病からの回復を促進するためには，近年，エンパワーメントが求められてきている．エンパワーメント（empowerment）は，権限を与えるという意味である．まだ統一された定義はみないが，ある背景の中で無力だと思われている人やグループの潜在能力を認め，意思決定や参画の機会を提供することで，その人やグループがパワーを自覚し，発揮していく過程であることが共通の認識としてとらえられている．つまり，それぞれに権限を与え，参画し力をつけて問題解決をしていくことをねらっている．

④看護の変化：総合看護と科学的看護

　総合医療の考えに対応して，看護も総合看護を良質の看護ととらえ，現在志向しているといってよいであろう．この総合看護の考え方は前節に記述したアメリカの影響が大きい．では，めざしている総合看護とはどのようなものであろうか．総合医療を達成するための看護からの働きかけであることはいうまでもない．その定義は次のように記述できよう．

　「第1に，その人を固有の身体的・精神的・社会的側面をもつ統合体と考え，総合的見地と個人的・個別的看護をめざす．第2は看護も総合医療に対応して，その人の健康の保持増進，疾病の予防，早期発見，治療，およびリハビリテーションを含む一連の健康—疾病過程を連続体としてとらえて看護の継続性をめざす．そして，第3にこれらの目標達成のためには，医療チームの協力・協調を重視するものである．」

　同時に，良質の看護と看護提供のためには，専門職として，科学的根拠に基づく看護提供もめざされている．近年，**EBM**（evidence-based medicine）という言葉がよく聞かれるようになった．根拠に基づく医療と邦訳できるが，看護においてもそれに対応して**EBN**（evidence-based nursing）という表現で根拠に基づく看護が志向されている．EBMは個々の患者に対して最も適した医療を行うために，根拠に基づいた適切な医療を選択し，実践する考え方・方法である．したがって，EBNもその人に最も適した看護を行うために，根拠に基づいて看護を計画し，実践する考え方・方法である．ITの発展で情報を手に入れやすくなってきているが，根拠を求め，批判的に吟味し，活用し，また根拠であるevidenceをつくっていくことが重要となっている．これは科学的看護を一層補強するものとなろう．看護理論開発，看護研究の強化とともに，近年看護教育の高度化がめざされ，大学と大学院設置が現在急増している．教育内容においても，統合体としての人間の理解を重視し，また看護実践過程を科学的問題解決過程であるアセスメント，診断，計画，実施，そして評価からなる看護過程であると考え，教育されてきている．

　それは，患者中心の科学的看護を実践する工程であり，そのステップを十分に踏むためにはクリティカルシンキングを必要としている．

　クリティカルシンキング（critical thinking）は批判的思考と邦訳されている．一般的には抽象化，推論，論理的判断能力を必要とする科学的過程，仮説形成，問題解決，意思決定などである．1987年全米クリティカルシンキング評議会（the National Council for Excellence in Critical

表 I-1　全米クリティカルシンキング評議会（the National Council for Excellence in Critical Thinking）の定義

> クリティカルシンキングとは，知的に訓練されたプロセスである．そのプロセスとは，実践的・技術的な概念化，応用，分析，統合，評価の情報を集めたり，観察，経験，熟考，推論，コミュニケーションを信念と行動の指針として，統合するものである．

Thinking）の定義は表 I-1 のとおりであり，訓練とプロセスに着目していることから，看護過程を使ってクリティカルシンキング能力を向上させることができる．

⑤医療におけるQOLと看護

　近年，高度あるいは延命治療技術の進歩などにともなって，生存期間を延長する傾向があり，他方で尊厳死などの別の論議が示されてきた．これは，がんなど多くの慢性疾患患者に対して行われる医療や看護の過程において，サービスの受け手である患者やその家族と医療従事者との間で微妙な認識のズレが起こり得ることのあらわれであろう．医療従事者は生命確保の観点からもっぱら客観的評価をしがちであるが，患者は病気を抱えて社会生活をし，自分なりの価値観の持ち主である．患者や家族の認識に関心をそそぐ余裕のないままズレが発生していたのかもしれないが，これが患者の権利を尊重する医療倫理運動を芽生えさせた（第9章参照）．

　このような中で，QOL（quality of life：生命・生活の質）という概念が欧米から導入された．こうして，これまでの生命の救済を目標とした医療からその人のQOLの向上をめざす医療と看護への関心が高まってきた．このQOLは，しばらくの間，概念や枠組みが十分検討されることなく言葉だけがひとり歩きしていた感があったが，今日では次第にQOL評価研究も行われるようになっている．

　では，QOLとはどのようなものをいうのであろうか．萩原はQOLを「生活者の意識（満足感，安定感，幸福感），およびそれにかかわる環境要素，あるいは個人の状態」[9]といっている．また，フェランス（Ferrans）とパワーズ（Powers）は，QOLを「個々人にとって重要な生活の領域にともなう満足・不満足から生じる安寧（well-being）の感覚」[10]とし，健康と機能的領域，社会・経済的領域，および心理学的・精神的領域から評価するものとしている．

　国際的機関であるWHOでは，QOLを「個人が生活する文化や価値観の中で，目標や期待，基準または関心に関連した自分自身の人生の状況に関する認識」[11]とし，評価領域を身体的領域，心理的領域，自立のレベル，社会的関係，環境，情緒／宗教的領域の6領域で構成し，評価道具を作成している．

　こうして，医療も，以前からめざされていた総合医療の本旨をその人のQOLという観点で貫く方向に動いてきている．看護においても，QOLの領域は以前からの総合看護の視点と同様であるので，その人の意思決定と尊厳を重視した総合看護はQOLの向上につながるであろう．しかしながら，看護においてQOLという言葉とともにQOLを高めるケアとして"quality care"という言葉が使われてきている．そのめざすケアは「症状や苦痛からの解放」「日常生活機能を最大限に活用」「心理的・精神的安定と満足」「人間関係の維持と支援」であり，がんやターミナル期の患者に活用されている．

　また，近年アドボカシー（advocacy）という言葉がよく聞かれるようになった．アドボカシー

は，本来，特定集団のために権利擁護を主張するという意味であるが，現在では個人，集団，コミュニティなどが，個々人の生き方にあった計画やシステムにより自分らしく生きていく力を確かめるための支援であり，看護職者の道徳的概念であると考えられている．

⑥医療分野への看護の役割拡大か

2014年6月18日，「地域における医療及び介護の総合的な確保を推進するための関係法律の整備等に関する法律（医療介護総合確保推進法）」が成立した．それにともなって，保健師助産師看護師法の第37条2項が改正され，特定行為を明確化すること，手順書により特定行為を行う看護師への研修を義務化することが記述された．特定行為の明確化については，特定行為は「診療の補助」であって，看護師が手順書により行う場合には，実践的な理解力，思考力および判断力ならびに高度かつ専門的な知識および技能が特に必要とされるもの（特定行為）を厚生労働省令で定めるとされている．特定行為に係る看護師の研修制度は，医師の判断を待たずに，手順書により一定の診療の補助を行うことができる看護師を育成する制度である．

日本看護協会は，在宅医療・チーム医療を推進するうえから肯定的見解を公表しており，また注視していくであろう．会長は「今回の保助看法の改正は看護職の役割拡大に向けた歴史的な第一歩である」[12] と記述しているが，米国などのナースプラクティショナーにみる役割拡大の方向であろうか．これからの医療看護介護の方向と人々に影響するものであるだけに，特定行為の明確化，教育，そしてその実践と効果を注視していくことが重要であろう．

⑤　現代の看護の定義と看護モデルの発達

20世紀前半は急速な科学や産業の発展，たび重なる戦争の時代であったことは前述のとおりである．そのため，ナイチンゲール以後，第2次世界大戦終了までは注目すべき看護理論は見当たらない．第2次大戦終了以降，つねに世界の看護をリードしてきたのはアメリカである．現在，公表されている著名な看護理論のほとんどはアメリカで生まれた．特にわが国では戦後，アメリカの指導と援助により今日の看護制度が確立した．また，看護師の留学先のほとんどはアメリカという関係から，アメリカ看護の影響が濃いと考えてよいであろう．そこで，アメリカ看護とわが国のものを整理して，著名な看護の定義を検討しよう．

❶ アメリカにおける看護の定義と看護モデル

〔1〕 著名な看護理論の系譜

アメリカでは1950年代ごろから看護の定義や知識の体系化が活発に行われるようになった．看護大学が増加し看護の専門的機能が検討されるにつれて，看護知識体系の開発に関心が集まっていった．アブデラは「看護科学という言葉は，1950年代末までは文献に滅多にあらわれなかった」[13] と述べている．しかし，その後この領域の開発は進行し，現在では看護を説明・記述・予測する看護概念モデルや理論が数多く提出されてきている．

では，看護概念モデルとは何をいうのであろうか．それは，看護師たちの抱いている看護についての心的イメージをあらわしたものである．そのあらわし方は，その分野の主な構成要素と考えられる概念を包含している．

```
                    ┌──────────┐
                    │  看護活動  │
                    └──────────┘
                          │
                          ↓
    ┌────┐      ┌──────────┐      ┌──────────┐
    │ 人 │─────→│  看護目標  │─────→│  健　康  │
    └────┘      └──────────┘      └──────────┘
       ↕
    ┌────┐
    │ 環　境 │
    └────┘
```

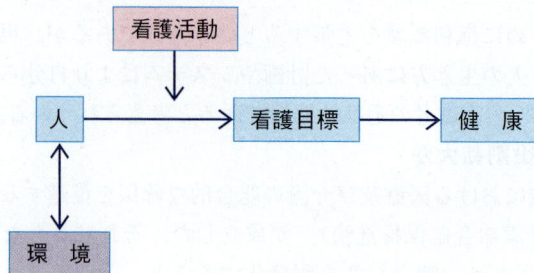

図Ⅰ-1　看護の構成概念間の関係

表Ⅰ-2　用語解説

用　語	定　義
概　　　念	説明・記述や測定の可能な特徴を示す単語や名前，あるいは抽象化された一般表象．
命　　　題	2つまたはそれ以上の概念間の関係．
仮　　　説	実証の目的で使う命題．
概念的枠組み	系統立ったいくつかの概念の集まり，その意義や関係も示されているが仮説的なもの．
モ　デ　ル	実体の概念的表象．模型，模範． 実体そのものではなく事実の抽象または再構成された形式． 理想化し相対的に単純な状態の論理的用語で原システムの構成要素を示す象徴的記述．
看護モデル	看護の心的イメージを表現したもの． 看護に必須な構成概念群を系統的に構成し，科学的に根拠づけ，論理的に関連づけたもの．
理　　　論	命題間の関係が示されたもので，経験をもとに論理的に導かれた陳述体系．包括的で首尾一貫し，簡潔明快で，検証に耐え得る仮説を生み出す体系．

　看護モデルの構成要素となる主要概念は，近年，看護の受け手である人，その人がつねに存在している環境，看護師がその人にかかわることになる健康，そして核となる看護自体とする考えが大方の見方となっている．これら構成要素間の関係を図で示すと，筆者は図Ⅰ-1のようにあらわすことができると考えている．特定の用語については表Ⅰ-2に整理してみた．理論は命題間の関係を示すものである．したがって，看護概念モデルのようないくつもの抽象性の高い概念からなるモデルからはいくつもの理論を引き出すことができる．しかし，一般にモデルと理論を区別することなく，すべて「理論」とよんでいることが多い．したがって，理論の範囲を考慮しなければならないだろう．

　理論の範囲は大まかに3つの範囲に区別できる．1つ目は看護全体を説明するような**グランド理論**（grand theory：**大理論**），または一般理論であり，看護全体を説明する看護概念モデルはこれに入る．2つ目は看護のある分野を説明するような**中範囲理論**（middle range theory）であり，例えばコミュニケーション理論などである．そして，3つ目は看護問題レベルの**小範囲理論**

表 I-3 各看護モデルのメタパラダイム

項目	ヘンダーソン	ジョンソン	オレム	ロジャーズ	ロイ	ニューマン	レイニンガー
人間	満足と対人関係の安定性、接触を追求して発達していく存在	7つのサブシステム（親和、性、摂取、排泄、攻撃、達成）からなる行動システム	普遍的・発達的・健康逸脱セルフケア要件をもち、セルフケア能力が異なる個人	部分の知識では予見できない全体で特有なパターンや特性をもち、統合的に確認される、多次元の負のエントロピー特性をもつエネルギーの場	4つの適応様式（生理的・自己概念・役割機能、相互依存）への適応を維持するために活動する認知器・調節器システムをもつ適応システム	1つの統合体の過程として構成と解体と変化の程度によって拡張したり動いたりする意識	個々の思考や意思決定、パターン化された行為を導く価値観や信念、規範、生活様式を学び、分かち合い、伝える文化的コンテクストにいる人間
環境	文化的・社会的文脈	保護、養育、刺激という、システムの機能的要件を与える物や状況	セルフケア要件と基礎的条件因子に関係する物理的・化学的・生物学的・社会的条件	パターンと構成、人間の場との統合によって確認されにくい多次元の場、エネルギーの場	個人と集団の発達や行動を取り囲み、影響を及ぼすあらゆる状況や状態、影響源の相互性を特に考慮する	すべてのものの基盤となる隠された秩序、すなわち全体的パターンの発現として周期的に起こる開かれた秩序や実体	特定の物理的・生態学的・社会政治的・文化的な場において、人間的相互作用に意味を与える事象、状況および具体的経験の総体のコンテクスト
健康	建設的・生産的な個人や地域社会の格へ向かって人格やその他の人間過程が前進的に前進する過程を表す言語的な象徴	効率的・効果的行動を示す機能を示す平衡とシステムの平衡と安定	治療的な性質のセルフケアを必要とする発達した人間の構造や身体的・精神的機能の健全さを特徴とする人間の状態	相互に高め合い、そこで生命の可能性を最大限に表現するルギー交換の周期的なパターン	人と環境の相互性を反映する統合された、全体としての人間の状態、全体的なエネルギー間のパターンを示すものとなるためのプロセス	意識の拡張、全体の拡張、パターン、疾病と非疾病の両方が人間と環境の基本的なパターンを示すものと考えられる	文化的に定義され、価値づけられ、慣習化された安寧の状態、それは文化的に表現された有用でパターン化された生活様式の中で日常的な役割行動を実施する個人や集団の能力を反映する
看護の目標と看護活動	4つの段階をもつ重要な治療的な人間関係を通じて人格やその他の人間過程を開発	個人の最大可能性をめざして行動システムのバランスとダイナミックな安定性を回復、維持する。行動の不安定性をアセスメントし、行動を刺激、保護、制限、防御、抑制、促進することによって行う	患者が自分自身と依存的他者のセルフケア要件を充足するよう援助する。自立的なセルフケアを達成し、管理できるように自立的なセルフケアに向けて援助する	主として非侵襲的な形でのパターン化を方向づけ再方向づける患者のエネルギーの場を人間と環境のエネルギーの統合性を強化する	4つの適応様式で個人と集団の適応を促進する。健康や生命の質、尊厳ある死への貢献をもたらす行動と適応能力に影響を及ぼす因子を及ぼす。その能力の拡張や環境との相互性を高めるように介入する	個人的変化と共同の意識形成を経たパターン認識と意識の拡張	個人や集団が文化的ケアの保持や維持、調整や取り引き、再構成を取り扱う。安寧を回復する、支持し、促進し、能力を与えるためにニューケアを使う現象を活動に焦点を当てる

（カリスタ・ロイ、ヘザー・A・アンドリュース著、松木光子訳 (2002) ザ・ロイ適応看護モデル, pp.12-13, 医学書院）The Roy Adaptation Model, 3rd ed. by Roy, Sister Callista; Andrews, Heather A., ©2009. Reprinted by permission of Pearson Education, Inc. Upper Saddle River, NJ） (small range theory) であり，例えば「痛み」の理論などである．

表I-3は著名な看護モデルについて，各々の構成要素を列挙・比較している．ここでの焦点は主として看護一般理論または概念モデルである．

では，看護モデルの開発の系譜をたどってみよう．

看護を全体的に説明する**看護モデルの開発**を発達史的に眺めると，提出時期により当時の看護周辺科学の発達と密接に関連して，その概念区分に特徴が認められる．それは，発達モデル，ニード論，相互作用理論，システムモデル，実存的・現象学的接近の順に発達しているようである．以下，これらの特性により検討していこう．

①発達モデル

発達モデルは，人間をある種の発達過程として概念化したもので，成長，発達，成熟，社会化に焦点をおいたモデルである．このモデルでは，看護目標はその発達を最大限に促すものとし，その発達過程の中で問題を確認したり説明し，また問題を予防・管理する手段を開発させ得ると考えている．

これには，アメリカ看護理論の最初のものとされる1952年に提出された**ペプロウ**の「人間関係の看護論」がある．これは看護者―患者関係を「有意義な治療的人間関係の過程」としてとらえ，表I-3に示すとおり，その過程の中で看護者は患者の創造的・建設的・生産的な方向へ発展させることをめざす．そして，その治療的人間関係の発達過程を根拠に各過程におけるアプローチを提出した．

治療的人間関係の発達過程を根拠にしているので発達モデルに分類できるが，人間関係に焦点があるので相互作用理論ともいわれている．人間関係に主に焦点が絞られているので，必ずしも看護全体のモデルではない．そのため，範囲としては中範囲理論の範疇に入るであろう．しかし，人間関係はつねに存在しているので，極めて有効な理論といえる．

看護専門識者による発達モデルはペプロウに代表できるが，1950～1960年代前半にかけては，心理学や社会学分野の発達モデルが数多く看護に取り入れられていた．それらは**エリクソン**(Erikson, E. H.) の発達モデル，**マズロー**(Maslow, A.) のニード論，**ロジャーズ**(Rogers, C.) のカウンセリング論などが代表的なものであった．これらはわが国にも大きな影響を与え，現在でも活用されている．

なお，表I-4に著名な看護論の特性とその提出年，およびわが国への導入年を整理した．

②ニード論

人間のニードを根拠に概念化したものである．これには，国際的によく知られている表I-4に記述している**ヘンダーソン**(Henderson, Virginia) (1960) や，**アブデラ** (1960) の看護論がある．

両者ともに1960年代初頭のものであるが，人間のニードを根拠にヘンダーソンは表I-5に示すとおり14の看護の基本となるものを，またアブデラは調査研究に基づき専門職教育に必要な21の看護問題とその措置を提出した．このアブデラの21の看護問題とその措置は，今日の看護診断と業務分類の先駆的なものとして位置づけることができよう．

ヘンダーソンの「看護の基本となるもの」は，ICN[*1] (International Council of Nurses：国際看護師協会) の第20回大会 (1961) を通じて世界の看護師に知られていった．その中でヘンダーソンは看護師の独自の機能について次のように述べている[14]．

「看護師の独自の機能は，病人であれ健康な人であれ各人が，健康あるいは健康の回復（ある

表Ⅰ-4　わが国の主要な看護理論の導入

著者『書名』	理論特性	わが国への導入年 （アメリカでの提出年）
アブデラ『患者中心の看護』	患者中心の看護と21の看護問題	1963年（1960年）
オーランド『看護の探究』	相互作用モデル――力動的看護師患者関係	1964年（1961年）
ヘンダーソン『看護の基本となるもの』	14の基本的看護の要素	1965年（1960年）
ナイチンゲール『看護覚え書』	人間-環境系モデル	1968年（1859年）
ウィーデンバック『臨床看護の本質』	相互作用モデル――規定理論	1969年（1964年）
ペプロウ『人間関係の看護論』	発達モデル――人間関係の過程	1973年（1952年）
トラベルビー『人間対人間の看護』	相互作用理論	1974年（1966年）
キング『看護の理論化』	力動的相互行為体系	1976年（1971年）
オレム『オレム看護論』*2	セルフケアシステムモデル	1979年（1971年）
ロジャーズ『ロジャーズ看護論』	生活過程モデルまたはunitary human beingsモデル	1979年（1970年）
ロイ『ロイ看護論』*3	適応システムモデル	1981年（1976年） （1970―論文）
ペイターソンとズデラード『ヒューマニスティクナーシング』	現象学的・実存的接近	1983年（1976年）
パースィ『パースィ看護理論』	現象学的接近	1985年（1981年）
ワトソン『ワトソン看護論』	現象学的・実存的接近	1992年（1988年）
レイニンガー『レイニンガー看護論』	文化的ケア――文化人類学的接近	1995年（1992年）
B.ニューマン『ベティ・ニューマン看護論』	ヘルスケアシステムモデル	1999年（1982年） （1974―論文）
M.ニューマン『マーガレット・ニューマン看護論』	拡張する意識としての健康理論	1995年（1994年）

（松木光子（1984）我が国における看護理論の受容，ナースステーション，14（1），p. 6，医学書院より転載，一部追加）

いは平和な死）に資するような行動をするのを援助することである．その人が必要なだけの体力と意志力と知識とをもっていれば，これらの行動は他者の援助を得なくても可能であろう．この援助はその人ができるだけ早く自立できるように仕向けるやり方である」

　この定義は，医師の指示に基づく活動は顕在化しやすいものの，看護本来の機能は明確化の不十分な時代にあって，看護固有のものの説明として注目され，その14の看護の基本となるものとともに世界をかけめぐり，大きな影響を与えた．

③象徴的（シンボル）相互作用モデル

　これは象徴的（シンボル）相互作用理論*4 を根拠に概念化したものである．このモデルはニード論に続き1960年代前半から中ごろにかけて公表されている．1950年代当時の心理学や社会学の焦点理論である相互作用理論を根拠理論として，表Ⅰ-4 に示す**オーランド**（Orlando, I. J.）（1961），

---

*1　国際看護師協会（ICN）：1899年に設立された国際的な看護師の職能団体で，本部はスイス・ジュネーブにある．
*2　オレム看護論：Orem, D. E. のセルフケア概念を中心にした看護一般理論．セルフケア理論，セルフケア欠如理論，看護システム理論から構成されている．
*3　ロイ看護論：Roy, C. の適応看護モデル．適応システムとしての人間モデルを構築し，それに看護機能を結合させて構築した看護モデル．
*4　象徴（シンボル）相互作用理論：象徴（シンボル）を媒介とした意味的行為として人間の社会的行為をとらえ，自我と社会の関係形式にアプローチを試みる理論．

表 I-5　ヘンダーソンの基本的看護の構成要素

訳　文	英　文
1．患者の呼吸を助ける．	1．Helping the patient with respiration
2．患者の飲食を助ける．	2．Helping the patient with eating and drinking
3．患者の排泄を助ける．	3．Helping the patient with elimination
4．歩行時および坐位，臥位に際して患者が望ましい姿勢を保持するよう援助する．また患者がひとつの体位からほかの体位へと身体を動かすのを助ける．	4．Helping the patient maintain desirable posture in walking, sitting, and lying: and helping him with moving from one position to another
5．患者の休息と睡眠を助ける．	5．Helping the patient rest and sleep
6．患者が衣類を選択し，着たり脱いだりするのを助ける．	6．Helping the patient with selection of clothing, with dressing and undressing
7．患者が体温を正常範囲に保つのを助ける．	7．Helping the patient maintain body temperature within normal range
8．患者が身体を清潔に保ち，身だしなみよく，また皮膚を保護するのを助ける．	8．Helping the patient keep body clean and well groomed and protect integument
9．患者が環境の危険を避けるのを助ける．また感染や暴力など，特定の患者がもたらすかもしれない危険から他の者を守る．	9．Helping the patient avoid dangers in the environment ; and protecting others from any potential danger from the patient, such as infection or violence
10．患者が他者に意思を伝達し，自分の欲求や気持ちを表現するのを助ける．	10．Helping the patient communicate with others —— to express his needs and feelings
11．患者が自分の信仰を実践する，あるいは自分の善悪の考え方に従って行動するのを助ける．	11．Helping the patient practice his religion or conform to his concept of right and wrong
12．患者の生産的な活動あるいは職業を助ける．	12．Helping the patient with work, or productive occupation
13．患者のレクリエーション活動を助ける．	13．Helping the patient with recreational activities
14．患者が学習するのを助ける．	14．Helping the patient learn

（ヴァージニア・ヘンダーソン著，湯槇ます・小玉香津子訳（2006）看護の基本となるもの，p. 33-34，日本看護協会出版会より転載）

ウィーデンバック（Wiedenbach, Ernestine）（1964），**トラベルビー**（Travelbee, Joyce）（1966）などの理論が生まれた．

オーランド，トラベルビー，および前述のペプロウら相互作用理論家たちは，その多くが精神衛生研究を専門とし，その成果としての看護論である．したがって，相互作用理論そのものは，看護の概念的モデルというよりも，患者─看護師関係の中範囲理論としてとらえるのが適切であろう．これらの中で，ウィーデンバックのものは看護の目的を支える哲学を含む規定理論となっている．

④システムモデル

システムモデルは部分ではなく全体をみる枠組みであり，看護界ではルードヴィッヒ・フォン・ベルタランフィー（Bertalanffy, Ludwig）の一般システム論を根拠理論としているものが多い．

1960年代後半以後次々と提出された看護理論の多くは，このシステムモデルといわれるもので，その代表的なもののいくつかを表 I-3，I-4 に提出している．まず，**D.E.ジョンソン**（Johnson, D. E.）がシステムモデルの最初のものとして**行動系モデル**（1968）を提出した．その後，**キング**（King, Imogene）の相互行為体系（1971），**M.ロジャーズ**（Rogers, Martha E.）の統合体モデル（1970），**C.ロイ**（Roy, Callista）の適応モデル（1970），**オレム**（Orem, D. E.）のセルフケアモデル（1971），**ベティ・ニューマン**（Neuman, B.）のヘルスケアシステムモデル（1974）などが続き，

　この段階に至って初めて看護全体の扱う広範囲なモデルができたといえよう．

　システムモデルは人間をある種のシステムとみて，看護目標はそのシステムが最大効果がでるようにすることであるとして，システムの機能上の問題を確認したり管理する手段を開発できると考えている．そのため，各理論家が人間をどのようなシステムと考えているかによって相違がある．例えば，ジョンソンは人間を行動系と考えているので，看護はその行動システムのバランスと安定を回復，維持，あるいは達成することなのである．一方，ロイは人間を適応システムとみるので，看護は適応を促進することをめざすなどである．

　これら理論家の著作は現在すべて邦訳されている．表Ⅰ-3にはモデルの構成概念によってそれぞれの特徴を示した．これらは決して机上のものではなく，アメリカにおいては看護実践に，教育，管理，研究に活用されている．

⑤現象学的看護論

　近年，現象学的接近の看護論が提出され始めた．それは現象学を根拠に看護を説明しているものをいう．表Ⅰ-4に示すペイターソンとズデラード（1976），パースィ（Parse, R. R.）（1981）の看護論*などである．しかし，現状では難解であり，まだ活用されるまでには至っていないが，別のタイプの看護論の出現ととらえられよう．

　また，やや遅れてワトソン（Watson, Jean）（1988）が同様に現象学的・実存哲学的アプローチのトランスパーソナルなケアを提唱した．これは，わが国においてもヒューマンケアリングという言葉とともに注目されてきている．

⑥文化人類学的看護論

　60年代から看護と文化人類学を研究していて，文化に応じた看護を提唱しているレイニンガーの文化ケアの著書が，表Ⅰ-4に示すとおり近年になって紹介されている．日本文化に応じた看護を確立していく視点から，今後のわが国の看護にこれから大きな影響を与えていくであろう．

［2］アメリカ看護師協会（ANA）の定義

　看護の専門職能団体であるANA（American Nurses Association：アメリカ看護師協会）は，アメリカ社会における看護の需要，看護師の役割，現場の状況，看護師や社会の要請，看護の研究などを通じて，社会の変化に応じた方向を適切な時期につねに示してきた．近年では，1980年に"Nursing：A Social Policy Statement（社会政策声明）"を提出した．その声明で明らかにされた看護の定義は次のものである．

　"看護とは，現にある，あるいはこれから起こるであろう健康問題に対する人間の反応を診断し，かつそれを治療することである"[15]．

　この定義は，医師の診断や治療と看護のそれとを明確に区別するものとして高く評価されている．つまり，看護が人の反応を核とする考え方は古くはナイチンゲールの考えを継承する伝統的なものであり，また前述のいずれの看護モデルにも認められるものである．実際に看護師が看護をするとき，看護師は患者—看護師関係の中で患者の反応をみて，何が看護上の問題なのかを判断し，それを解決する看護法を実施している．そこで，この定義は優れて看護活動をあらわした定義として国際的に受け入れられている．また，ここでいう診断と治療というのは決して医学的

＊　パースィの看護論：Parse, R. R. による看護論．現象学とロジャーズ看護論を根拠に看護を説明している．

なものではなく看護師が責任を持つ看護診断と看護治療をさす．

　ANAは1995年，80年声明以後すでに15年経過し，その後幾分の変化が認められるので，再び"Nursing's Social Policy Statement"を提出した．それによると，ANAの看護の定義に関しては，健康な人も病気の人も対象であることを重視して，より頻繁に容認している以下の現代の看護実務の4つの特徴を定義それ自体として提出している[16]．

　・問題中心志向に限定せず，健康と病気に対する十分な範囲の人間の経験と反応への注意
　・客観的データと患者や集団の主観的体験の理解から得た知識との統合
　・診断や治療の過程に科学的知識の適用
　・健康と癒し（healing）を促すケアリング関係の提供

　その後，2003年の声明において看護を定義づけているが，表Ⅰ-7に整理した．看護は健康と能力の維持・増進，傷病の予防と苦痛の緩和であると述べている．

　こうして今，アメリカ看護は多様な看護理論家の理論を包含しながら，ANAの大きな傘の下で動いており，今しばらくはこの声明の展開の時期ととらえることができよう．

❷　わが国の看護の概念と看護モデル

　わが国の看護師の看護観は，看護テキストに記述されているナイチンゲールの看護論やヘンダーソンなどアメリカ看護論の影響が濃く存在しているようである．試みにわが国の看護大辞典をひもといてみよう．そこにはわが国のものではなく，ナイチンゲールの看護論やアメリカ看護論が簡潔に述べられていた．また，人が社会の中で生活しているので，社会的規範が必要であり，社会の秩序と安寧を維持するために法律や規則を定めている．看護師・保健師・助産師は社会的役割としての職業であるが，わが国では昭和23年に制定された保健師助産師看護師法（通称 保助看法）によって規制されている．また，病院で働く看護師・保健師・助産師については医療法，地域における活動では地域保健法，介護保険法をはじめとして，母子保健法，精神保健や精神障害者福祉に関する法律など，多くの法律がかかわってくる．

　その中で看護職の身分や業務を規定するのは保助看法である．保助看法は「保健師・助産師および看護師の資質を向上し，もって医療および公衆衛生の普及向上をはかることを目的とする」と定めている．その中には各々の業務は記述されているが，看護についての概念規定はない．業務としては保健師は保健指導に従事，助産師は助産または妊婦・じょく婦もしくは新生児の保健指導，そして看護師は傷病者もしくはじょく婦に対する療養上の世話または診療の補助と規定されている．

　実践活動に当たってすべての看護職は，実践領域に適用される法律をよく知って活動する必要がある．特に近年，医療過誤の報道を耳にすることが多いが，看護職者は国の免許をもって職業として業務に従事しているので，法的業務規定を熟知し仕事をすることが事故を防ぐことにつながるであろう．そのような中で，わが国の理論家のもので実際に現場や教育に活用されているものは，下記のものである．

①理論家によるもの

（a）科学的看護論

　薄井は1974年「科学的看護論」において，人間を生物体・生活体ととらえ，看護は生命力の消

表Ⅰ-6　生活行動様式

生活行動様式	
生理的	呼吸-循環-体温
	栄養-代謝
	排泄
	活動-休息
	感覚-知覚-伝達
	防衛
	性-生殖
精神的・社会的	健康認識-健康管理
	自己像-自己実現
	役割-関係

(松木　1984)

耗を最少にするとするナイチンゲールの考えを継承するとしている．

（b）生活統合体モデル

　松木は1984年「生活統合体モデル」を提出し，このモデルによる看護過程のケーススタディを雑誌「看護」に1年間連載した．その後，このモデルは1988年検討が加えられて「看護診断の実際　考え方とケーススタディ」[17] として提出された．以下，看護に関する基本的考えはこの生活統合体モデルに基づいて随所に記述する予定であるが，ここでは看護の概念記述にとどめておこう．

　看護については，「より一層の健康と平和な終末のために人と人々に対する働きかけの科学とアートである」と定義できよう．アート（art）は技術や業といってもよいであろうが，個々のクライエント*とその状況によって各看護者が看護を描いていくので，やはり「アート」とよぶのが適切であろう．そして，その看護目標と目標達成をめざす看護活動は次のとおりである．

　「看護目標は，医療チームとともに人と人々に対して一層の健康と平和な終末のために健康の維持・増進，回復・復帰，および生命の質をめざして生活行動を整えることである．その活動はクライエント－看護師関係を通じて生活行動様式をアセスメントの枠組みとして査定し，問題や強化ニードとその要因を見出し，問題解決とニード充足のための計画を立て，実践し，その結果を評価する過程である．

　その生活行動様式は，看護師の管理してきた生活行動を表Ⅰ-6のとおり10の様式に分類しており，これらを看護活動の枠組みとしている．

②日本看護協会の記述

　では，専門職能団体としての日本看護協会（JNA）はどうであろうか．日本看護協会は看護師に関する調査や記述は多いがANAのような本質的追究は避けており，看護の概念としては，1964年に出された以下のものがあるだけである．「看護とは，健康であると不健康であるとを問わず，個人または集団の健康生活の保持増進および健康への回復を援助することである．」[18] しかしながら最近のものとして，2003年に出された倫理綱領の中に表Ⅰ-7に提出した記述がある（全文はⅨ章参照）．これは，ICNの看護の定義と類似したものとなっている．

　なお，主要な看護専門職能団体の看護の定義を表Ⅰ-7に整理した．

＊　クライエント：依頼者の意味．健康な人も患者も含む場合に使用する．

　こうして全体的に眺めると，現在の**看護モデルの特徴や一致点**は次のように要約できよう．

　個々の看護理論は各々人に対する見解に特徴があり，それによって看護に対する見解も表Ⅰ-3に示したように表現が異なってくる．しかし，一致点も多くある．例えば，各理論家は人について全人とか統合体，あるいは1単位としての人間（unitary human beings）などの表現で，1つのまとまりのある存在をどの人も強調している．また，人は環境にあってつねに相互作用にあること，健康も環境によって影響を受けることもすでに一致した見解である．そして看護は健康増進，予防，回復，リハビリテーションの一連の健康過程にかかわり，医療チームの中では，診療へのかかわりとともに生活面を引き受けて働きかけをする．これら活動に当たっては，クライエントを固有の存在としてその多様性を承認して，その人に見合う看護を心がけている．つまり，今，**良質な看護**は，クライエント中心の総合的，個別的，継続的，整合的看護を，看護界では目標にしている．

　また，医療の課題は20世紀前半は急性疾患が，後半は慢性疾患が，そして今世紀では老年人口の増加とともに虚弱に向けられる必要がある．これらは医療がキュアからケアへ転換する必要性を示すもので，看護の役割が一層社会的に重要になってくるだろう．

表Ⅰ-7　専門職能団体の看護の定義

団　体　名	発表年	定　　　　義
JNA＊ 日本看護協会 （看護者の倫理綱領）	2003	看護はあらゆる年代の個人，家族，集団，地域社会を対象とし健康の保持増進，疾病の予防，健康の回復，苦痛の緩和を行い，生涯を通してその最後まで，その人らしく生を全うできるよう援助を行うことを目的としている
ANA アメリカ看護師協会 （看護の定義）	2003	看護とは，個人，家族，地域社会，および住民のケアにおいて，人間の反応の診断と治療，およびアドボカシーを通じて，健康と能力の保護，促進，および最大限の活用，傷病の予防，苦痛の緩和をはかることである．
ICN 国際看護師協会 （看護の定義）	2010	看護とは，あらゆる場であらゆる年代の個人，および家族，集団，コミュニティを対象に，対象がどのような健康状態であっても，独自にまたは他と協働して行われるケアの総体である．看護には，健康増進および疾病予防，病気や障害を有する人々あるいは死に臨む人々のケアが含まれる．また，アドボカシーや環境安全の促進，研究，教育，健康政策策定への参画，患者・保健医療システムのマネージメントへの参与も，看護がはたすべき重要な役割である．

❸　主要な各看護モデルと理論

〔1〕看護モデル
①D.E.ジョンソンの行動系モデル

　ジョンソンは，1950～70年代にかけて理論開発と理論活用の先駆者であり，また優れた教育者

＊　JNA：日本看護協会（Japan Nursing Association）の略称．昭和4年（1929）に結成された日本看護婦協会を母体として，昭和26年（1951）に現在の呼称となった保健師・助産師・看護師を含む日本の看護職能団体．

であった．特にUCLA（カルフォルニア大学ロサンゼルス校）看護学部に長期にわたって在籍したが，ここでは，医学モデルではない看護モデルに基づく教育を行って看護学部と修士課程教育の基礎を築くとともに，その後，米国看護教育界が看護モデルや概念枠組みに基づく教育を打ち出すことに大きな影響を与えた．

このような過程で生まれた理論は初期には「ジョンソン平衡論」とよばれ，看護はストレスによる平衡の破綻を取りもどす援助であるとしていた．これをさらに理論化したものを1968年母校バンダービルド（Vanderbilt）大学の同窓会で"One Conceptual Model for Nursing"と題して発表した．これが，看護における最初のシステムモデルとされている「行動システムモデル」である．UCLAで自己のモデルに基づく教育をしてきたので，その門下生たちが彼女のモデルを記述，活用，開発している．また，1980年にはリールとロイ編の看護理論集に自身による小論文を提出している．

ジョンソンは，「看護は行動の平衡を援助するもの」との考えに立ち，人間の機能の平衡に関する生理学や社会学理論を用いて7つのサブシステムからなる人間行動システムを記述し，看護の機能と結びつけた．サブシステムとは表Ⅰ-3に示す通り，親和，依存，摂取，排泄，性，攻撃，達成，である．入力は感覚を通じて行われ，出力は言語や行動，物質のやりとりととらえている．入力と出力を監視するフィードバックシステムは調節と制御機構で成立している．システムが環境の中で共存し成長していくためには，システムの機能上必要とする条件が満たされなければならない．それは環境からの保護，養育，そして刺激である．看護方法では，サブシステムの構造部分，または機能つまり生存に不可欠な刺激，保護，制限，防御，抑制，促進することによって行う．

②D.E.オレムのセルフケアモデル

ドロセア・E.オレム（Orem, D.E.）は，自分自身のケアのために行動を起こす能力をセルフケア・エージェンシーとよび，一方，他者のケアのために行動する能力を依存者へのケア・エージェンシーとよぶ．エージェンシー（agency）は起こすという意味であり，セルフケアを起こす人はセルフケア・エージェントである．このように，使用する用語は特有である．セルフケア能力が最大に発揮されている状態が自立している状態ととらえ，セルフケア概念を中心に看護を体系づけた．

セルフケア欠如は，治療的セルフケア要求とその人のセルフケア・エージェンシーとの間のバランスがくずれたときに起きてくる．セルフケア欠如が生じると看護ケアが必要になり，看護システムの活動となる．これらの関係を図Ⅰ-2に示した．

オレムは自己の理論を一般理論とよび，①セルフケア理論，②セルフケア欠如理論，③看護システム理論の3つの理論で構成した．看護システムは，①全代償システム，②一部代償システム，③支持─教育システムという看護師の行動面からのシステムとなっている．そのため，システムとはいっているが，入力，出力，フィードバックを強調する一般システム論とはいささか異なるようである．そこで，リールとロイやその他のメタ理論*家たちがこのモデルをシステムモデルに位置づけているものの，フォーセットは発達モデルの分類に入れるほうが適切としている．

多くのシステムモデルは，まず人間システムモデルをつくり，その上で看護機能と関連づけて看護モデルを構築した．他方，オレムの場合は，帰納的に看護は何をするかを基点にしたといえ

---

*　メタ理論：理論を分析する高次の理論をいう．

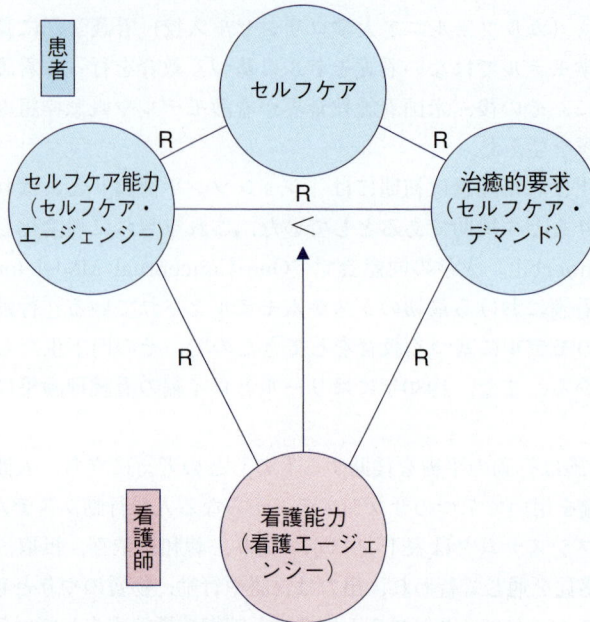

R：関係，＜：不足関係（現存の，あるいは予測される）

図 I -2　オレムの看護のための概念枠組み
(Orem, D. E.（1980）Nursing : concepts of practice. 3rd ed.,　New York : McGraw-Hill)

るようである．また，セルフケアの概念自体は前述したヘンダーソンの定義と相通じているようであり，このことは開発年代からもうなずけることである．

　看護自体については，援助サービス，つまり，「他の人を援助する1人の人間の創造的努力」[19]ととらえている．また，看護特有の関心は，「生命と健康を維持するため，病気や傷害から回復するため，そしてそれらの影響に対処するための個人の継続的セルフケア行動のニードと，その供給および管理」[18]である．

　セルフケアの概念や看護師の行為を基点としているので，経験的取り組みに慣れているものにはなじみやすく活用されている．

③キングの力動的相互行為システムモデルと目標達成理論

　イモージン・キング（King, Imogene）は，まず1971年看護モデルである「力動的相互行為システムモデル」を提出した．それは人間の相互行為に主眼を置きながら，個人システム，個人間システム，社会システムの人間存在を示す開放システムの中から導き出されたものであり，シンボルの相互作用理論と一般システム論を基礎としている．

　このキングの看護のための開放システムモデルは，次のように要約できる．

　「人間は環境の中に個人システムとよぶ一種のシステムとして存在する．各個人は相互行為を重ねることで2者間，3者間，および大小の集団を形成し，それらは個人間システムとよぶ別のシステムを構成する．特別の要求や関心をもつ集団は．何らかの組織体を形成し，その総体を社会システムとよぶ」．このモデルの理解で最も重要なのが，個人間システムの中の相互行為と相

互浸透行為である．キングは，相互行為を互いに対面している2人あるいはそれ以上の人間の行為とみなす．そして，相互浸透行為は目標達成へ導く一定の相互行為である．

　その後，1991年2者関係を看護師と患者の関係に適用し目標達成理論を提出した．看護の目標を達成するためには看護師と患者の正確な知覚と適切なコミュニケーションが必要であり，そして相互行為により目標を達成するためには，その相互行為の中に行為，対応，障害，共同目標の設定，手段の探求，手段の同意の6つの要素が必要であるとしている．

　キングはまた，この理論の応用として目標志向的看護記録を提示している．それは問題志向的診療記録（POS）が問題別にSOAPで記録していくのに対し，目標ごとにSOAPで記録していくというもので他はPOSと同様である．

④M.ロジャーズの統合体モデル

　マーサ・ロジャーズ（Rogers, Martha）の統合体モデルは，1960年代の理論の開花期に生まれた．彼女の理論は当時の歴史，物理学，生物学など広範な学際科学を看護学に統合したものである．ロジャーズは看護を科学と芸術（science & art）とよんだ．看護の関心は人間のもつ全体であり，看護学における科学的知識とは人間の生命過程について記述し，説明し，予測するものと考えている．1970年 "Introduction to the Theoretical Basis of Nursing（邦題：「ロジャーズ看護論」）" を公表した．これは一般システムモデルと場の理論に大きく影響を受けたものである．

　1983年の論文では，これまでの "unitary man" という表現を性差別のニュアンスを取り除くために "unitary human beings" に変更した．彼女の中心概念はunitary human beingsとしての人間と環境である．これを立証するために，学際的な理論や知識を統合して独自の理論を生み出した．

　このunitary human beingsモデルは，①エネルギーの場，②開放系の宇宙，③パターン，④4次元性，という四つ柱に仮定した．その後1992年には，④4次元性を「汎次元性」に置き換えている．このように時代に対応し得るものへ改正してきた．環境もパターンと構成，人間の場との統合によって確認される汎次元のエネルギーの場である．健康と病気はパターンの表現であり，高い価値をもつ行動と低い価値をもつ行動を意味すると考えている．看護は，人間の場と環境の場との間に調和的相互作用を促進したり，人間の場のもつ補完性を強化したり，健康の可能性を最大限に実現するために，人間との環境の場のパターン形成をある方向に決めたり，またその方向を変える努力をしていく．

　ロジャーズモデルは，現在もこれからも，学問的研究と看護実践に影響を与え続けていくであろう．

⑤ロイ適応看護モデル

　ロイ（Roy, Callista）は，看護がかかわる人と集団を適応システムととらえ，看護はその "人と集団の適応を促す科学と実践である" との考えに立つ．最初の論文は1970年に提出されているが，成書の提出は表Ⅰ-4のとおり1976年である．一般システム論（図Ⅰ-3）を使って，看護の視点から「適応」理論を核とした適応システムとしての人間モデルを図Ⅰ-4のとおり，まず構築した．その上で，それと看護機能を結びつけて看護適応モデルを構築したのである．

　では，モデルの構成要素に基づいて簡単に説明していこう．

　表Ⅰ-3に整理しているが，まず，看護がかかわる人や集団については，変化する環境とたえず相互に作用し合っている身体的心理社会的存在ととらえている．この変化する環境に対処するた

めに，個人の場合は調節器と認知器，集団の場合は安定器と変革器というコントロール機制としてのサブシステムをもつ．そして，それらの効果器として4つの適応様式——生理的−物理的，自己概念−集団アイデンティティ，役割機能，相互依存を帰納的に設定し，これらの様式はすでに調査により検証されている．

　第2の要素である環境については，人や集団を取り囲み，その発達や行動に影響を与えている条件，状況，作用のすべてである．それは人や集団への入力であり，内的・外的刺激の双方がある．その刺激をロイはヘルソンの適応レベル理論を使って，焦点（focal），関連（contextual），残存（residual）刺激の3層に分類した．

　焦点刺激は，現在その人が直面している刺激であり，関連刺激はその他の実在するすべての刺激をいい，そして残存刺激は現状では測定不可能な信念や態度，経験などである．この3種の刺激が個人や集団の適応レベルや対処能力の範囲をつくり上げるのに，共同作用するのである．

　第3の健康については，統合的全体としての人間である状態あるいはそのようになりつつある過程である．統合（integrity）とは，完全さとか健全さ，あるいは損なわれていない状態を意味する．この統合を助長する過程が適応である．そして，適応の目標を生存，成長，生殖（reproduction），熟達（mastery）および人間と環境の変革としている．

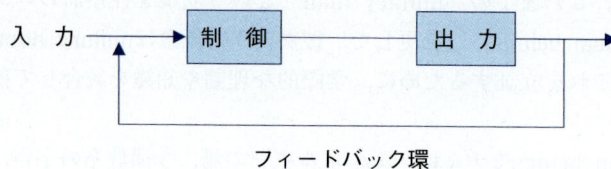

図I-3　システムモデルの基本型

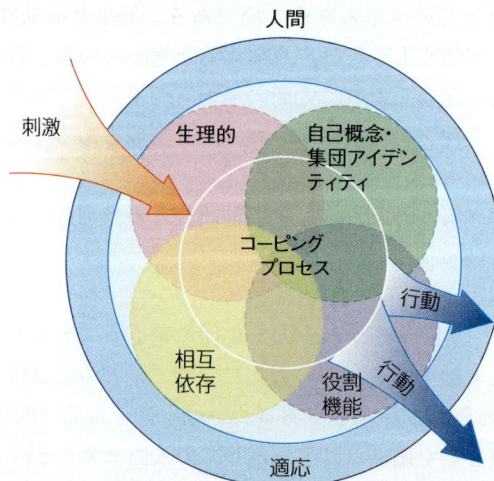

図I-4　人間の適応システム

（ヒーサーA．アンドリュース，シスターカリスタ・ロイ，松木光子監訳（1992）ロイ適応看護論入門，p.51，図4-5，医学書院，Essentials of the Roy Adaptation Model by Andrews, Heather A., Roy, Sister Callista, ©1986, Reprinted by permission of Pearson Education, Inc., Upper Saddle River, NJ）

　そして，核としての看護は，健康や疾病にかかわる状況で個人や集団の適応を促進することに携わる科学であり，実践である．その目標は４つの適応様式で人や集団の適応を促進することによって，健康や生命の質，威厳ある死に寄与することである．看護活動は看護過程をとおして目標を達成する実践である．それは，適応レベルに影響している行動と要因をアセスメントし，焦点，関連，残存刺激を管理することによって介入していく．

　このように，ロイ適応看護モデルは看護全体を扱う一般理論で，人間システムを十分に開発し，それを看護過程に十分に生かしているといえる．このモデルも従来の看護実践の型を明確に説明しているので，臨床や教育においてよく用いられている．

〔2〕 理論
①H. ペプロウの発達理論

　ヒルデガード・E・ペプロウ（Peplau, Hildegard E.）は，精神看護に従事した経験から1952年 "Interpersonal Relations in Nursing"（邦題：「人間関係の看護論」）という書名で自己のモデルの要素を提供した．きわめて初期の優れた業績であっただけに，現在でも患者—看護者関係，および精神看護領域への影響が顕著である．表Ⅰ-4 に示すとおり日本語版もあり，わが国への影響も大きい．また，看護モデルの焦点を人間のニードから患者—看護者関係に移行させたことで，その後の相互作用モデル開発に大きな影響を与えた．彼女の精神看護に従事した経験と思慮深い洞察がこのモデルの基礎をなしてはいるが，当時の精神分析の大家であるサリバン（Sullivan, H.S.）の対人関係モデルに大きな影響を受けている．

　精神力動的看護の視点から患者が自分の問題を認識できるよう援助するためには，看護者も自らの行動を理解することを強調した．患者—看護者関係における局面について，①方向づけ，②同一化，③開拓利用，④問題解決の４つを確認し，各局面における看護を記述した．これは，患者—看護者関係の発展過程の視点に基づく局面であり，発達，変化するものとして発達理論の範疇に含めることができる．また精神力動論であるので相互作用理論の範疇に含めるメタ理論家もいる．主として人間関係に焦点づけられているので，中範囲理論に位置づけている．

②M. レイニンガーの文化的ケア

　マドレーン・レイニンガー（Leininger, Madeleine）は看護師であるとともに文化人類学者である．1950年代から看護と文化の関係を研究・発表してきており，異文化看護学領域の開発，異文化ヒューマンケアリングの系統的研究を実施している．1991年の論文は，「文化ケアの多様性と普遍性（Culture Care Diversity and Universality）」と題したもので，信頼できる主要な論文であろう．

　この理論の中心テーマは，「異なる文化は異なる方法のケアを知覚し，知り，実践する．しかし，ケアには世界中のあらゆる文化において一部共通するものがある」ということである．この理論は大理論に分類され，さまざまな文化から具体化された中範囲理論を生むためのガイドとなろう．彼女はメタパラダイムの構成概念としてヒューマンケア，環境上の背景，安寧（または健康）をあげているが，人間，環境，健康，看護についても記述している．人間は個々のヒューマンケアをする文化的存在であり，環境は個人や文化的集団がそこにおいて生活する背景ととらえている．健康は安寧，病気，障害を含む広い範囲の健康状態を含め，そして看護は以下のように，定義している．

　「看護は個人や集団が，文化的に意味のある有益な方法で安寧（または健康）を維持したり，取りもどしたりできるようにする，もしくはそれを助け，支援し，促進するために，あるいは人々を助けて障害や死に立ち向かわせるために，ヒューマンケアの現象と活動に焦点を合わせた人道主義的，科学的な知的学問，職業である」[20]

③ニューマンの拡張する意識としての健康理論

　マーガレット・ニューマン（Newman, Margaret）は1986年の著書 "Health as Expanding Consciousness" で拡張する意識としての健康理論として知られるようになった．1994年には改定版が提出されている．この健康理論の中心となる主張は，健康とは意識的な拡張であるということである．恩師であるM. ロジャーズのunitary human beingsモデルを根拠に，人─環境の相互作用におけるパターンの概念を拡大して健康理論を展開したといえよう．記述はすべて抽象的なレベルであることから大理論の分類にはいる．

　人間は意識のパターンであり，意識は環境と相互作用する能力を準備するシステムの情報と定義されている．健康は意識の拡張であるが，人と環境全体のパターンであり，疾病と疾病でない状態を含めている．看護は，看護職者が「混沌としたときにしばしば，クライエントと協力関係をとり，信頼関係を築いて相互の目標を設定し，関係を発展していく過程において高度な意識に到達することを信じられる」よう方向づけるものである．

　本理論は健康理論ではあるが，単に健康について論じているのではない．看護者とクライエント関係や，クライエントが選択したり，実行したりするのを援助する過程に生じる相互関係も記述しているのでメタパラダイムである人，環境，健康，看護についても論じているといえよう．

引用文献

1 ）山本美紀，松木光子ほか（2000）看護大学生が入学時に持つ看護イメージ，日本看護研究学会雑誌　23（3），p. 236，日本看護研究学会

2 ）Shaw, C. S. W.（1885）A textbook of nursing, p. 15, New York : Appleton

3 ）Kreuter, F. R., 稲田八重子ほか訳（1973）よい看護ケアとは，総合看護編集部編，看護の本質，増補改訂版，p. 151 − 161，現代社

4 ）Leininger, M. M.（1991）The theory of Culture Care Diversity and Universality, In : M.M.Leininger（ed），Culture care diversity and universality. p. 46, National League for Nursing

5 ）Benner, P.& Wrubel, J.（1989）The Primacy of Caring Menlo Park, California : Addison-Wesley

6 ）Nightingale, F. 著，小玉香津子，尾田葉子訳（2004）看護覚え書，日本看護協会出版会，p. 8 − 9

7 ）Murray, R. & Zentner, J.（1975）Nursing Concepts in Health Promotion, Englewood Cliffs, p. 8 : 149, N. J. : Prentice Hall

8 ）Taylor, E. J.（1934）of What is the nature of nursing?　A J N 34, p.473 − 476

9 ）荻原勝（1978）日本人のクオリティ・オブ・ライフ，至誠堂，p. 1

10）大谷英子，松木光子ほか（1996）がん看護のQOLと臨床看護の方向性，がん看護，1（1）p. 16，南江堂

11）中根文ほか（1996）QOLの枠組み，がん看護，1（1），p.13，南江堂

12）坂本すが（2014）通常総会後，医療介護総合確保推進法が成立，看護，66（10），p.20，日本看護協会出版会

13）Abdellah, F.（1970）看護科学の本質，看護研究，3（3），p.56-60，医学書院

14）Henderson, V. 著，湯槇ますほか訳（2006）看護の基本となるもの，日本看護協会出版会

15）American Nurses Association，小玉香津子ほか訳（1984）今改めて看護とは，日本看護協会出版会

16）ANA（1995）Nursing's Social Policy Statement, p.5, ANA

17）松木光子編（1988）看護診断の実際：考え方とケーススタディ，南江堂

18）日本看護協会（2005），看護業務基準集2005年，p.352，日本看護協会出版会

19）Orem, D. E.（1985）Nursing Concepts of Practice, 3rd ed., p.132, McGraw-Hill

20）Leiniger, M.M.（1991）The theory of Culture Care Diversity and Universality, In M.M.Leiniger（ed），Culture care diversity and universality : A theory of nursing, p.47, National League for Nursing

参考文献

1．薄井坦子（1974）科学的看護論，医学書院

2．小林富美江ほか（1989）現代看護の研究者たち　増補版，日本看護協会出版会

3．綜合看護編集部編，稲田八重子ほか訳（1973）看護の本質，増補改訂版，現代社

4．野口美和子ほか（1992）成人看護学1 新版看護学全書16，メヂカルフレンド社

5．松木光子（1984）我が国における看護理論の受容，ナースステーション，14（1），p.2-11

6．松木光子（1985）看護診断，その本質と展開，看護，36（5，6，7，8，9，10，12，14）p.113-123，113-122，133-124，129-140，113-125，129-141，97-110，113-125，1984；37（1，2，3，5），123-134，67-77，51-63，64-72，1985，日本看護協会出版会

7．松木光子編（1988）看護診断の実際：考え方とケーススタディ，南江堂

8．松木光子（1989）看護技術に影響を与えた看護理論，看護技術，35（8），p.117-125，メヂカルフレンド社

9．松木光子（1989）ロイ看護理論の看護に対する見解，看護学雑誌，53（7），p.708-711，医学書院

10．松木光子編（1990）看護理論とその展開，看護Mook35，金原出版

11．松木光子（1993）看護学の体系化について，教育と医学，41（3），p.20-27，慶応義塾大学出版会

12．Abdellah, F. 著，千野静香訳（1963）患者中心の看護，医学書院

13．Brown, E. J. 著，小林富美江訳（1966）これからの看護，日本看護協会出版会

14．Fawcett, J. 著，小島操子監訳（1990）看護モデルの理解　分析と評価，医学書院

15．Goldmark, J.（1923）Nursing and Nursing Education in the United States, N.Y. : The Macmillan

16．Leininger, M. M. 著，稲岡文昭監訳（1995）レイニンガー看護論，医学書院

17. Nightingale, F. 著，湯槇ます監修（1974）ナイチンゲール著作集，第2巻，現代社
18. Nightingale, F. 著，小玉香津子訳（1968）看護覚え書き，現代社
19. Nightingale, F. 著，尾田葉子，小玉香津子訳（1985）二つの看護覚え書き，日本看護協会出版会
20. Neuman, B. 著，野口多恵子ほか監訳（1999）ベティ・ニューマン看護論，医学書院
21. Orland, I. 著，稲田八重子訳（1964）看護の探究，メヂカルフレンド社
22. Peplau, H. 著，稲田八重子ほか訳（1973）人間関係の看護論，医学書院
23. Roy, C. 著，松木光子監訳（1993）ロイ看護論適応モデル序説，第2版，へるす出版
24. Roy, C. 著，松木光子監訳（2010）ザ・ロイ適応看護モデル 第2版，医学書院
25. Watson, J. 著，稲岡文昭ほか訳（1992）ワトソン看護論，医学書院
26. Wiedenback, E. 著，外口玉子ほか訳（1969）臨床看護の本質，現代社
27. King, M.I. 著，杉森みど里訳（1976）看護の理論化，医学書院
28. King, M.I. 著，杉森みど里訳（1985）キング看護理論，医学書院
29. Leiniger, M.M.（1991）The Theory of culture Care Diversity and Universality, In M.M.Leiniger(ed), culture care diversity and universality : A theory of nursing（pp. 5-65），National League for Nursing
30. Newman, M.A.（1986）Health as expanding consciousness, C.V.Mosby
31. Newman, M.A.（1994）Health as expanding consciousness, 2nd ed., New York : National Leagne for Nursing
32. Rogers, M.E.（1970）An Introduction to the Theoretical basis of nursing, FA Davis
33. Rogers, M.E.（1983）Science of unitary human beings, in I.W.Clements & F.B.Roberts（ed），Family Health : A Theoretical approach to nursings care（pp. 219-227），John Wiley & Sons
34. Rogers, M.E.（1992）Nursings science and the space age, Nursing Science Quartery, 5, 27-34

学習課題

1．看護の目標を健康に関連づけて記述しよう．
2．看護の概念が歴史的にどのように発展してきているか説明しよう．
3．関心のある看護モデルについてその構成概念を説明しよう．
4．今の自分が描くこれからの看護像について記述しよう．

II

看護の歴史

学習目標

　看護とは何か．看護の概念や看護の本質，看護の定義はどのようにしてつくられていったのか，なぜそう考えられるようになったのか．この道程，根拠を知ること，それが看護の歴史を学ぶ意義である．単に，看護に起こった出来事を年代とともに記憶することではない．現在までの看護の歴史を展望して，これからの看護を探求し，検証していく道標にするためのものとして看護の歴史をとらえていこう．

※平成13年（2001）に看護職の呼称が変更され，現在の保健師，助産師，看護師となったが，本書では，第5章の現代における看護までは，従前の看護職の呼称を用いることとする．

1

原始および古代における看護

　原始および古代の人々の生活は，家族を中心とし，いくつかの家族が寄り集まった狩猟生活であった．このような生活の中で，人は "いのち" を守り，かばい，ときとしてむなしく "いのち" を見送ってきた．これらは，初めはどのようなルールもなく，自然のままであったと思われる．

　生命を守り，かばうこと，死に直面した人を守ること，これらの行動の中に本能的ではあるが，"看護" とよべる要素をもっていたと考えられる．

　看護は生命体が人をつくったときから始まったといえる．看護は "いのち" とともに芽生えた感情であり，行動である．また，看護は生活の中ではぐくまれた行動であるといえる．

① 原始社会と看護

　原始における生活の中で，けがをした場合や虫などにかまれた場合などには，その部分を自分自身であるいは家族がなめたり，吹いたり，さすったり，吸ったり，かんだりするなど，その手当ては本能のままに行動していたと思われる．これは，本能的な治療とも看護とも考えることができる．このような**本能的な行動**が積み重なった結果，このようなけがの場合にはこのような方法をとるのがよさそうだという**経験的な行動**がとられるようになった．そのような状況の中で，身体の調子がおかしくなるのは，外界の異物が体内に入ってきたためであるという異物概念や，人にとって力が強いと思える動物の肉体の一部を食べて自分の体内に取り入れることで，自分も強くなれると信じる同類概念が生まれた．そして，疾病になるのは悪魔のたたりであるという病魔概念も芽生えた．このような思想的な背景のもとに，祈ることや生けにえを捧げることで悪魔や悪神の怒りを鎮めるという**魔法医術**が生まれていった．すなわち，原始社会における看護は本能的・経験的な行動による非常に未熟なものであったが，現代に通じる看護の一端をうかがい知ることができる．

② 古代社会と看護

　古代社会は，移住を続けていた狩猟民族が，次第に気候のよい，肥沃（ひよく）な土地をもつ便利なところに定住するようになり，集落をつくったことから形成されてきた．そこでは，生活とのかかわ

りから，農業や天文学，医術などが発達した．看護は，それらの生活背景の中で芽生えていった．

① バビロニア

　バビロニアでは，早くから天文学が発達し，天体の運行は神の力によると考え，また神は人間の肝臓と血液をも支配していると考えていた．したがって，医療は神のしもべである神官が行い，病気の診断と予後は生けにえの血液と肝臓の観察から決められた．

　看護も同様に神のお告げで行われており，それは家庭内看護であった．

　看護や医学に関する最も古い規定は，紀元前1750年ごろにハムラビ（Hammurabi）王が定めた「ハムラビ法典」の中に示されていた[*1]．

② エジプト

　医療は，ミイラとしての死体の保存方法からみて，魔法医術が発達しており，外科手術は進歩していたと思われる．看護は，上流階級では奴隷による家庭内看護であり，それ以外の階級では家族による家庭内看護であった．

③ ユダヤ

　バビロニアとエジプトの時代から遅れて，ユダヤが起こった．神の予言者として，モーゼ（Moze）がユダヤ人に「シナイ山の十戒」を法律として示した．この中に，医療に関する規定があり[*2]，現在の公衆衛生の規律にあたることが記されている．

④ 古代ギリシア

　ギリシア神話によると，医神として信仰されていたのは太陽の神アポロで，その子どもの半神半人のアスクレピオス（Asuklepios）は医師の祖であり，その妻のエピオネ（Epione）は看護の女神として崇拝された．そして，彼ら３人の娘たちもそれぞれ健康や治療，保健の女神として祭られた．そのため，アスクレピオスたちを祭った神殿には，患者が集まり，回復への祈願を行った．そのうちに，神殿の中に病院ができ，治療が行われるようになった．

　紀元前５～４世紀のころ，ヒポクラテス（Hippocrates）があらわれ，冷静な判断と観察による合理的な医療と，医のあり方などを説き，ギリシア医学を大成した．

⑤ 古代ローマ

　ローマ文化は，実利的・合理的文化であり，生活に必要な法律，天文学，建築学が発達し，薬学や

[*1]　「目には目を」という規定であり，目の手術がうまくいかなかったときは，医師は眼球をえぐられるというように，失敗したときは失敗と同じ処罰がされた．
[*2]　伝染病の予防や消毒に関する規定が記されていた．

農業が発展した．また，保健衛生に力が入れられ，水道の整備や浴場，体育館が建設された．看護は奴隷による家庭内看護が行われていたが，優秀なローマの軍隊には，陸軍病院が建設された．

❻ 古代インド

　紀元前2500年ごろから紀元前1500年にかけてインダス文明が栄えていたが，アーリア人の侵略により崩壊した．アーリア人は牧畜や農業に従事し，バラモン教を信仰した．バラモン教のマヌ法典では，女は不潔な者であり，疾病はバラモンの神にそむいた罰であると考えられ，病人に看護することはバラモンの教えに遠ざかるものであり，看護は遠ざけられ，おろそかにされていった．

　その後，紀元前 5 世紀ごろに釈迦があらわれ，仏教を開いた．仏教は生きとし生ける者を救済するという大乗仏教の宗教倫理である菩薩思想を発展させた．病人の看護は菩薩思想から非常に尊いものとされ，僧侶や信者が積極的に医療や看護に携わっていった．仏教教典には，経蔵・論蔵・律蔵の三蔵からなり，律蔵の中では，看護を仏教の最上の善行の 1 つにあげている．

　釈迦の死後200年ごろ（紀元前274年）に，アショカ王が王位につき，仏教の慈悲思想を普及させるとともに，国内各地に病院を建設し，僧徒に看護をさせた．

　古代インドでは，このように宗教思想と結びついて，看護が展開された．

❼ 古代中国

　中国では，医学は宗教との関係が強かった．中国では最初に儒教が生まれた．儒教は人の死を説明するものとして生まれたものであり，孔子の出現によって，以前からあった儒教が理論的に体系化された．儒教は「仁」（積極的に他人に尽くす愛）を重んじた．その最たるものを医術と考えた．「医は仁術なり」というのは，この意味である．

　そして，1 世紀ごろに，中央アジアを経て仏教が中国に伝わった．動乱期であった中国では，仏教の精神的な思想が受け入れられ，医学とも結びついた．

　古代中国においても，看護は宗教思想のもとに展開されていた．

❽ 古代日本

　古事記や日本書紀などによると，おとぎ話の「因幡の白兎」にあるように，ガマの花粉による創面の保護や，火傷の治療，水浴療法などのような治療が行われていたことがわかる．また，魔除けなども行われていた．つまり，古代日本では諸外国と同様に経験的医術と魔法医術が行われていた．

　大和朝廷時代になると，病気の原因になるものを汚れたものとして取り扱い，住居から隔離して，産屋（産婦のための住居）や喪屋（死者のための住居）をつくった．

　古代日本において，看護に関する記述はないが，病人がでれば経験的に看病を行うというものであったと考えられる．

2

中世における看護

　中世はどの国にあっても，戦乱があり混乱した時代であった．ヨーロッパにおいては，人々は自衛と安定を得るために強い人のところに集まっていった．この状況の中で封建制が確立され，キリスト教（カトリック）が社会を支配していった．また，イスラムにおいても，マホメットがアラビアを統一し，イスラム教の教えが浸透していった．一方，アジアにおいても，中国では，仏教が民衆に浸透していった．日本においても，中国をとおして儒教と仏教が伝えられていった．

　中世における看護は，その国で普及した宗教と結びついて展開されていった宗教看護であった．

① カトリックと看護

　キリスト教（カトリック）は，ローマに伝えられ，コンスタンチヌス皇帝に公認された．キリスト教の精神は，人民の区別なく愛によって人々を結びつけることにあったため，病人の世話を行う看護は重要視され発展した．このころ，病人の世話は上流の貴婦人が篤志家として行っていた．教会は，貧困者や病人の救済のために，助祭（deacon）制度をつくり，人々の収容のために，教会内に収容施設を設け，ディアコニア（diaconia）と名づけた．また，信者の女性も活動し，これらの女性を女助祭（deaconesses）とよんでいた．女助祭は，施設内での看護ばかりでなく訪問看護も行っていた．これは今の保健師活動の前身である．特に活躍した女性は聖マルセラ，聖パウラ，ファビオラである．聖マルセラは，自分の邸宅を修道尼院として提供し，貧民と病者の救済に当たった．聖パウラも，地位のある富豪の女性であったが，巡礼者の宿泊所や病人の収容施設をつくり，自らもこれらの人々に尽くし，看護を単に精神的な愛からの奉仕ではなく，技術的に向上させる必要があることを提唱した．また，ファビオラはヨーロッパ最初の施療所を設立し，病人の看護に当たった．

② 十字軍の遠征と看護

　キリスト教が盛んになってくると，キリスト生誕の地であるエルサレムは，聖地としてヨーロッパから巡礼に来る者がたえなかった．エルサレムは，イスラム教徒にとっても意味のある地であったが，聖都をキリスト教徒区とイスラム教徒区に分けて均衡を保っていた．聖ヨハネ救護所

は，巡礼に来る者の最も大きな救護施設であった．

　エルサレムは，7世紀のころからイスラム教徒の勢力が強くなってきたが，巡礼者に迫害を加えることはあまりなかった．しかし，11世紀にイスラム教を崇拝するトルコ軍が侵入し，異教徒のキリスト教徒に迫害を加えるようになり，聖地がイスラム教徒のものになったことから，ローマ法王は聖地奪還のための遠征軍を派遣した．赤十字を旗印にしたことから十字軍といわれ，キリスト教徒であれば誰でも参加することができた．1096年に第1回の遠征軍が送られた後，1270年の第7回十字軍の遠征まで，聖地をめぐって**戦争**が行われた．十字軍時代に活躍した最も大きな軍事医療団体としては聖ヨハネ修道騎士団があり，巡礼者を守ってイスラム教徒と戦い，また各地に病院や救護所を設けて巡礼者の身の回りの世話や，病人や負傷兵の**看護**を行った．後には，聖ヨハネ修道騎士団に付属した婦人団体の聖マグダレナ尼僧団が結成され，修道騎士団と同様に看護に当たった．そして，このころに流行したハンセン病にかかった巡礼者や兵士の救護を目的にした聖ラザロ騎士団の活躍があった．

　十字軍の遠征により文化交流が盛んになったが，それにともなってハンセン病やペストなどがヨーロッパに持ち込まれて流行した．このような病人の看護のために，カトリック教徒の手によって各地に収容施設が設立された．それらは修道僧が中心となって托鉢僧団を形成し，病人の看護を行った．特に，聖フランチェスコ，聖クララ，聖ドミニコなどの活躍がよく知られている．

③ **イスラム教と看護**

　イスラム教は，マホメットが唯一最高神であるアラーの使者としてつくったものであり，イスラム教の教えは『コーラン』に示されている．コーランは生活について細かく規定しており，また慈善や救療を奨励している．このように看護は宗教思想に結びついたものであった．特に，イスラム教では，コーランの教えにより精神病看護がよく行われていた．

④ **仏教と看護**

1 中　国

　中国における救療事業は，漢の時代から行われていたが，唐になって仏教が栄えるとますます救療施設も増加し定着していった．そこでは，**尼僧**によって看護が行われた．この後に道教や儒教がおこってきたが，定着した救療事業は，民衆の強い要望により継続された．

2 日　本

　中国からの仏教の伝来は飛鳥時代であり，仏教は天皇や貴族などの特権的な支配階級層に支持されて庇護を受けた．当然，僧侶も手厚く保護された．このような中で仏教は国家宗教としての位置を占めていった．

〔1〕奈良時代

①時代背景

　聖武天皇のときに大仏がつくられ，国ごとに国分寺が建立された．このように仏教は国策として手厚く保護された．これにともなって，救療事業も盛んになり，僧医（医を職とした僧）や**看病僧**（病人の看護を行う僧）があらわれた．光明皇后や和気広虫は看護に尽くした女性としてその業績が伝えられている．また，僧医の代表としては行基や鑑真がいる．

　701年に「大宝律令」が公布され，この中に医事制度として**医疾令**が定められていた．それによると，医療は国営であり，医師は一定の学業を修めた後に国家試験により認定され，国が指定した施設で働き，給料は国から支給され，患者からは費用はとらなかった．

②看護の状況

　医疾令には，看護の規定もあり，80歳以上の者と重病者には近親者の中から看護人を選んで看護に当たらせた．適当な人がいない場合には，一族の中から青年を選び看護を行った．そして，看護を怠っていないかどうかを地方官が監督し，怠っている場合は罰せられた．

　また，女医の制度もあり，女医は下級官吏の娘で15歳以上で25歳以下の者の中から，性格や頭脳のよいものを選び，一定の学業を修めさせた．学業内容は，分娩や婦人科疾患，外科疾患や外傷に対する鍼灸とマッサージの方法や技術についてであった．修了試験があり，修業年限は7年であった．女医も国から給料をもらい，医師の助手として医療に従事した．女医は現在の助産師と医師の間ぐらいの地位にあった．

〔2〕平安時代

　現存する医学書として最も古い「医心方」30巻が丹波康頼の手によってつくられた．救療事業は，奈良時代から引き続いて国家によって行われていた．光明皇后によって創設された施薬院や悲田院も活躍した．

〔3〕鎌倉時代

①時代背景

　平安時代の末期には戦乱や飢饉・疫病などによって社会は安定せず，民衆に末法思想が浸透していった．そのために，この時代には極楽往生を求めて，浄土宗や禅宗などの新興仏教が台頭してきた．この時代の救療事業は，平安時代のように国家が行っていたが，医師は開業医の形をとるものもあらわれるようになった．

　叡尊と忍性は，ハンセン病の患者を収容するための施設をつくり，食べ物を供給した．

②看護の状況

　仏教思想として，人々を救うために，僧侶が医学や看護を行った．鎌倉時代は仏教看護の黄金時代といわれ，看護に関する書物として，看護をするための心得が書かれている「看病用心鈔」が著された．看護としては，療養環境，観察について具体的に書かれている．

〔4〕南北朝・室町・安土桃山時代

①時代背景

　これらの時代は戦乱の時代であり，各地で戦争が勃発していた．したがって，戦傷を負った者

の数は以前よりも多くなり，また，戦争に使う武器も刀や矢だけでなく鉄砲に及んだため，戦傷の程度も大きくなった．以前であれば，負傷は兵士自身が自分で手当てをしたり，同僚が手伝ったりの程度であったが，この時代には専門の知識と技能を持った武士が必要とされるようになった．この武士を金創医と呼び，室町時代の末には金瘡・女科・児科・眼科・口中科などの専門に分科していった*．

桃山時代には，自己の信念から医療を行っていった永田徳本や曲直瀬道三が医家として活躍した．曲直瀬道三は医書「啓迪集」8巻を著した．

②看護の状況

戦乱の中にあって，傷病兵を敵味方の区別なく看護し，死者に対しても同様に供養した．このときに，これらの看護に当たったのは，時宗の信徒であった．

---

*　金瘡は，傷の治療，化膿性疾患の治療を行い，女科は，今の産婦人科に相当する．また，児科は今の小児科であり，口中科は今の口腔外科・歯科にあたる．

3

近世における看護

① ヨーロッパにおける看護

1 時代背景

　近世ヨーロッパでは，ルネサンスにより科学や医学が進歩し，18世紀の産業革命によって工業が発展したことから，労働者と資本家との関係や，労働衛生面の問題や職業病などの問題が新たに発生してきた．

　農村においては大地主と農民との隷属的な主従関係について反感が起こり，ローマ法王の強力な権力による横暴と教会支配に対しても反発が起こってきた．このときに，マルチン・ルターはカトリック教会の堕落を指摘し，プロテスタントによる精神と信仰の自由を唱えて，教会の制度改革を行った．これが宗教改革である．

　ルネサンスにより，医学においてはアンドレアス・ベサリウス（Vesalius, Andreas）がファブリカを出版し，これにより解剖学が確立した．また，パレ（Pare, Ambroise）による外科手術の発展，顕微鏡の利用によるさまざまな細胞や原虫，バクテリアの発見など，医学の発展は急展開をしていった．さらに，18世紀に入ると，ジェンナーによる種痘が，天然痘の発生予防に大きな力を発揮した．このように，医学の進歩はめざましいものがあった．

2 看護の状況

　医学の進歩に比べ，看護は以前からの尼僧による看護が続けられていた．しかし，宗教改革によってカトリック教会の経済力は落ち，それにともなって教会の費用で運営されてきた救療施設や看護事業も打撃を受けた．このとき看護事業は，トリエント宗教会議により信徒の人道主義に基づく活動として認められず，看護を行う人は世間から隔離された生活を強いられたので，看護は雇用された人によって行われることになり，看護の質は低下していった．この時代のことを看護の暗黒時代とよんでいる．看護の暗黒時代は19世紀前半までの約200年間続いた．

　このような看護の状況をなげいた聖バンサン・ド・ポール（St. Vincent de Paul）は，聖ヨハネ教団に慈善病院における看護の許可を願い出た．そして，1617年にパリで慈善協会を設立し，

貴婦人の有志を会員として組織を拡大し，病人や孤児，売春婦の救済に当たった．しかし，貴婦人たちは限られた時間しか慈善事業に携わることができないので，いなか育ちの若い女子を訓練して病人の看護に当たらせた．これが慈善淑女団（Sister of charity）である．この組織は成長し，1645年には精神病者を看護する病院を設立し運営していった．また，巡回看護も行い，成果を上げていた．聖バンサン・ド・ポールは，看護を宗教的色彩から離し，医学的知識に裏づけたものにしていった．

　続いて，イギリスではジョン・ハワード（Howard, John）が刑務所の不衛生な環境を改善するための法令をだし，附属病院を開設した．また，エリザベス・フライ（Fry, Elizabeth）も刑務所の改善を求めた．看護としてはイギリスで初めての看護師学校をつくって看護師を養成した．

　看護を体系づけたナイチンゲールは，この看護の暗黒時代であった1820年5月12日に誕生した．

② 日本における看護

❶ 時代背景

　天文12年（1543）にポルトガルの商船が種子島に漂着して鉄砲を伝えて以来，再三商船が九州に到着し，フランシスコ・ザビエルはキリスト教を伝えた．キリスト教の教義が医療にも反映し，キリシタン病院が設立され，ハンセン病（らい病）患者の救済も行った．

　しかし，徳川幕府が確立したころ，キリスト教は禁止され，西洋医学は長崎を中心として，特に外科医術において命脈をつないだ．

　江戸時代には，学問の奨励により医学も盛況となり，医書も多くでてきた．儒教の精神を反映した貝原益軒の「養生訓」8巻，香月牛山の「老人養草」5巻などが後世の医学にも大きな影響を与えた．また山脇東洋がさまざまな困難を乗り越えて，医学研究のための人体解剖の機会を得たことにより，一時衰退していた西洋医学についても学ぶことが許された．さらに，蘭学の創始者である杉田玄白と前野良沢らは，苦心を重ねてオランダの解剖書を訳し，「解体新書」を発刊した．

　このような，基礎医学の充実とともに，賀川玄悦が「産論」2巻を著し，助産術を考案したり，華岡青洲による全身麻酔の成功など，実践面においても質の向上がみられた．

　また，江戸時代には小川笙船が幕府の許可を得て，小石川薬園内に養生所を設立し，貧困の病人の施療を行った．また，長崎にはオランダの医師ポンペ（Pompe van Meedervoort, J. L. C.）の提唱による医学校兼施療の洋式医育施設（長崎養生所）ができた．

　さらに，お玉が池種痘所では，伊東玄朴を中心としてジェンナーの種痘法による天然痘の予防が行われ，西洋医学がここで大きな威力を発揮した．天然痘の予防は，現代の公衆衛生事業の一面をもっている．

　19世紀の中ごろに，戊辰戦争の負傷兵の収容施設として横浜軍陣病院ができ，イギリス人医師が治療に当たった．

② 看護の状況

　キリスト教の伝来により，キリスト教の教義である慈悲の行いが看護に結びつき，**キリスト教看護**が芽生えた．看護は，信徒によって行われたが，キリスト教の弾圧によって病院は取り壊された．しかし，救らい活動は長く続けられた．

　この時代に，看護上注目すべきことは貝原益軒の「養生訓」である．この著書の中での択医，用薬，養老，育幼などの内容は看護に関するものとして重要である．また，老人の医学書ともいえる香月牛山の「老人養草」には，生活環境，食物，衣服，老人への対応など**老人看護**についてもくわしく書かれている．

　また，賀川玄悦の「産論」には，未亡人や老婆，生活苦などにより産婆を職業としている人がいることが記されている．産婆は，中世では経験のある者や老女がその役割をはたしていたが，室町時代の末には「トリアゲババ」と記され，江戸時代には職業として発達していった．しかし，産婆を職業とする人の身分と，手技も経験にすぎないことから，世間から評価の得られるものではなかった．

　江戸時代には，その後，**産じょく看護**や育児に関する書物が発行され，知識的には充実していった．産じょく看護の本には，「産家養草」や「坐婆必研」，「達成図説」などが書かれ，それらの内容は，明治以前までは看護としては最高のものであった．また，育児書でも臍帯切断や沐浴，哺乳，衣服，人工栄養，育児法，痘瘡や麻疹の看病などについて書かれたものがあり，小児看護として特記すべきものである．

　さらに，**職業的な看護の始まり**としては，小石川養生所で専属で収容者の世話に当たった者が考えられる．しかし，看護は下女の仕事の合間に行ったにすぎず，知識も経験もない者であった．

　また，横浜軍陣病院においては，女性の看護人を雇っていた．看護人の仕事は，薬を渡したり，病人の身の回りの世話を行ったり，病室の環境を整えることであった．看護人は，特に教育を受けた者ではなく，経験により熟練した者であった．

4

近代における看護

❶ 時代背景

　産業革命以来科学の発達は著しく，その科学の成果を受けて，生理学や病理学，細菌学，生化学などの分野の医学が発展し，それが高度に専門化し，医療に大いに貢献した．

　また，麻酔法の発明や医療器具の改良，消毒法の開発，レントゲンによるX線診断法，放射能による医学的利用など，医学の発達発展は非常な勢いであった．

　一方，社会的には黒海の治権をめぐって，1853年にクリミア戦争が始まり，ロシアと4国連合軍（トルコ，イギリス，フランス，サルディニア）とが戦った．この戦争で双方に多くの傷病兵をだした．戦争の惨禍から，アンリ・デュナンは人道主義に基づく敵味方の区別のない戦傷者の救護と，戦争による災害から救うための国際的機関の必要性を発案し，1864年に12ヶ国によって「戦地軍隊における傷者および病者の状態改善に関する条約」（ジュネーブ条約）が締結された．これにより国際赤十字が結成された．

❷ 看護の状況

　近代看護に大きな影響を与えたのは，テオドール・フリドナー（Fliedner, Theodor）である．フリドナーは，ディアコニッセ*による看護婦養成所としてカイザースベルト学園を創設した．創設の経緯は，フリドナーが，カイザースベルト教区の牧師として赴任したときに，この地方の産業である製糸工業が没落し，経済的な苦境を救済するために，資金集めで諸国を回っていた．イギリスに足をのばしたときに刑務所での囚人の取り扱いの改善と看護学校をつくり，看護婦の養成を行ったエリザベス・フライの活動を知り，共感した．そして，ドイツにも同じ事業を展開し，妻のフリードリケ（Friederike）とともに，女囚の保護を始め，病院やカイザースベルト学園をつくった．フリードリケは，看護の実践をとおして看護の教科書をつくったが，難産により

＊　ディアコニッセ（女助祭）：初期キリスト教団体では，貧困者や病人の世話をするために助祭（ディアコン）という制度をつくり，そこで奉仕する信者の女性をディアコニッセ（女助祭）といった．

若くして死亡した．２人目の妻のカロリーネ（Karoline）は，学園を発展させ，３年制の看護婦養成施設とした．しかし，看護師は職業的な意味合いでの養成ではなかった．

　看護教育に関して，その体系を確立したのは**フローレンス・ナイチンゲール**（Nightingale, Florence）である．

　ナイチンゲールは，1820年５月12日に両親が旅行中のイタリアのフローレンスで出生した．フローレンスの名は出生地に由来している．イギリスの名門の娘として，高い教養と慈悲深さを身につけて成長していった．1847年から1848年にブレースブリッジ（Bracebridge）夫妻とローマを訪れ，そこでシドニー・ハーバート（Herbert, Sidney）夫妻と出会い，親交を深めた．そして，1849年にもブレースブリッジ夫妻とエジプトやギリシャ，ドイツに旅する中で，修道院と病院が一体になっているドイツのカイゼルワース（Kaisersworth）での滞在で看護に興味をもつようになっていった．ある日，神の声を聞き，看護に一生を捧げる決心をした*ナイチンゲールは，看護婦になることについて家族の強い反対にあいながらも，自分の決心を変えることなく両親を説得し，1851年にカイゼルワースの看護学校で３ヶ月間訓練を受け，自分が選んだ道を歩み始めた．そのような**ナイチンゲールの業績**は，

- ・クリミア戦争の従軍看護団のリーダーとして戦地に赴き，傷病兵の看護に当たった
- ・傷病兵の死亡率を激減させた
- ・傷病兵の状態に関する統計を作成した
- ・陸軍の衛生状態の改善についてビクトリア女王に上申し，改善をはかった
- ・ナイチンゲール看護学校を創立した（1860年，ロンドンのセントトーマス病院内）
- ・「ナイチンゲール方式」による看護婦の養成を行った
- ・看護教育のために著述していった（「看護覚え書」，「病院覚え書」など）
- ・看護教育を体系化し，各国に拡大していった

などで，現在の看護学の礎を築いた．

　これらの業績に対して説明を加えると，クリミア戦争では，イギリス軍は多くの傷病兵をだしたが，スクタリでの野戦病院の受け入れ体制は不十分な上，傷病兵は不衛生な病室で療養生活を送っていた．そこでは，軍人が看護に当たっており，死亡率は42.7％に達していた．この死亡率の高さは，不衛生な環境が原因のコレラやチフスなどの伝染病の蔓延や，食糧の供給が不十分なことによる栄養失調が原因のものが多かった．

　傷病兵の窮状を知ったナイチンゲールは，志願して38名の看護団を組織し，スクタリに向かった．ナイチンゲールは，志願する際には，知人で陸軍長官であるシドニー・ハーバートの夫人に手紙を送っている．シドニー・ハーバートも同じ考えからナイチンゲールに従軍依頼の手紙を送っていた．手紙は入れ違いになってしまったが，ナイチンゲールが組織した看護団は，陸軍の中で１つの独立した立場と役割をもったものとして存在した．このことが，ナイチンゲールの誰にも屈さない精神も反映して，軍関係者の抵抗や反発がある中で，療養環境を改善し，傷病兵の死亡率を2.2％へと激減させた．この死亡率についての統計もナイチンゲールがとったものであり，この統計が後に医療や衛生面での改革に力を発揮した．この死亡率に関するレポートの出版によ

---

*　　"I am 30, the age at which Christ began his misson. Now, no more childish thing, no more vain things, no more love, no more marridge. Now, Lord, let me think only of the will."（FN, private note, 1850）
　（訳）私は，キリストが伝道活動を始めたのと同じ30歳になった．今はもう，これ以上子どもじみた考えや無益な考えはやめよう．恋愛や結婚ものぞまない．主よ，私の意志のおもむくままにいさせてください．

り，1860年に女性として初めて，統計学会フェローに指名された．

スクタリでナイチンゲールの考案した病棟をナイチンゲール病棟とよび，看護管理上合理的な病棟として今日でも評価が高い．ナイチンゲールのこれらの働きに対して，「クリミアの天使」とか，ナイチンゲールの巡回の様子から「ランプを持った婦人」と評されている．

スクタリでのナイチンゲールの活躍は，本国の新聞などで伝えられ，感激した国民は寄付金を差し出し，"ナイチンゲール基金"が創設された．

戦後，華々しい凱旋を避けて，人知れずリーハーストにもどったナイチンゲールは，ビクトリア女王に謁見し，陸軍の衛生状態の改善を上申した．

1860年にナイチンゲール基金（4万4千ポンド）を財源にして，ロンドンのセント・トーマス病院内にナイチンゲール看護学校を創設し，公募により看護婦の教育を受ける婦人を募集した．

ナイチンゲール看護学校の教育は，中流の下層出身の少女を対象に無料の1年間コースと中上流の婦人を対象に有料の2年間のコースで行った．2年間のコースは，管理職課程であり，このコースを卒業した者が，世界にナイチンゲールの看護教育を広めた．

ナイチンゲールの看護教育は「ナイチンゲール方式」といわれ，現在の看護教育の考え方の基本になっている．

ナイチンゲール方式は"妥協しない主義（uncompromising doctrine）"を基本理念としており，看護教育は看護婦の手で行うことを明言し，看護婦としての精神的自立，経済的自立，職業的自立をめざした．教育内容は，ナイチンゲールの著書である「看護覚え書」（Notes on Nursing－what it is and what it is not）に教示されているように，患者の生活環境（換気，暖房，音，陽光など），食事，栄養，ベッドと寝具類，身体の清潔，患者への対応，患者の観察，回復期の患者の看護，罨法，小児の看護，看護婦とは，経験とは，などの項目について学習させた．また，保健統計に基づき，公衆衛生と地域看護にも取り組み，巡回看護の学習もさせた．また，「病院覚え書」（Notes on Hospitals）から，病院管理についての学習が行われた．

ナイチンゲール看護学校は，ナイチンゲール自身が肢体が不自由であり，また，看護以外の多方面にも活動を広げていったこともあって，教育の指導にはほとんど出て行くことはできなかった．しかし，看護教育は，看護婦の資格をもった有能なワードローパー夫人により行われた．

このような看護教育を受けた看護婦は，ナイチンゲール看護婦とよばれ，イギリス各地やスウェーデン，オーストラリア，デンマーク，ドイツ，カナダ，アメリカに派遣され，その地で，看護教育や看護活動に携わり，多くの業績を残した．これらの人々の足跡が各国の今日の看護活動の基礎になっている．わが国においては，西欧諸国より約20年遅れ，1885年にナイチンゲール方式による教育が導入された．

② アメリカにおける看護

1 時代背景

1860年にリンカーンが大統領になり，奴隷制をめぐって南北は対立し，1861年から1865年にかけて，南北戦争が起こった．この戦争のために，病院はなかなか整備されなかった．

南北戦争の戦禍を目の当たりにしたクララ・バートン（Barton, Clara）は，ドイツからの帰国

後，アメリカ赤十字の設立に努力し，1881年に初代会長となった．

② 看護の状況

　ナイチンゲール方式による看護教育は，1873年にベルビュー病院看護学校，コネチカット看護学校，マサチューセッツ総合病院看護学校の3校で開始された．さらに，同年にはアメリカで最初の看護婦の有資格者が誕生した．リンダ・リチャーズである．リチャーズは，1872年に創設されたニューイングランド婦人小児看護学校に入学し，1年間の課程を終えて，看護婦の資格を得た．リチャーズは，マサチューセッツ総合病院看護学校やボストン市立病院看護婦兼看護学校監督などについた．リチャーズは，1886年から京都看病婦学校の教師となり，4年9ヶ月を日本で過ごし，わが国の近代看護を形づくった．

　アメリカの看護教育は，1891年までにナイチンゲール方式の看護学校が18校創設され，看護の基礎がつくられていった．

　アメリカ赤十字が創立されて，そこでの看護部長はベルビュー看護学校の卒業生が就任した．アメリカ赤十字の活動は，戦時救護だけでなく，黄熱病の流行など平時の救護にも拡大していったため，看護事業も拡大していった．

　アメリカ各地やカナダの看護学校を卒業した人たちにより看護婦卒業者連合が組織され，1911年，アメリカ看護婦協会（ANA）になった．また，1900年には「アメリカ看護雑誌」が発刊された．さらに，1907年には，ジョンズ・ホプキンズ大学看護学校の第1回卒業生のナッティング（Nutting, M. Adelaide）がコロンビア大学教育学部で世界初の看護学教授となった．

　ヨーロッパから遅れていた看護教育も，アメリカでは急速に発展していった．

③ 日本における看護

① 時代背景

　明治元年（1868），大政奉還により明治時代が開幕した．明治政府は多くの改革を行った．明治2年（1869）東京に遷都し，政治形態は太政官制がとられ，大蔵，兵部，外務，民部，刑部，宮内省の6省が開設された．また，明治4年（1871）に廃藩置県が実施された．

　富国強兵をめざして，明治5年（1872）に兵部省を廃止し，陸軍省と海軍省が設置され，明治6年（1873）には徴兵令が布告され，国民皆兵となった．また，明治5年に「学制」も発布され，国民皆教育が唱えられたが，経済的な理由などもあって，なかなか浸透しなかった．「学制」は明治12年（1879）に廃止され，新たに「教育令」がだされたが，男女別学で，女性は家事家政が中心であり学力において男女差をつけていった．

　一方，新政府になっても，経済的には貧困であり，新政府への不満から，明治10年（1877）に西郷隆盛を長とした西南戦争が勃発した．その後も，新政府への不満は続き，自由民権運動は活発になっていった．

　西南戦争が起こると，佐野常民らは博愛社を結成し，赤十字精神に基づく戦傷者の救護に当たった．博愛社は，明治20年（1887）に日本赤十字社と改名されて，国際赤十字の仲間入りをした．

日本赤十字社は，日清・日露戦争をはじめとして，濃尾大震災や関東大震災などの災害のときにも救護活動を行った．

　明治22年（1889）に「大日本帝国憲法」が発布され，明治23年（1890）に国会が開設された．衆議院議員選挙法は，富裕層に選挙権を与えたが，一般男性や女性には参政権はなかった．

　わが国の保健衛生については，意識は低く，上下水道も整備されておらず，伝染病が蔓延した．また，日本における公害問題では，明治24年（1891）に足尾銅山鉱毒事件が国会に提出された．粗悪な労働条件で働く農村出身の子女が結核などに罹患することも多かった．

　明治27年（1894）の日清戦争，明治37年（1904）の日露戦争，大正3年（1914）から大正7年（1918）の第1次世界大戦により，多くの犠牲者をだしたが，日本経済は軍需産業の繁栄により，軍需景気となった．

　その後，昭和6年（1931）の満州事変から日中戦争，太平洋戦争へと拡大し，昭和20年（1945）に終了するまで，多くの戦傷者をだし，わが国の経済状態も困窮していった．

　以上のような社会状況にあって，医学の分野においては，明治元年（1868）に太政官から医学振興に関する布告がだされ，医学所を設立し，医師は学術試験を行って免許制とした．そして，西洋医学の振興にともない，今までのオランダ医学に代わって，ドイツ医学が主流となった．医学は，疾病の治療だけではなく，保健政策，医学教育，医師の開業などについて規定された「医制」が明治7年（1874）に東京，京都，大阪の三府で実施されることになり，修正の後，明治11年（1878）にほぼ全国的に実施されるようになった．さらに，明治16年（1883）に「医師免許規則」と「医術開業試験規則」が布達された．

　明治初期には，病院は，伝染病患者を収容する伝染病院くらいしかなかったが，少しずつ増え，有志共立東京病院（東京慈恵会病院の前身），同志社病院，医科大学第一医院（東京大学医学部附属病院の前身）などができた．また，明治時代中期には日本赤十字社病院や陸軍病院などもできた．

❷ 看護の状況

　戦争により，戦傷者が多くでたことから，それらの人を救護するために看護をする人が求められた．西南戦争では，博愛社（日本赤十字社の前身）が戦傷者の救護を行ったが，このときに医師と看護人が従事した．しかし，看護人は教育を受けた人ではなかった．

　専門職としての看護婦で，わが国最初の人とされているのは，正規の看護教育を受けてはいなかったが，明治元年（1868）に官軍病院の臨時看護婦として勤務し，明治6年（1873）に順天堂医院の看護婦取締となった杉本かね（1838～1915）である．

　わが国で最初に発足した看護教育機関は明治18年（1885）の有志共立東京病院看護婦教育所（現慈恵看護専門学校）であった．創設は医師の高木兼寛で，看護を教授したのはアメリカ人看護婦リード（Reade, M. E.）であった．修業年限は2年で，1888年に5名の第1回卒業生をだした．

　関西では，明治19年（1886）に同志社を創設した新島襄がアメリカのリチャーズから着任の承認を得て発足した京都看病婦学校があり，わが国で第2番目である．修業年限は1年半で，1888年に4名の卒業生をだした．リチャーズは，ナイチンゲール方式を基本とした看護教育を行った．その後，3人のアメリカ人教師によって教育が行われたが，新島襄の死亡後，衰微していった．

　第3番目に創設されたのは，桜井女学校の中につくられた看護婦学校である．看護の教師は，エジンバラ王立貧民病院看護学校の卒業生のアグネス・ベッチ（Vetch, Agnes）であった．修業年限は2年で，1期生は6名卒業した．桜井女学校は病院を持っていないため，実習は医科大学第一医院（東京大学医学部附属病院の前身）で行った．この中に鈴木雅子[*1]や大関和[*2]がいた．その後，明治39年（1906）まで養成が行われた．しかし，医科大学第一医院では，桜井女学校の実習を受け入れて以来，付添看護婦を募集し，看病婦講習科として養成を行った．さまざまな変遷の後に，東京大学附属看護学校につながっていった．

　さらに，明治23年（1890）に日本赤十字社で看護婦教育が開始された．日本赤十字社看護婦養成規則により，修業年限は1年半とされたが，1893年には，修業年限を3年半とし，1年半を学業，2年を実務としていた．

　これらの看護教育は，ナイチンゲール方式であり，これらの学校の卒業生は，わが国の看護の指導者となっていった．しかし，ナイチンゲール方式を採用した看護婦養成所は，教師が外国人であったり，その教師が帰国すると，後に続く教師が得られず，衰退し閉校になっていった．

　また，看護教育が組織的に統一されて実施されていなかったので，入学資格や修業年限，教育内容は一定ではなく，養成所により異なっていた．

　明治初期の看護学書としては，明治2年（1869）の広瀬元周の「民間救急療法」をはじめとして，十数冊の**看護学書**が出版された．看護婦による看護学書としては，平野鐙（本名：藤）の「看病の心得」（1896），大関和の「實地看護法」（1908），広瀬四寿の「実用看護法」があるが，他のほとんどは医師によって書かれたものであった．

　このような状況の中で，現在の大阪大学医学部保健学科の前身である府立大阪医学校付属看護婦養成所が，明治31年（1898）に創設された．明治34年（1901）に大阪府立医学校付属看護婦養成所と改称し，養成規則が定められた．養成規則には，定員は50名，修業年限は1年，入学資格は14歳から30歳までの独身者で，尋常高等小学校を3学年以上修了した者としている．卒業後は2年間の就業義務があり，1ヶ月4円50銭の修学資金を支給していた．修業年限は大正4年（1915）に2年に変更された．

　明治33年（1900）に，東京府がわが国最初の「**看護婦規則**」を発令した．ついで明治35年（1902）には大阪府令で看護婦規則が制定され，官公立養成所の卒業者に看護婦免許が与えられた．

　また，大正9年（1920）に聖路加国際病院付属高等看護婦学校は，修業年限が3年，応募資格を高等女学校卒業者として発足した．看護教育が高い水準で行われたのは，初めてである．

　養成所を卒業した看護婦は，病院の数も少なく，病院に所属して働く者ばかりではなく，家庭で療養している患者のところへ出向いて看護に当たる派出看護婦も多くいた．

　戦争が始まるとともに，戦傷者の救護のために看護婦の需要は増し，社会の看護婦に対する認識も深まったが，本来的な看護に対する理解ではなかった．

　大正4年（1915），派出看護婦のレベルを一定に保つ必要性に迫られて，全国的な「看護婦規則」が制定された．「看護婦規則」には，「看護婦は公衆の需に応じ，傷病者又は褥婦看護の業務を為す女子をいう」と規定し，18歳以上で地方長官の実施する看護婦試験に合格した者，地方

---

*1　鈴木雅子（1857～1940）：卒業後，医科大学第一医院の内科婦長となり，1891年にわが国最初の派出看護婦会（慈善看護婦会）を開設．東京看護婦講習所を開設して後進の教育に当たった．「婦人衛生会雑誌」を刊行．
*2　大関和（1858～1932）：卒業後，医科大学第一医院の外科婦長となり，1909年に大関派出看護婦会を開設．著書に「派出看護婦心得」，「實地看護法」がある．

長官の指定する学校または講習所を卒業し，地方長官の免許を受けた者とした．これにより，看護婦に免許が必要であることが明示された．

　一方，助産婦教育についても，明治9年（1876）に，東京府病院に産婆教授所，大阪医学校病院に産婆学教授が開始になった．明治32年（1899）に「産婆規則」が制定され，「産婆の営業は，産婆試験に合格した20歳以上の女子で，地方長官の管理する産婆名簿に登録を受けた者であること」とされた．

　また，第2次世界大戦以前には，コレラやペスト，結核などの伝染病が乳児死亡率を高め，日本人の平均寿命は低かった．また，関東大震災でも，公衆衛生看護活動は社会的に必要となり，昭和5年（1930）に聖路加女子専門学校に1年間の公衆衛生看護科が開講された．また，昭和10年（1935）に東京市で最初の公立保健所が開設された．

　昭和12年（1937）に保健所法が制定され，昭和13年（1938）に国家機関として厚生省ができ，昭和16年（1941）に保健婦規則が制定された．

　しかし，第2次世界大戦により，看護師の需要は高まり，若年で短期間の看護婦養成が行われ，戦地に赴いていった．看護教育はここで，レベルは低下した．

5

現代における看護

　第2次世界大戦後，世界的に看護教育および看護は発展した．そして，各国とも職能団体として看護師協会が結成され，看護師の資質の向上や情報交換をはかるために国際的にも横のつながりを保つ必要性から，1899年に発足した国際看護師協会（ICN：International Council of Nurses）への加盟国も増加した．

　なお，平成13年（2001）に看護職の呼称が，保健婦・保健士は保健師に，助産婦は助産師に，看護婦・看護士は看護師に変更されたことにより，これ以降の看護の歴史は変更された名称で記載する．

① イギリスにおける看護

　貧民の救護のために，ラスボーン（Rathbone, William）の提唱により，巡回看護が行われ，それが組織化され，巡回看護師として上流階級の出身者を採用して教育を行った．これが，イギリスの**公衆衛生看護**を発達させていった．

　また，貧民街にある小学校の児童の皮膚病の手当てのために，看護師が学校訪問を開始した．これが学校看護師の始まりである．

　医療は，国民保健制度（National Health Service）により，国が全国民の医療を保障するようになっており，看護教育の財源も支えていた．

　イギリスの看護教育は，実践を重視して独自のやり方を行ってきたが，EC諸国との看護師の就業機会解放政策や各領域の養成カリキュラムの重複などにより，看護教育の見直しが求められるようになってきた．そして，1986年に看護教育改革案をまとめた．

　改革案は，教育年限は3年間であり，前半に基礎学習を行い，後半に特殊領域（精神科看護，小児看護，成人看護一般）を選択して学習し，その選択領域別に登録される．さらに，准看護師制度の廃止や大学編入の可能性が示唆された．

② アメリカにおける看護

　イギリスにならって，訪問看護事業が始められ，また，学校看護師もイギリスでの成功を見て

開始された.

　1918年に，看護師の資質や保健事業の検討の必要性から，ロックフェラー財団はエール大学公衆衛生科のウィンスロー（Winslow, C. E. A.）に看護教育についての調査を依頼した．ウィンスローの秘書のゴールドマークが調査の結果を「アメリカにおける看護および看護教育」としてまとめ，報告した（ゴールドマークレポート）．

　第2次世界大戦により，看護全体の質が低下したことから，アメリカ看護婦協会で看護について討議が行われ，ブラウン女史がまとめたものが1948年に「これからの看護」（ブラウンレポート）として提出された．ブラウン報告は非常に画期的な報告で，看護の社会における役割拡大と専門職としての看護教育のあり方を検討したものであり，諸外国においてもこれを規範に看護制度を整備していった．

　ブラウン報告をもとに，アメリカにおける看護教育は大学・大学院教育によるレベルの向上と，クリニカルナーススペシャリストによる専門分化が進んでいる．

　また，ペプロウ（Peplau, Hildegard E.），ヘンダーソン（Henderson, Virginia），アブデラ（Abdellah, Fay G.），ウィーデンバック（Wiedenbach, Ernestine），ロジャーズ（Rogers, Martha E.），オレム（Orem, Dorothea），キング（King, Imogene），ロイ（Roy, Sister Callista）などが看護理論を発表し，アメリカでの看護は20世紀後半になって，世界の看護界に対してリーダーシップを発揮してきた．

③ 日本における看護

　第2次世界大戦後の占領下に，連合国軍総司令部に公衆衛生福祉局があり，そこに看護課が設けられ，初代課長にオルト（Alt, Grace Elizabeth）大尉（のちに少佐）が赴任した．オルト大尉は，看護教育のレベルを上げるため，モデル校を看護教育模範学院*と国立岡山病院，国立東京第一病院に開設し（1946），看護職の再教育や，指導者になる人の教育を行った．

　看護行政としては，昭和23年（1948）に厚生省医務局に看護課がつくられ，初代課長に民間から保良せきが任用された．ここに，看護の独立がなされ，社会的地位を向上させた．しかし，昭和31年（1956）に看護課は行政機構縮小政策の一環として，医事課に統合された．そして，日本看護協会の運動によって，昭和38年（1963）に医務局内に再設置した．平成13年（2001）の国の組織改編により，厚生省は厚生労働省となり，現在は，厚生労働省の機構改革により，医政局看護課となった．

　看護制度は，昭和23年（1948）に「保健婦助産婦看護婦法」が制定され，3者は看護職としてまとめられ，国家免許とした．この制度では，国家試験の受験資格は高等学校卒業後3年間の専門教育を履修することであり，看護婦の資質の向上をはかったものである．しかし，問題点は上記の看護婦を甲種看護婦とし，別に乙種看護婦（現在の准看護婦）の制度を設けたことである．看護婦免許第1回看護婦国家試験は昭和25年（1950）に行われ，昭和27年（1952）から年2回実施されることになり，平成2年（1990）からは年1回となった．

　その後，看護（学）教育は昭和51年（1976）には「学校教育法」の一部改正により，専修学校

---

*　看護教育模範学院：聖路加女子専門学校は，病院と校舎を占領軍に接収されたため，日本赤十字女子専門学校内に学校を移し，両者は統合されて1946年に看護教育模範学院と改称された．その後，接収解除となり1956年には統合は解除された．

制度となり，看護学校等も組織変えしていった．

　4年制大学の教育は，昭和27年（1952）に高知女子大学家政学部衛生看護学科に誕生し，昭和28年（1953）に東京大学医学部に衛生看護学科（昭和40年（1965）に保健学科となり，現在は健康科学・看護学科）ができた．戦前から高いレベルの看護教育を行っていた聖路加女子専門学校は，昭和29年（1954）に聖路加女子短期大学となり，昭和39年（1964）に聖路加看護大学となった．そして，昭和40年（1965）に東京大学医学系研究科に保健学専門課程が設置され，昭和55年（1980）には聖路加看護大学に修士課程が設置された．その後昭和63年（1988）には，看護学研究科としては日本初の博士課程が誕生した．一方，昭和50年（1975）には，千葉大学に国立大学として初めて看護学部ができた．また，昭和42年（1967）に大阪大学医療技術短期大学部看護学科ができ，国立大学医学部附属の看護学校で最初に3年制の短期大学となり，その後各国立大学でも短期大学部になっていった．そして，平成5年（1993）には，大阪大学医療技術短期大学部は大阪大学医学部保健学科となった．

　このように，看護分野は医学部や工学部など他の分野よりはるかに遅れて大学教育・大学院教育が展開されることとなった．平成18年度には，看護系大学は184校となり，その後も創設されつづけている．時を同じくして，新卒看護師の看護実践能力の低下が問題となり，平成14年（2002）に今後の看護教育のあり方として，文部科学省や厚生労働省のそれぞれから，実践能力の育成や技術教育のあり方に関する報告書が提出された．

　看護職の呼称も，看護婦，看護士のほか，平成5年（1993）に保健婦の資格を男子にも広げ，保健士の名称ができた．さらに平成13年（2001）に看護婦・士を看護師とする名称変更が行われ，保健婦・士は保健師に，助産婦は助産師に変更された．同様に，「保健婦助産婦看護婦法」は，「保健師助産師看護師法」に名称変更された．

　一方，准看護師問題は，看護師の一本化をはかるために，その養成については中止を求めてきたが，看護師不足や日本医師会との確執の中で，現在も廃止を求めて審議されている．

　平成7年（1995）には大学院修士課程を修了し，日本看護協会の認定審査に合格した専門看護師（CNS）が誕生した．また，平成9年（1997）には，日本看護協会で6ヶ月以上の講習を受け，認定審査に合格した認定看護師が誕生した．

　看護業務は，昭和25年（1950）に厚生省保険局は完全看護方式を打ちだして，病院での看護師の業務を規定し，3交替制を原則とし，看護記録をつけることや，それについて社会保険診療報酬に点数化された．昭和33年（1958）に完全看護は基準看護と改められ，看護の機能や看護要員の基準が定められた．この看護体系により，入院患者に対して「看護料」が診療報酬に入っていたが，平成14年（2002）の診療報酬の改定にともなって，看護料は入院基本料に包含された．平成19年（2007）から看護基準は7対1が導入され，平成20年（2008）から施行されている．

　看護師の労働に関して，昭和40年（1965）に夜勤について人事院では月8日以内，1人夜勤の禁止の裁定を下したが，看護婦不足などが関係し，現状ではなかなか改善されなかった．これに対し，ニッパチ闘争が起こった．現在は，3人夜勤や2交替制の病院が増えている．

　また，医療の高度化，多様化の中で，医療過誤の問題も発生し，看護に対する医事紛争も増えている．これに対し，平成13年（2001）に厚生労働省では第1回医療安全対策検討会議を開催した．そして各国立の病院ではリスクマネジメント対策がとられるようになった．

　看護の職能団体の結成については，昭和4年（1929）に日本看護婦協会が結成され，昭和21年

（1946）に看護婦や保健婦，助産婦の各職能団体が統合され，日本産婆看護婦保健婦協会が発足した．その後名称は日本助産婦看護婦保健婦協会と改称され，昭和26年（1951）に現在の日本看護協会となった．

　このように，日本における看護は，アメリカよりも20年遅れているといわれていたが，看護教育においては平成25年（2013）には看護大学も211校となり，博士課程もできて看護学博士を輩出している．また，看護研究についても学術学会への投稿が多くなり，また諸外国にも看護研究を発表するなど，国際的な活動も活発になって，看護の質はめざましく発展している．さらに，修士課程で専門教育を受けて専門看護師の資格を取得する者や日本看護協会での養成による認定看護師の有資格者も増えており，キャリア開発した看護師が臨床で活動している．2005年には諸外国の日本の看護評価の高まりにより，国際看護協会ICNの会長に日本の南裕子氏が選任された．

　平成21年（2009）には，保健師助産師看護師法及び看護師等の人材確保の促進に関する法律の改正により①看護師の国家試験受験資格に大学卒業が明記され，②保健師・助産師の教育年限が6ヶ月から1年以上に延長となり，③平成22年（2010）4月より新人看護職員研修が努力義務となった．

　このように，今は世界各国の看護に関する情報を収集し，エビデンスに基づいた質の高い看護の実践をめざして進んでいる．

参考文献

1．井部俊子，中西睦子監修（2003）看護管理概説，日本看護協会出版会
2．亀山美知子（1990）看護学全書別冊6　看護史，メヂカルフレンド社
3．厚生省医務局編（1960）日本看護制度史年表，厚生省医務局
4．厚生省健康政策局看護課監修（1984）看護体制の変革をめざして—看護体制の改善に関する報告書—，メヂカルフレンド社
5．小玉香津子，高崎絹子（1993）看護学双書2　看護学概論，文光堂
6．沢禮子編著（1993）標準看護学講座12　基礎看護学1　看護学概論，金原出版
7．志賀慶子，高橋令子（1987）看護基礎教育における看護歴史の指導資料（看護史年表）の工夫，神戸市立看護短期大学紀要第6号
8．都留伸子監訳，池田明子ほか訳（1995）看護理論家とその業績　第2版，医学書院
9．J．A．ドラン著，小野泰博，内尾貞子訳（1979）看護・医療の歴史，誠信書房
10．ナイチンゲール，F.著，湯槇ますほか（1976）看護覚え書，現代社
11．ナイチンゲール，F.著，湯槇ます監修，薄井坦子ほか訳（1975）ナイチンゲール著作1，2，3巻，現代社
12．日本看護協会出版会編（1995）第4版近代日本看護総合年表　1868年（明治元年）～1994年（平成6年），日本看護協会出版会
13．バニー・ブロー編，山城正之監訳（1979）新しい看護の役割　アメリカにおける看護業務の拡大，医学書院
14．モニカ・ベイリー編，助川尚子訳（1994）ナイチンゲールのことば–その光と影，医学書院
15．雪永政枝（1962）看護史，メヂカルフレンド社

《付：近代以降の看護の年表》

西暦	外国 看護に関係する時代背景	外国 看護に関する状況	日本 看護に関係する時代背景	日本 看護に関する状況
1859	ダーウィン「種の起源」	ナイチンゲール「看護覚え書」		
1860		ナイチンゲール看護学校の設立（聖トーマス病院内）		
1861	南北戦争（〜1865）		種痘所を西洋医学所に改称 長崎に医学所設置	
1863	リンカーン奴隷解放宣言 国際赤十字社の設立（戦争災害の救助）			
1865		ディアコニスの修業年限3年となる		
1868			戊辰戦争，明治維新 ウィリス（英国）横浜軍陣病院設置 ↓ 大病院と呼称 （一部機能を東京に移転） ↓	横浜軍陣病院女性の看護人の採用
1869			医学校兼病院と改称 （東京大学医学部附属病院の前身） ↓	
1870			種痘施行　大学東校と改称	杉本かねが大学東校に勤務 （正規の看護師教育を受けていないが，わが国最初の専門職の看護師）
1871			文部省設置	
1872		アメリカ・ニューイングランド婦人小児病院に1年制看護学校の誕生 ↓	学制制定 文部省に医務課設置 ↓	
1873		アメリカ有資格看護婦の誕生 （リンダ・リチャーズ） ニューヨークのベルビュー病院にナイチンゲール方式看護学校の誕生	↓ ↓ 医務局に昇格	杉本かねが順天堂医院の初代婦長
1874			医制制定	医制に「産婆資格法令」の規定 田辺基徳「看護心得草」
1875				
1876				東京府病院に産婆教授所開設
1877				東京府産婆教授規則制定 太田雄寧「看病心得」
1879		アメリカで最初の看護婦教科書の「ニュー・ヘブン」ができる	学制を廃止し，教育令制定 各府県に衛生課設置	
1880				東京産婆学校設立
1881		アメリカ赤十字社設立	成医会講習所設立 （慈恵医院医学校の前身）	

西暦	外　　国		日　　本	
	看護に関係する時代背景	看護に関する状況	看護に関係する時代背景	看護に関する状況
1883			医師免許規則制定	
1885				有志共立東京病院看護婦教育所開設（高木兼寛とリードによる，ナイチンゲール方式修業年限2年）
1886				京都看病婦学校の開設（新島襄とリチャーズによる，修業年限1年半）
			国際赤十字条約に加盟	桜井女学校看護婦養成所発足（アグネス・ベッチによる，修業年限2年）
1887			日本赤十字社に改名	医科大学第一看護婦養成所発足（東京大学医学部附属看護学校の前身）
1888				有志共立東京病院看護婦教育所第1回卒業生5名（わが国初の正式な看護婦）
1890			第1次経済恐慌	日本赤十字社看護婦養成所発足（修業年限3年）
1892				同志社病院に巡回看護の開始
1893		アメリカ看護学校監督者協会設立	法定伝染病の指定	
1897			伝染病予防法公布	
1898				東京帝国大学医学部附属病院看病法講習科が設置（婦長養成コース，2年）府立大阪医学校附属看護婦養成所（大阪大学医学部附属看護学校の前身，修業年限1年）
1899		コロンビア大学に看護学講座誕生		産婆規則制定
1900		国際看護婦協会（ICN）創立	精神病者監護法の制定	精神病者監護法施行規則
1901				東京府で看護婦規則を発令
1902			聖路加病院開設	大阪府で府令看護婦規則の公布
1903		アメリカ看護婦登録法案公布ニューヨークに学校看護婦		
1904		第1回ICN大会（ベルリン）	肺結核予防法に関する内務省令	聖路加病院にアメリカ式2年制高等看護婦学校創設福岡女子師範付属小学校に学校保健婦
1905		医師法，歯科医師法公布		
1907		コロンビア大学教育学部で看護学の教授が誕生（ナッティング）		
1909		第2回ICN大会（ロンドン）		第2回ICN大会に萩原タケ参加
1910		ナイチンゲール没（90歳）	種痘法施行(1948年廃止)	
1911		アメリカ看護婦協会（ANA）創立		
1914	第1次世界大戦（〜1918）			
1915				内務省令「看護婦規則」制定
1919		イギリスで看護婦の国家登録国際助産婦学会で国際助産婦連合設立を決定（1954国際助産婦連盟と改称）	精神病院法，結核予防法，トラホーム予防法の公布	
1920	国際連盟成立	第1回ナイチンゲール記章	国際連盟に加入	聖路加国際病院付属高等看護婦学校開設（修業年限3年）
1921				東京市，学校看護婦を4名配置
1922			健康保険法公布	学校看護婦全国に112名

西暦	外　国		日　本	
	看護に関係する時代背景	看護に関する状況	看護に関係する時代背景	看護に関する状況
1923		ウィンスロー・ゴールドマークレポート（「アメリカにおける看護および看護教育」）アメリカのエール大学看護学部発足（学部長：グッドリッチ）	関東大震災	恩賜財団済生会訪問看護開始
1927				産婆規則改正，日本産婆会設立聖路加女子専門学校となる（本科3年，研究科1年）
1928				日本赤十字社社会看護婦の養成開始
1929				日本看護婦協会設立（初代会長：萩原タケ）
1930				聖路加女子専門学校に公衆衛生看護学科開設
1931			満州事変	
1932				日本帝国看護婦協会が設立
1933				日本帝国看護婦協会がICNに加盟
1935				聖路加女子専門学校本科4年になる
1937			保健所法制定，全国49ヶ所に保健所設置	
1938			国民健康保険法制定厚生省設置，母子保護法施行	
1939	第2次世界大戦勃発			
1941				保健婦規則公布，日本保健婦会設立学校看護婦から養護訓導に改称
1942			国民医療法制定	高知県駐在保健婦制開始
1943				聖路加女子専門学校3年に短縮
1945	第2次世界大戦終戦		GHQ設置	連合国総司令部，公衆衛生福祉局看護課設置（初代課長：オルト大尉）
1946			日本国憲法発布	日本産婆看護婦保健婦協会設立GHQ模範看護学校を設立（日本赤十字女子専門学校と聖路加女子専門学校を統合）
1947		アメリカ看護協会労働条件改善案の経済保障プログラム発表	学校教育法の制定・公布	産婆規則を助産婦規則に改称日本助産婦保健婦看護婦協会に改名養護訓導を養護教諭に改称
1948	世界保健機関（WHO）の設立	ブラウンレポート（「これからの看護」）	国民医療法廃止医師法・歯科医師法の公布	厚生省医務局に看護課設置保健婦助産婦看護婦法制定
1949				看護学校養成所規則制定
1950			精神衛生法公布生活保護法公布完全看護制度開始	保助看法による第1回甲種看護婦国家試験の実施厚生省が看護婦の週48時間労働を提示
1951			世界保健機関（WHO）に加盟	保助看法一部改正（甲種乙種廃止，准看護婦設置）日本助産婦看護婦保健婦協会を日本看護協会に改名保健婦助産婦看護婦学校養成所指

	外　　国		日　　本	
西暦	看護に関係する 時代背景	看護に関する状況	看護に関係する 時代背景	看護に関する状況
1952		全米看護連盟発足（NLN） ペプロウ「人間関係の看護論」		定規則公布 第1回助産婦・保健婦国家試験 高知女子大学家政学部衛生看護学科発足
1953		第10回ICN大会（ブラジル） 「ICN看護師の倫理綱領」採択		東京大学医学部に衛生看護学科誕生
1954				聖路加女子短期大学，日本赤十字女子短期大学の発足
1956			国際連合に加盟 社会保障制度審議会「医療保障に関する勧告」提示	保助看法の一部改正（准看護師進学コース開校）
1957		第1回国際助産婦連盟大会開催		国際助産婦連盟総会に瀬谷かねらが出席
1958			基準看護実施	
1959		ジョンソン「看護の哲学」 「看護の科学」	臨時医療制度調査会発足	
1960		ヘンダーソン「看護の基本となるもの」 アブデラ「患者中心の看護」		日本看護協会に看護教育制度研究会設置
1961			国民皆保険達成	
1963				臨時医療制度調査会の答申（厚生省医務局に看護課復活）
1964		ウィーデンバック「臨床看護の本質－患者援助の技術」	東京オリンピック	神奈川県立二俣高校（初の看護高校）開校 聖路加看護大学発足 日本看護協会「看護の概念」発表 文部省大学学術局「看護学校教育課程改善に関する調査研究会」設置
1965				湯槇ます東京大学教授となる 東京大学医学部衛生看護学科を保健学科に改称
1966	中国文化大革命激化	ヘンダーソン「看護論」		国立看護短期大学設置の要望書を大蔵・文部省に要請（日本看護協会） 大阪大学医療技術看護短期大学部看護科創設
1967				看護学校（3年制）教育課程改正 看護人を看護士に改称
1968			ニッパチ闘争が起こる	
1970		ロジャーズ「ロジャーズ看護論」（人間存在一元論）		
1971		オレム「オレム看護論」（看護のセルフケア理論） キング「看護の理論化：人間行動の普遍的概念」		
1972		トラベルビー「人間対人間の看護」		厚生省看護制度改善検討会（1973報告書）
1975	ベトナム戦争終結 国際婦人年			千葉大学看護学部創設

西暦	外国		日本	
	看護に関係する時代背景	看護に関する状況	看護に関係する時代背景	看護に関する状況
1976		ロイ「ロイ看護論―適応モデル序説」		専修学校誕生
1977		ILO総会で「看護職員の雇用，労働条件及び生活状態に関する条約」採択，（同時に「勧告」も採択）		国立看護研究センター創設
1978		アルマ・アタ宣言		看護体制検討会（1984報告書）
1979				千葉大学看護学部に大学院看護学研究科（修士課程）設置
1980		WHO痘瘡絶滅宣言　ジョンソン「看護モデル―その解説と応用」（行動システムモデル）		聖路加看護大学大学院看護学研究科（修士課程）設置
1981	国際障害者年	キング「キング看護論」（目標達成理論）	聖隷ホスピス誕生	日本看護科学学会誕生
1983			老人保健法施行，生命倫理・脳死に関する研究班発足	千葉大学看護学部長に見藤隆子就任（国立大学初の女性学部長）
1984		ベナー「ベナー看護論」（臨床看護実践論）	厚生省医務局が健康政策局に改称	
1985		WHO「21世紀への保健医療とマンパワーの開発」会議	厚生省「脳死の判定指針及び判定基準」	厚生省看護制度検討会（1987報告書）
1986	チェルノブイリ原発事故		老人保健法一部改正	WHO世界看護指導者会議開催（東京）　日本赤十字看護大学設置　聖路加国際病院初のET（ストーマ療法士）スクール開設　日本看護協会看護制度改正に関する全国キャンペーン展開
1987				日本がん看護学会，日本助産婦学会発足
1988			厚生省第2次国民健康づくり対策の発表　大学審議会「大学院制度の弾力化について」答申　診療報酬改訂：特3類看護，訪問看護・指導料の新精神保健法施行	厚生省看護婦等学校養成所教育課程改善に関する検討会の設置　聖路加看護大学大学院看護学研究科博士課程開設　北里大学看護学部発足
1989	中国天安門事件		エイズ予防法	保健婦助産婦看護婦学校養成所指定規則一部改正（保健婦助産婦看護婦の教育課程が全面改正）　東京医科歯科大学医学部保健衛生学科看護学専攻課程開設
1990		第22回ICM大会	老人福祉法・老人保健法の改正　WHOプライマリーヘルスケア看護開発協力センターを聖路加看護大学内に開所	看護婦国家試験が年1回になる　厚生省看護職員生涯教育検討会（1992報告書）
1991				厚生省看護業務検討会（1993報告書）

	外 国		日 本	
西暦	看護に関係する時代背景	看護に関する状況	看護に関係する時代背景	看護に関する状況
1992		レイニンガー「看護論―文化ケアの普遍性と多様性」		
1993			「医療法」改正 結核予防法一部改正	看護大学の新・増設（8校） 先行看護系大学の大学院開設 大阪大学医療技術短期大学部は大阪大学医学部保健学科となる 保助看法の一部改正（男子が保健士の国家資格） 初の保健士誕生
1994			「高齢者保健福祉推進十カ年戦略」（1989年制定）の見直し（新ゴールドプラン）	
1995			阪神・淡路大震災 日本医療機能評価機構設立	初の専門看護師（CNS）6名誕生
1996			「成人病」から「生活習慣病」に概念変更	
1997				初の認定看護師誕生
1998				高知女子大学に大学院看護研究科を新設
2000		第22回ICN大会「ICN看護師の倫理網領」改訂	介護保険法施行 「児童虐待の防止等に関する法律」の施行 厚生省「21世紀における国民健康づくり運動（健康日本21）」	「保健師助産師看護師法」の障害者の欠格事由の見直しにかかわる改定
2001	アメリカ同時多発テロ		厚生労働省の設置（国の組織改編による） 第1回医療安全対策検討会議	「保健師助産師看護師法」の改定（呼称の変更） 日本看護協会「看護職賠償責任保険制度」発足
2002			診療報酬改定における，看護料の廃止，「褥瘡対策未実施減算」，「緩和ケア診療加算」，「外来化学療法加算」の新設および「院内感染防止対策未実施減算」の一部変更	「保健師助産師看護師法」の施行 文部科学省の看護教育のあり方に関する検討会が「大学における看護実践能力の育成の充実に向けて」を提唱 厚生労働省から「看護基礎教育における技術教育のあり方に関する検討会」の報告書を提出 厚生労働省から「新たな看護のあり方に関する検討会」の報告書を提出
2003	イラク戦争 SARS（重症急性呼吸器症候群）の流行	第23回ICN大会（オランダ）	厚生労働省「健康増進法」施行	看護師国家試験の出題基準改定 日本看護協会「看護者の倫理網領」（1998年「看護婦の倫理規定」を改定）
2005		ICN会長に日本人初の南裕子氏		
2007			新看護体系により看護基準に7対1が導入 結核予防法廃止，感染症法へ統合	

	外　　国		日　　本	
西暦	看護に関係する 時代背景	看護に関する状況	看護に関係する 時代背景	看護に関する状況
2008 2009	 新型インフルエンザ の流行			老人保健法改正，高齢者の医療の 確保に関する法律となる 看護師国家試験の出題基準改定 看護師3年教育課程改定（第4次） 保健師助産師看護師法及び看護師 等の人材確保の促進に関する法律 の改正により看護師の国家試験受 験資格に大学卒業が明記され，保 健師・助産師の教育年限が6ヶ月 から1年以上に延長となり，新人 看護職員研修が努力義務となった．

学習課題

1．原始および古代においては，看護とはどのようなものであったか説明しよう．
2．中世の看護は各国で普及した宗教と結びついて発展していった．それにはどのようなも
　のがあったか考察してみよう．
3．江戸時代の看護について考察してみよう．
4．ナイチンゲールの業績について説明しよう．
5．第2次世界大戦後の日本における看護の歴史についてまとめよう．

III

人と環境

学習目標

　看護は第1章で述べたとおり人々の生活面にかかわって健康に寄与するものである．そこで，看護師が看護の対象である人間をどのように理解しているかが，その看護活動に大きく影響を与えるであろう．人はつねに環境とかかわっている．看護の働きの特性から，人を「生活統合体」として認識し，看護活動するのが最ものぞましいといえる．本章では，これら人と環境について考えていこう．

1

生活統合体としての人と環境

① 生活ということ

　看護は，前述（第1章）のように医療チームの中で生活面にかかわっていくが，では，生活とはどのようなことをいうのであろうか．

　人は生きていなければ存在しない．生きているとはどのような現象をいうのであろうか．つまり，生命現象とはどのようなものであろうか．この生命現象については，近年，臓器移植に関連して脳死を死ととらえるかどうか，その判定をめぐる生命徴候など議論されている．詳細な生命現象については種々な科目で今後学習をしていくであろうが，ここでは，ごく一般的・日常的レベルで「**生きる**」ということを考えよう．

　時実[1]は，人間には「生きている」という静的生命活動とともに「生きていく」という動的な生命活動の両者があると述べている．この場合，静的生命活動とは生物としての最低の生命現象であり，一方の動的な生命活動は人間としての高度な生命の営みである．そこで「生活」という言葉には，これらを含めた人間の生命の営みととらえることができる．

　広辞林によると，生活とは「生きて活動すること」とある．人は生命体として環境の中で人々と交わり，生活し，相互に影響を受ける．したがって，さらに説明を加えるならば，生活とは，「生きていて身体の各部分が活動し，また環境や社会に適応しつつ，何かを感じ考え行動していきいきと生きていくこと」である．

② 人と環境に対する前提

　第1章で，主要な看護モデルの構成要素の1つとして，看護理論家たちの「人と環境」に対する見解を表Ⅰ-3に示した．もう一度振り返ってかれらの見解を参考にされたい．近年はいずれの看護理論家も，人を環境とかかわる「統合体」として認識し，介入していきたいと考えていることは第1章で考察した．しかし，各著者は統合体でも，幾分，特徴のとらえ方や表現が異なっている．多分に合意されている考えは，ロジャーズのいう「部分の総和ではなく1つのまとまりある全体または統合体」というものである．

　そのため，ここでは，主として筆者の定義を中心に記述していく．松木の生活統合体としての

人間観とその人がつねに存在している環境については，以下の前提の考えに立つ．

1 人間についての前提

①人はそれ自身，身体的・精神的・社会的存在としての生活統合体である

　人は生から死につながる生命体としての存在であり，同時に生活を営む統合体として精神的・社会的存在である．

②生活統合体はそれ自体エネルギーの場である

　生命体として酸素と栄養を摂取し，エネルギーを産生し不要物を排泄する交換を行って生命活動を行い，また社会の中で人と交わり情報を入手したり，考えたり，感じたり，伝達したりなど精神・社会活動を行うエネルギーの場である．

③生命過程は時空の継続性に従って進化していく

　どの人も多少の個人差はあっても，環境と相互作用をしながら成長・発達し，最後には死を迎える．

④環境とたえずかかわっている開放系である

　環境と相互に作用をしながら刺激や変化，情報をつねに入力し，また出力している．

⑤生物体としての共通要素をもつが，それぞれの社会的・文化的背景の中で固有の感性や価値観および役割や関係をもつ

　人はそれぞれ，児童や老人，あるいは主婦や労働者といった発達段階や職業などにより共通点がある．一方，同じ年齢でも成長・発達の程度が幾分異なったり，それぞれの性格があり，個別性がある．

⑥変化に対して自動的にまた創造的に対応できる機能や能力，思考性をもつ

　変化刺激に対して統合を維持するために，反射的にあるいは意識的に対処する機制をもつ．

2 環境についての前提

①人を取り囲み相互に影響し合うエネルギーの場であり，入力刺激となる

②つねに変化する開放系であり，内的・外的環境からなる

③人と環境は連続的・相互的にかかわる過程である

④人と環境は連続的・創造的に変化する

③ 生活統合体としての人と環境

　上記の前提に従って，人について以下のように定義し，図Ⅲ-1のように人間システムを考えた．

《人》

　環境の中にあって，たえず成長・発達・変化している身体的・精神的・社会的統合体である．それは，変化に対し統合を維持するために**身体的統合機制***と精神的・社会的対処機制（**コーピン**

---

*　身体的統合機制：さまざまな要因によってたえず変化する内部環境をコントロールし，身体の諸機能を全体的に調整し，安定した状態を維持するメカニズム．

入　力	コントロール過程	効果器	出　力

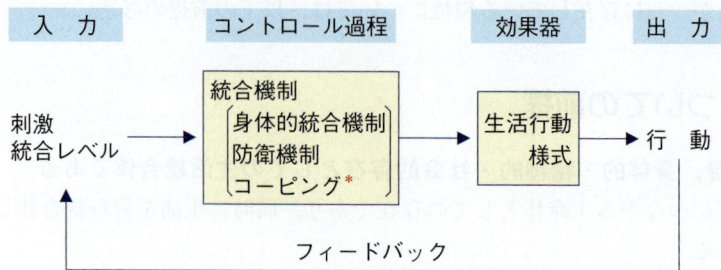

図Ⅲ-1　生活統合体としての人間

グ*）をもつ統合体であり，その効果器として以下に示す生活行動様式を通して行動を出力し，また，その行動がフィードバックされる．

①呼吸―循環―体温調節　②栄養―代謝　③排泄　④活動―休息

⑤防衛　⑥性―生殖　⑦感覚―知覚―伝達　⑧自己像―自己実現

⑨健康認識―健康管理　⑩役割―関係

《環　境》

人をつねに取り囲み影響を与えている入力刺激で，統合機制を活性化させる動機となる．物理的・化学的・生物的環境，および人的・社会的環境を含むが，別の視点に立てば外的環境と自己内部の内的環境の両方を含む．

この場合，システムとは，統合体を形成するために関係づけられ，また結合される一連の構成単位を１つにしたものであり，入力，制御，出力，フィードバックの過程が特徴である．

統合とは，すべての機能がとどこおりなく働いている健全さ，あるいは安寧をいう．非常によい健康の状態であり，この統合のために入力刺激に対して機制が働いて行動が出力される．行動はシステムの出力であり，言動，行為，生体反応や変化を含むが，それらには肯定的なものも否定的なものもあろう．

まず，図Ⅲ-1のように入力刺激とその人の統合レベルに応じてコントロールとしての統合機制が活性化する．刺激はシステムへの入力であり，外的刺激と自己内部から発する内的刺激の双方がある．人（システム）の働きの中心は統合機制である．その効果として行動が出力されるが，これらの行動はシステムにフィードバックとして作用し，さらに入力として作用する．

では，ここでコントロールとしての働きの統合機制について考えよう．

まず，生体としての身体は，多くの細胞が集まり組織をつくり，それらの集合が臓器であり，これらが集まって系をなし，これらがさらに集まって１つの全体としての有機体となっている．そして，環境の中で成長・発達し，成熟後，老化，寿命を終える．

この一生の過程は環境との相互作用である．その入力刺激に対する身体的統合は身体的統合機制によって行われる．この機制はたえず内部環境を監視し，適切な生体反応を促して統合を維持させている．統合機制の中心は視床下部にあり，ここに伝えられた刺激が神経系や内分泌系に伝

---

*　コーピング（coping）：ストレス状況に対面したとき，能動的にそれに対処・克服しようとする個人の努力．

えられ，各系統は独自にあるいは依存し合って相互に作用し合う．例えば，冬の寒い日に外へ出たところ，皮膚が蒼白になり，鳥肌が立つという経験は多くの人が体験しているであろう．これは，体温の放散を防ぐために統合機制が働いて，その結果末梢血管が収縮し蒼白になり立毛筋が立ち鳥肌ができるのである．

　一方，精神的・社会的統合については，コーピングのために機制が働く．コーピングは，人がその人のやり方でストレスや脅威を緩和・軽減・除去しようとする試みの過程である．コーピング行動を起こす仕組みには**対応機制（狭義のコーピング）**と**防衛機制**がある．

　対応機制は，自己の保護や問題解決のために習得した仕組みである．例えば，交通の激しい道路でも青信号のときは安全に渡れると学習していて，青信号まで待って渡る．このように，学習や問題解決技法はこの機制を強化するものである．

　他方，**防衛機制**は自分の心が傷つかないように自分を守るために働く自我の機能で，無意識か半ば無意識に作用して心の安定をはかっていく．一般によくみられるものに昇華，代償，ユーモア，抑制，予期，分離，反動形成，置き換え，固着，退行，知性化，行動化，消極的攻撃行動，同一化，投影，歪曲，否認などがある．

　これらの機制については次節で詳細な検討を加える．

　このような機制の働きの効果である行動や反応が観察できるのであって，ニードそのものは観察できない．これらの行動のうち看護が焦点づける生活行動を，前述のとおり10の様式に整理した．

④ 家族と地域

1 看護の対象単位

　近年，看護に関連する定義の中に看護の対象単位を個人，家族，地域という表現で記述されていることが目につくようになった．また，地域看護学は地域住民全体の健康にかかわるが，対象単位を個別（individualまたはfamily），集団，地域（community）とし，個別的アプローチは個人と家族を包含していることが多い．その場合，集団はゆるやかな結びつきのある集団である特定集団（aggregate）をさし，地域は地域全体をさしている．前節までの人と環境の記述は人々を中心に記述しているが，家族も地域社会も人々であるので基本は変わらない．しかし，ここで環境の中にいる人々としての家族と地域について少し検討しておく．

2 地　域

　もともと**地域**という言葉には近隣，近隣の行政区などの空間的・地理的ひろがりとしての**場**の意味と，共通の関心や帰属意識や連帯感，共通の規範や制度など**共通性をもつ集団**の意味がある．従来の公衆衛生では行政区としての地理的場ととらえられることが多かった．しかし，地域はそれぞれ特有の伝統文化や風習を同じくする1つの文化圏を形成している場合もある．そこで，都市化・多様化・グローバル化の進展する現代では，いわゆるコミュニティとして，金川らのいう「一定の環境（物理的・社会的・地理的環境，文化や制度など）を共有する人々」[2]ととらえるのが適当であろう．

　このコミュニティを対象単位とする看護はそのコミュニティの健康増進が目標である．主体的に生活しているコミュニティの人々が，環境に働きかけ，社会資源を有効に活用し，主体的に問題解決できるよう支援していく．

❸ 家　族

　新社会学辞典では[3]，家族（family）は居住共同に基づいて形成された親族集団であり，夫婦（親）・子の結合を原形とする感情的包絡で結ばれた一次的福祉志向集団と記述されている．つまり，地域の中で社会生活を営む基本的単位である．一般に家族は一緒に住んでいることが多いが，近年は家族員の一部が学業や入院，仕事などのために同一の住居でともに生活できない場合もある．親子，夫婦，同胞などの関係や愛情，その他何らかの絆で結びついている．

　地域で生活している個人，家族，地域住民は各々固有の特性があるが，互いに緊密に関連し影響がある．家族は家族員によって構成される1つの単位である．家族独特の行動パターンや価値観をもっていたり，肥満など類似した健康問題をもつなど，家族全体が1つの特徴をもつ対象単位である．

　そのため，家族は生活上の種々の機能をはたしている．その家族の機能については時代により幾分の変化があるが，基本的には次のように考えられる．
①経済的基盤を確立する機能
②住む環境を整える機能
③子どもを産み育てる機能
④情緒的安定をもたらす機能
⑤家族の健康管理と養護の機能
⑥近隣の人々と交流する機能

　このように，家族は健康生活にとっても基礎的単位であり，結婚，妊娠，出産，育児，日常生活，仕事，住居，生活環境，教育，成長と老化，あるいは疾病や傷害などを通じて健康課題への取り組みが必要である．その場合，家族一人ひとりの健康を守るとともに，家族の中での世話，さらには地域社会の一員として公衆衛生活動などの責任ももち合うのである．

引用文献

1）時実利彦（1973）大脳生理学からみた生命，ライフサイエンス入門3，看護学雑誌，37：366，医学書院
2）金川克子監修（1997）地域看護学，p. 19，日本看護協会出版会
3）森岡清美ほか編（1993）新社会学辞典，有斐閣

参考文献

1．松木光子（2004）看護診断・実践・評価の実際，南江堂

2

発達・変化するものとしての人間

　前節で「生命過程は時空の継続性に従って一方向に進化していく」という前提を提出した．では，それはどう進化していくのであろうか．それがここでの課題である．

　ここでの「進化」は成長・発達といってもよく，同義と解釈されたい．成長・発達といえば，それは子どもが成人になるまでのことと一般には考えられているかもしれない．確かに身体が成人の体型になるのは20歳までには終了するであろう．しかし，人間の精神的・社会的機能はさらにますます発達を続けていく．誕生から成人，老人，死に至る人の一生は現在では平均寿命80歳を超えるようになった．この人間の生涯ライフサイクル（lifecycle）は，発達・変化し続けているとの観点で本節は記述していく．

① 成長・発達の概念

　人の成長・発達は加齢にともなう連続的変化過程である．まず，ここでよく使用する用語について定義しておきたい．

　まず，「**成長**（growth）」は，主として身体の組織，器官，臓器や系統が増加していくことをいう．つまり，身体の全体または部分のサイズの増大について使用される言葉であり，長さや重量によって測定できる．人の精神的成長の意味をこめたものとして人間的成長といったりすることもみられるが，基本的には成長は身体的側面のことをさす．

　成長に関連する言葉として「**成熟**（maturation）」がある．これは，成長の頂点の状態をいい，身体的構造や機能が最も充実した状態にあることをいう．しかし，一定の行動や学習には身体的成熟が必要である．例えば，「立ち上がる」という動作ができるにはそれに関連する身体的成熟が必要となる．そこで，一定の行動や学習が可能になる準備状態をさす言葉でもある．図Ⅲ-2に示すゴンペルツ（Gomperz）の法則によると，成熟後は幾何級数的に死亡率が上昇していくことで示されているように，身体的成熟後は組織や機能は衰えていく．受胎から死に至る過程を加齢現象というが，身体は成長，成熟し，そして図Ⅲ-3に示すとおり衰退の過程をたどる．壮年期は身体的には成人前期に比べ幾分衰えていく．しかし，精神的・社会的能力は経験と知識が加わってさらに拡大しているであろう．

　一方，「**発達**（development）」は機能の向上や能力の増大について使用される言葉である．

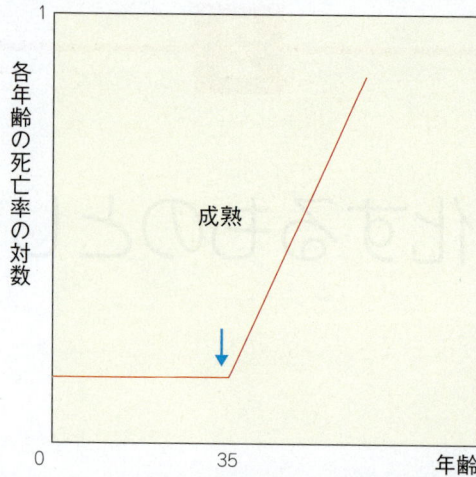

図Ⅲ-2　ゴンペルツ（Gomperz）の法則（模式図）

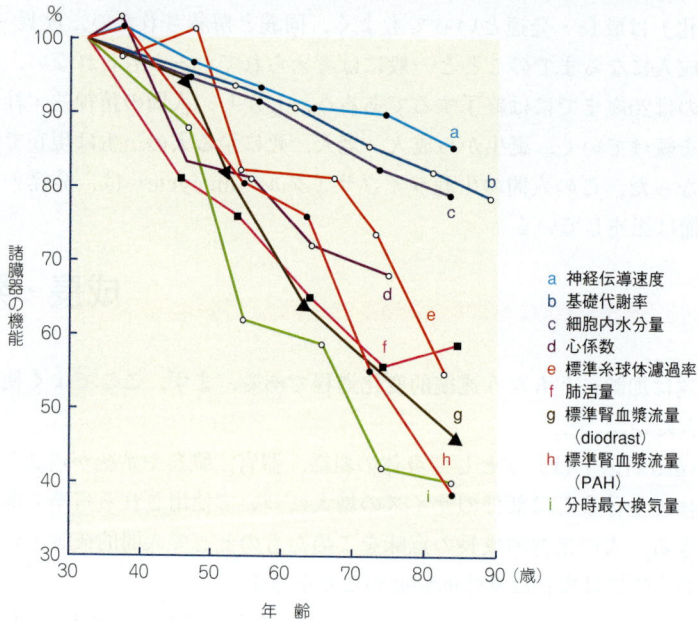

a　神経伝導速度
b　基礎代謝率
c　細胞内水分量
d　心係数
e　標準糸球体濾過率
f　肺活量
g　標準腎血漿流量
　（diodrast）
h　標準腎血漿流量
　（PAH）
i　分時最大換気量

図Ⅲ-3　加齢と諸生理機能の推移（30歳を100％としての比較）
(Shock, N. W. : The physiology of aging. In Gerontology, ed. by Vedder, C. B. Charles C Thomas Publisher, 1971)

　もともと，英語の "develop" という言葉はウエブスターによれば，"自然の生得的進化過程によってあるステージから別のステージへ発展させること" とある．そこで，初期のころは，例えば子どもの潜在能力が時間的経過で顕在化する意味でとらえられていた．この意味では生得的発達に限られるので，後天的影響は考慮されなくなる．しかし，前述のように「成熟」は準備状態を提供するのであり，種々の能力はその人自身がかかわる経験によって初めて顕在化するもので

ある．そのため，環境や経験などの後天的なものが発達に大きく影響するとの考えもあった．そこで，今日ではこれら両者の考えが統合されて，発達は生得的因子と環境的因子の相互作用との考えが強調されるようになった．

　したがって，発達には成長や成熟，さらに学習による永続的な変化の過程を含んでいる．それは個人の可能性が顕在化されて，新たな能力や特徴が示されていく過程である．

　また，「学習（learning）」は，したがって，経験の結果による行動または行為の変化である．学習には成熟が不可欠であり，成熟現象を組織立てて以前不可能だったことを可能にさせるには学習が加わっているのである．

　そのため，成長・発達に影響する因子は遺伝的因子と環境因子に分類できるが，例えば，身長だけを考えても遺伝的因子だけでなく，栄養や活動などいろいろな因子が同時に1つの面にかかわっているのである．

② 成長・発達の一般的原則

　人間の成長・発達の過程を明瞭化し説明する一般原則については，以下のようにまとめられる．

〔1〕 成長・発達には順序性がある

　正常な胎児は，同じ順序で細胞の分裂と分化が起こり，制御されながら成長発達し，ほぼ同じ時期に同じ程度の大きさと能力をもって誕生する．誕生後約3ヶ月で首がすわり，6～7ヶ月にはひとり座りするようになるなど，乳児期，幼児期，学童期，思春期へと成熟への道を一定の順序で進化していく．発達段階を省略したり，飛び越えたりすることはない．

〔2〕 身体的成長にはいくつかの基本的方向がある

　脳の髄鞘化や機能分化との関係で発達には方向性が存在する．頭部から身体の下部への発達方向（頭─尾方向）と身体の中心部から末梢部の方向（近─遠方向）へ発達する．例えば，乳児は首がすわり，お座りができ，ひとり立ちからひとり歩きの順で運動機能は発達していくが，この順序は頭─尾方向の発達を示している．また，腕のコントロールは指のコントロールよりも早くできるが，これは身体の中心に近い部位は周辺部位より早く発達することを示している．身体の成長も機能の発達も大まかなものから正確で精緻な合目的なものに成熟していくのである．

〔3〕 構造と機能は独特の速度と段階がある

　図Ⅲ-4に示すスキャモン（Scammon）の発育型にみられるように，成長とその機能の発達は臓器・組織の別に，急激な時期と緩慢な時期があり，速度も一定ではない．例えば，身長は急激に伸びる時期とゆるやかな時期がある．

〔4〕 成長発達には臨界期がある

　ある器官や機能の発達の重要な時期に発達が妨げられると，回復不可能な欠陥や機能障害を起こす．このような時期を臨界期（critical period）という．例えば，妊娠中の母親が風疹にかかると，子どもが奇形で生まれることがあるなどである．

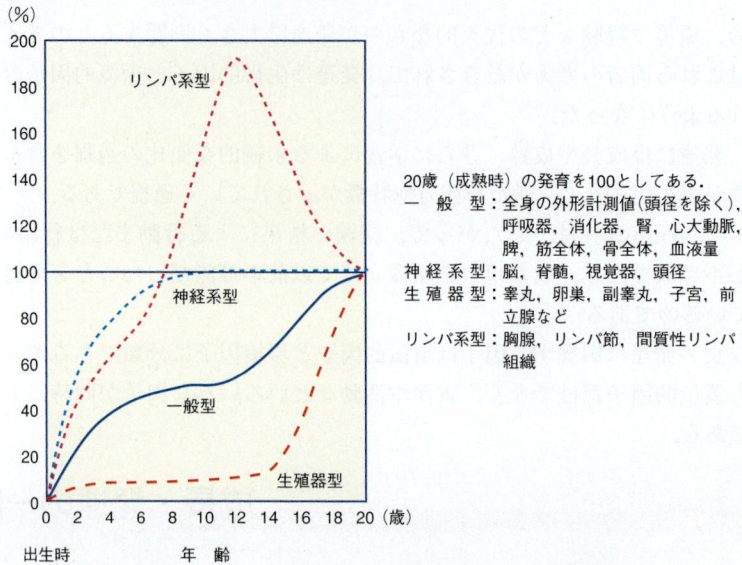

図Ⅲ-4　スキャモン（Scammon）の発育型

〔5〕行動は人間の欲求によって制御され，発達水準によって限定される

　行動は，他の行動の完成の上に次の行動を築くよう順に発達する．例えば，親指と人指し指でつかむことの発達により，摂食のための行動ができるようになるのである．

〔6〕発達には個人差がある

　成人になる過程には順序性や方向性，さらに臓器により発育速度が異なるが，発達には明らかに個人差がある．それは遺伝的因子に環境因子が加わるためと考えられている．例えば，思春期の発来時期は，健康であっても10歳の者も15歳くらいの者もいるなどである．

　これらの原則の中で最も重視しなければならないのは，発達の段階である．一定の年齢層には一定の発達水準が認められ，その時期に特定の発達課題があり，また危機も内包している．そこで，発達段階をさらに考察していこう．

③ 発達段階

　人間の発達にはその特徴からいくつかの段階に区分して考えることができる．その区分の方法や年齢の幅は研究者の視点の相違によって違いがある．この発達段階を特徴づける相互関連的要因について，リッズ（Lidz, T.）は，①身体的条件の変化，②社会が期待する役割，③時間の経過，④認知機能の充実と減退，⑤自己を方向づけ制御する能力の変化などをあげている．

　表Ⅲ-1には，筆者が妥当と考える各時期の区別とその主要な特徴を簡単に整理した．一応年齢的諸特性から表Ⅲ-1のように区分したが，特に思春期以後は研究者により区分や表現が異なっている．例えば，思春期と青年期を合わせて青年期としたり，青年期前期・中期・後期としたり，

表Ⅲ-1　発達段階と年齢，特徴

発達段階と年齢	特　徴
出生前期　（prenatal period） 　細胞期 　胎芽期　〜3ヶ月 　胎児期　〜10ヶ月	細胞期は遺伝子や染色体が問題となる時期，胎芽期は3ヶ月までであるが放射線・化学物質・ウイルス感染の影響を受けやすく，胎児期はその後出生までの時期で胎児が外界に適応し生きる状態まで発育を続けている．感染・栄養・機械的刺激などの危険の多い時期．
新生児期　　出生〜1ヶ月 （neonatal period）	胎内環境から胎外環境への急速な移行であるため，しばしば機能の調整困難がみられる．
乳児期　〜1歳 （period of infancy）	乳児期の前半は主として乳汁を栄養とするが，後半は食物も与え始める離乳期となる．著しい成長・発達を示す．
幼児期　〜5，6歳 （period of the young children）	運動機能・精神機能の発達が著しく，基本的生活習慣も身について，集団生活を営む基礎が築かれる時期．
学童期　〜12，13歳 （period of the school children）	諸機能・社会性の発達が著しい．比較的安定した時期．
思春期　〜15，16歳 （period of the puberty）	小児から成人への移行過程期．身体的・精神的に特有の成長発達をし，性別の特徴が明確になる．
青年期　〜20，22歳 （period of the adolescence）	身体的成熟は完成している．心理的にも安定し，現実を肯定的にみられるようになる．将来の生活設計の方針が決定する時期である．結婚と就職で青年期に終止符がうたれる．
若い成人期　〜40歳 （period of the young adult）	主として職業をもち，独立した生活類型が形成される．一般疾病は軽度のものを除いてはきわめて少ない．女子は妊よう期にあたり，母性衛生の必要な時期である．また，生活習慣病が個体差として始まる時期でもある．
壮年期　〜65歳 （period of the adult）	更年期の時期であり，成熟期の水準から生命力の減退によって引き起こされるギャップが明らかになってくる．生活習慣病がこの時期に集中する．しかし，社会的責任は多く，精神機能も高いために心理的ストレスも高く，精神衛生的問題も多い．
老年期　〜80歳 （period of the aged）	すべての機能が退行する過程にある．生活習慣病的罹患率は高い．社会的にも第一線を退き，福祉が重要になる．
高年期　80歳以降 （period of the high aged）	さらにすべての機能が退行する．医療・福祉が重要になる．

あるいは前期と後期にしたものもみられる．また，成人期についても成人期と壮年期を合わせているもの，老年期も65歳以上すべてを包括したり，80歳以上は高年期としたりなどがみられている．また，年齢区分も壮年期を40〜60歳とするものや，30〜50歳とするものもある．

④ 身体的発達と認知的発達

1 身体的発達

　身体的発達は図Ⅲ-4に示すとおり，部位により発達が異なる．最も早いのが脳に代表される神経系であり，図Ⅲ-5のようにほぼ思春期までに成熟している．140億の脳細胞自体は出生時にすでに存在しているが，出生後図Ⅲ-5に示すように脳細胞間で複雑にからみあって情報伝達経路を形成し，初めて機能が発揮できていく．こうして，20歳ごろまでに完成した神経系は，約10年はその機能を保持しているが，その後徐々に神経細胞が減少し機能も低下していく．それは，40歳

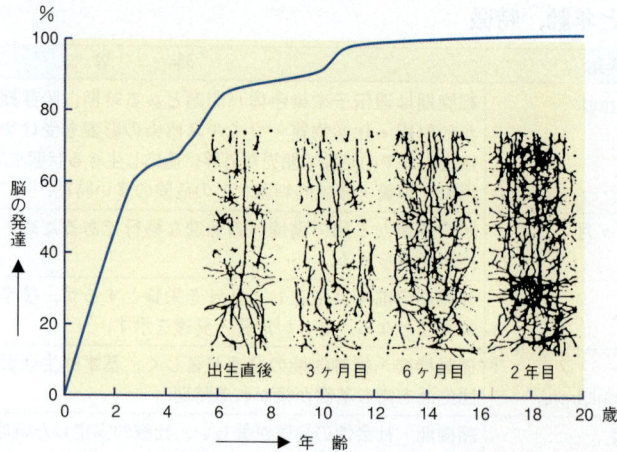

図Ⅲ-5　脳の発達の状況
(時実利彦（1976）脳と人間，p. 40，雷鳥社より転載)

を過ぎるころから始まる記憶力の低下で自覚されよう.

　体重や運動能力を含む一般型は成人期までにゆるやかに発達する．表Ⅲ-2，表Ⅲ-3，図Ⅲ-6 をみると，乳児期と思春期の２ヶ所で急なのびが認められる．前者を第１発育急進期，後者を第 ２発育急進期とよび，その後はゆるやかに発達し，成人期までにピークに達する．全体的には，身体的諸能力は青年期から成人初期がピークであり，その後次第に低下していく．しかし，学習・訓練・経験によりその低下をカバーしているものの，40歳を過ぎると老化を自覚せざるを得ないが，訓練の相違による個人差は大きい.

表Ⅲ-2　児童・生徒の身長・体重・座高の平均値と標準偏差，性・年齢別　平成25年度('13)

	男						女					
	身長（cm）		体重（kg）		座高（cm）		身長（cm）		体重（kg）		座高（cm）	
	平均値	標準偏差	平均値	標準偏差	平均値	標準偏差	平均値	標準偏差	平均値	標準偏差	平均値	標準偏差
幼稚園５歳	110.4	4.75	18.9	2.59	62.0	2.83	109.6	4.71	18.6	2.53	61.5	2.79
小学校６歳	116.6	4.96	21.3	3.37	64.8	2.88	115.6	4.83	20.9	3.17	64.4	2.80
7	122.4	5.19	23.9	4.05	67.6	2.95	121.6	5.10	23.5	3.86	67.3	2.90
8	128.2	5.38	27.1	5.02	70.2	3.00	127.3	5.52	26.4	4.64	69.9	3.06
9	133.6	5.64	30.4	6.13	72.6	3.11	133.6	6.13	30.0	5.89	72.8	3.40
10	139.0	6.15	34.3	7.46	75.0	3.32	140.1	6.80	34.0	7.03	75.8	3.79
11	145.0	7.06	38.3	8.44	77.6	3.78	146.8	6.64	39.0	7.77	79.3	3.88
中学校12歳	152.3	7.90	43.9	9.70	81.2	4.47	151.8	5.92	43.7	8.05	82.1	3.61
13	159.5	7.68	48.8	9.86	84.8	4.50	154.8	5.45	47.1	7.78	83.8	3.25
14	165.0	6.75	54.0	9.97	88.1	4.04	156.5	5.31	49.9	7.51	84.9	3.03
高校生15歳	168.3	5.95	58.9	10.57	90.3	3.50	157.0	5.27	51.4	7.90	85.5	2.95
16	169.9	5.87	61.0	10.37	91.4	3.28	157.6	5.30	52.5	7.70	85.8	2.94
17	170.7	5.77	62.8	10.61	92.0	3.17	158.0	5.39	52.9	7.90	85.9	2.98

資料：文部科学省「学校保健統計調査」
注１）中学校には中等教育学校の前期課程を，高等学校には中等教育学校の後期課程を含む.
　２）年齢は，平成25年４月１日現在の満年齢である.
　３）全国平均の５歳から17歳の標準誤差は，身長0.04〜0.07cm，体重0.02〜0.11kg，座高0.02〜0.05cmである.
(厚生労働統計協会編（2014）国民衛生の動向 2014／2015，61（9），p. 464より転載)

表Ⅲ-3　基準体位（基準身長，基準体重）

性　別	男　性		女　性	
年　齢	基準身長（cm）	基準体重（kg）	基準身長（cm）	基準体重（kg）
0〜5（月）	61.5	6.3	60.1	5.9
6〜11（月）	71.6	8.8	70.2	8.1
6〜8（月）	69.8	8.4	68.3	7.8
9〜11（月）	73.2	9.1	71.9	8.4
1〜2（歳）	85.8	11.5	84.6	11.0
3〜5（歳）	103.6	16.5	103.2	16.1
6〜7（歳）	119.5	22.2	118.3	21.9
8〜9（歳）	130.4	28.0	130.4	27.4
10〜11（歳）	142.0	35.6	144.0	36.3
12〜14（歳）	160.5	49.0	155.1	47.5
15〜17（歳）	170.1	59.7	157.7	51.9
18〜29（歳）	170.3	63.2	158.0	50.0
30〜49（歳）	170.7	68.5	158.0	53.1
50〜69（歳）	166.6	65.3	153.5	53.0
70以上（歳）	160.8	60.0	148.0	49.5

（厚生労働省ホームページ，日本人の食事摂取基準2015年版より転載）

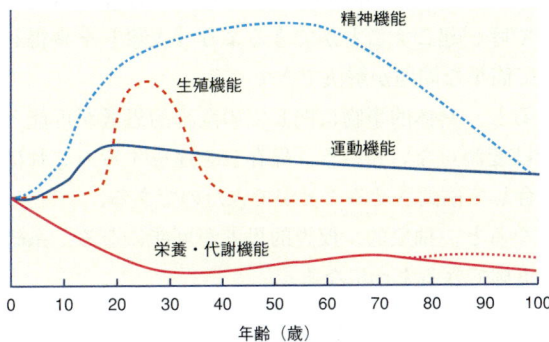

図Ⅲ-6　生体諸機能の変化
（砂原茂一ほか監修，新井清三郎，上田礼子（1972）リハビリテーション医学全書２，人間発達，p.135，医歯薬出版より転載）

　リンパ組織は図Ⅲ-4のとおり，出生後比較的急速に増加し，10歳ごろには成人の約２倍に達するが，以後思春期に入って漸減し，成人の値になる．

　最も発達が遅いのが生殖器で，思春期に急激に発達する．完成は成人期に入ってからである．図Ⅲ-6に示すように，閉経などその機能が衰えるのも40歳を過ぎてからである．

② 認知的発達

　発達の原則では，一定の成熟が準備状態として必要であった．その上で環境が能力を触発するのであった．**ピアジェ**＊（Piaget, J.）は，乳児期から青年期に至る認知的発達の過程を表Ⅲ-4に

＊　ピアジェ：Piaget, Jean（1896〜1980）スイスの心理学者．発生的認識論を独創的方法で研究．思考の論理モデルを構成．「知能の心理学」（1947）は代表的著書．

表Ⅲ-4　ピアジェによる知的発達段階

発達段階	臨　界　期
感覚運動期	出生～2歳
前操作期	～6，7歳
具体的操作期	～11，12歳
形式的操作期	～14，15歳以降

（岡安大仁，岩井郁子編（1994）看護の展開，図説臨床看護医学　18，New Ed.,p. 31，同朋舎出版より転載）

示す4段階に区分した．ピアジェの認知能力（知能）とは，環境を把握・理解する能力であり，そのための思考も含んでいる．

　まず，最初の段階である**感覚運動期**は，具体的な身体活動，例えば，触れる，つかむといった感覚や運動で対象を把握していく．そこで，つかんでいたものが離れると対象は存在しなくなるが，やがて一時的に手から離れてもその対象は存在することに気づいてくる．つまり，対象を保存することができるようになり，次の段階へ入っていく．

　前操作期はいわゆる「ごっこ遊び」の時期である．対象の保存が可能になるには，対象がいなくてもその存在を心の中で呼び起こすことができるよう「表象」を獲得したからである．直観的ではあるが，表象を使って簡単な問題が解決できてくる．

　次の**具体的操作期**に入ると，具体的事物に関しての論理的思考が可能となる．異なる瓶を使って液体を移し変えても量は変わらないという「保存」を達成する．これは，瓶の高さや幅との関係，移動ということを統合して協調させることができたのである．

　さらに**形式的操作期**になると，抽象的，仮説的思考が可能になる．系統的思考もでき，あらゆる可能な場合を想定して実施できるようになる．

⑤ 発達課題

　各発達段階にはその時期に特有の**発達課題**（life task）がある．**エリクソン**（Erikson, E. H.）は，人の生涯を8つの段階に区分し，それぞれの発達課題を示した．その取り組みには心理・社会的危機が生じやすく，この危機への対応が健全なパーソナリティを促進するとしている．

　図Ⅲ-7は岡堂がエリクソンの考えをもとに発達段階による課題とそれを克服する人間の強さをあらわしたものである．なお，発達理論家として著名な**ハビガースト***（Havighurst, R.）の発達課題（6つの階段）を表Ⅲ-5に提出したが，具体的に記述されているのでこの両者を参考にすれば理解しやすいであろう．

　エリクソンの第Ⅰ段階（**乳児期**：誕生～生後15ヶ月）の課題は信頼対不信である．乳児は食物・衣服・衛生・愛情などの基本的欲求の充足を完全に他者に依存している．その世話をする母親やそれに代わる人が一貫していて，乳児の合図に応じたケアを提供するなら，信頼の感覚は乳児の中で発達する．この課題は人間の将来の発達の基礎であり，これを達成することで自己と他

---

*　ハビガースト：Havighurst, R. J. 生活も成長も学習であり，人間は一生涯学習を続けるものとして，著書「人間の発達課題と教育」において人生各期の発達課題を提出．

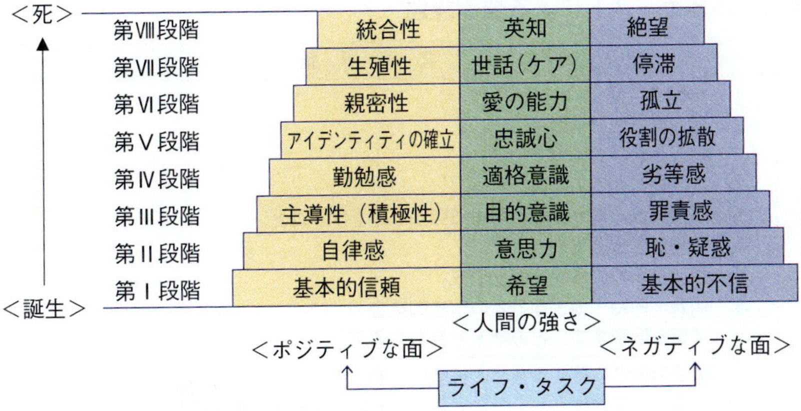

図Ⅲ-7　人間性の発達段階とライフ・タスクおよび人間の強さ

この図は，エリクソンの著作をもとにして視覚的理解が可能になるように工夫してつくったものである．人間の強さや倫理性を中心にすえ，左右にポジティブな課題とネガティブな課題を配置し，しかも等しい長さにしなかったのは，重みの違いをあらわしたものである．

（岡堂哲雄ほか著（1978）患者ケアの臨床心理，p. 37，医学書院より転載）

者への信頼と希望を獲得する．

　第Ⅱ段階（**幼児初期**：15ヶ月〜3歳）は自律性対恥・疑惑が課題である．この段階は子どもが自分の力を試し始め，自分の力が及ばないとその能力について疑いや恥を体験する．恥・疑惑の感覚を克服しながら自律の感覚を獲得することである．例えば，日常生活上の自律のために排泄訓練がこの時期に行われるが，このような克服過程を通じて意志の強さが獲得される．

　ハビガーストによると，表Ⅲ-5に示すとおり，この段階の特定の課題は歩く，話す，固形物を食べる，排泄のコントロール，正しいこと，誤っていることを区別することである．

　第Ⅲ段階（**幼児期**：3〜6歳）は，主導性対罪責感の獲得である．この段階は就学前の子どもが遊びや生活を力一杯行う中で積極的に学習していく課題である．行動を完成させる過程で達成感，満足感を経験する．自分の能力が過大に見積もられたときに葛藤が起こり，不適当な行動に対し罪責の念となる．この葛藤をとおして社会の習慣や役割を学び，その解決は目的意識の発達につながる．

　第Ⅳ段階は**学童期**にあたるが，勤勉対劣等感が課題である．社会的な価値を認識し達成しようとする．失敗すれば，劣等感におちいる．劣等感によって現実を吟味しながら勤勉性を獲得すれば，適格意識が育っていく．

　第Ⅴ段階の**自己同一性（アイデンティティ）**の確立対役割の拡散は主として**思春期・青年期**の課題である．アイデンティティとは，同一性と連続性を感じさせるもので，「私は誰か」「私は何か」「私は何になり得るか」の問いに対する答を中核とする．自我アイデンティティは，その人の身体的・精神的自我の境界がはっきりしない程度をさす．自己アイデンティティは，幼児期以来のさまざまな同一化を新しい人物やイデオロギーとの同一化と結びつけながら，これまでの自己像を整理・統合し新しい自己像・将来像を再構成し主体性を可能にするのである．

　ハビガーストの発達課題では，男女両性の成熟した人間関係，男女の社会的役割，社会的に責任のある行動，両親からの精神的自立の達成，将来の職業を決める，結婚と家庭生活の準備，そ

表Ⅲ-5 ハビガーストによる発達課題

段階	発 達 課 題
乳幼児期	① 歩行の学習 ② 固形食摂取の学習 ③ 話しことばの学習 ④ 排泄のしかたの学習 ⑤ 性の相違を知り，性に対するつつしみを学ぶこと ⑥ 生理的安定の獲得 ⑦ 社会や事物の単純な概念形成 ⑧ 両親・同胞・他人などとの情緒的結合 ⑨ 善悪を区別することの学習と良心の発達
児童期	① 普通の遊びに要する身体的技能の学習 ② 成長する生活体としての自己に対する健全な態度を養うこと ③ 友だちと仲よくすること ④ 男子または女子としての社会的役割の学習 ⑤ 読み・書き・計算の基礎能力の発達 ⑥ 日常生活に必要な概念の発達 ⑦ 良心・道徳性・価値判断の尺度の発達 ⑧ 人格の独立を達成すること ⑨ 社会の諸機関や諸集団に対する社会的態度の発達
青年期	① 同年齢の男女との洗練された新しい交際を学ぶこと ② 男性または女性としての社会的役割の学習 ③ 自分の身体の構造を理解し，身体を有効に使うこと ④ 両親や他のおとなから情緒的に独立すること ⑤ 経済的独立についての自信を持つこと ⑥ 職業の選択と準備 ⑦ 結婚と家庭生活の準備 ⑧ 市民として必要な知識と態度の発達 ⑨ 社会的責任のある行動を求め，それをなしとげること ⑩ 行動の指針としての価値や倫理体系の学習
成人初期	① 配偶者の選択 ② 配偶者との生活の学習 ③ 家庭生活の出発 ④ 子どもの養育 ⑤ 家庭の管理 ⑥ 就職 ⑦ 市民的責任の負担 ⑧ 適切な社会集団の発見
成人期	① おとなとしての市民的，社会的責任の達成 ② 一定の経済水準の確立と維持 ③ 十代の子どもが信頼できる幸福なおとなになれるよう援助すること ④ おとなの余暇生活を充実すること ⑤ 自分と配偶者を1人の人間として結びつけること ⑥ 中年期の生理的変化の理解とそれへの適応 ⑦ 老年の両親への適応
老年期	① 肉体的な力や健康の衰退に適応すること ② 隠退と収入減少への適応 ③ 配偶者の死に適応すること ④ 同輩者と明るい親密な関係を結ぶこと ⑤ 社会的，市民的義務を引き受けること ⑥ 肉体的な生活を満足に送れるように準備すること

〔注〕原著から課題項目を引用して表としたものである.

(Havighurst, R.著，荘司雅子訳（1995）人間の発達課題と教育，玉川大学出版部より転載)

夫

父親引退　父親死亡　母親死亡

| 30.8 | 31.8 | 33.7 | 35 | 49 | 55.7 | 59 | 62.5 | 63.6 | 65 | 79.4 |

結婚　長子誕生　第二子誕生　　子扶養期間(25年)　末子学卒　長子結婚　初孫誕生　夫引退　夫死亡　妻死亡

出産期間

妻

| 29.2 | 30.2 | 32.1 | 36 | 50 | 54.1 | 60.9 | 62 | 60 | 63.4 | 77.8 | 85.9 |

歳

父親引退　父親死亡　母親死亡

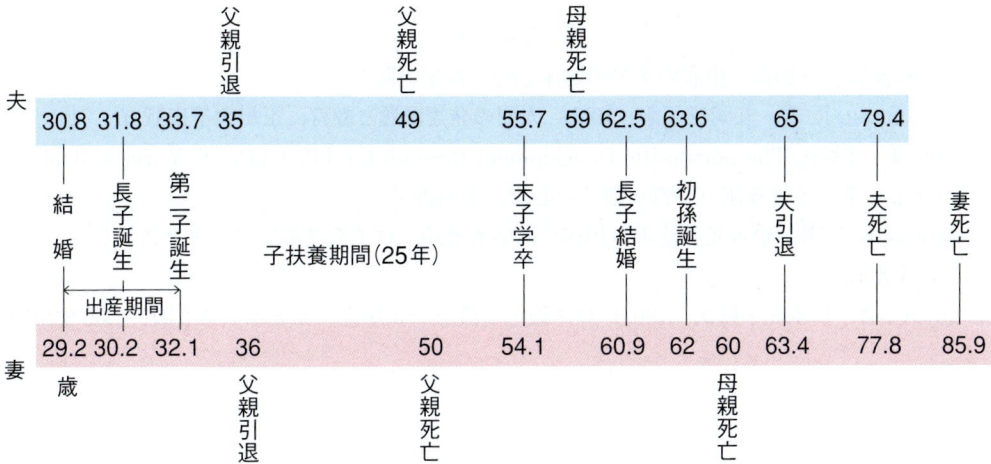

注1）初婚年齢：厚生労働省「人口動態統計」による
注2）第1子出産時の母の年齢：厚生労働省「人口動態統計」による
注3）平均寿命：厚生労働省「簡易生命表」各年による

図Ⅲ-8　夫と妻のライフサイクル

してそれらに対する価値観を獲得すること，などである．

アイデンティティの危機は，個人的同一性や生活史的連続性の感情の喪失によって生じ，社会から期待されている役割を受け入れることができない，あるいは自分のものとして取り入れることができない状態である．非行，自殺，精神障害などの問題が顕在化しやすい．しかし，肯定的アイデンティティを確立できた青年には「忠誠」という人間の強さが形成され，自らを信ずるものに捧げることができるレディネス*となろう．

第Ⅵ段階の**若い成人期**は，親密性対孤独が課題である．親密性は自分の欲求を幾分制限しないと相互関係が成り立たず達成できない面がある．自分にこだわり続けると孤立してしまう．自己を保持しつつ自己を制限することで，愛する力を育てていくことができる．結婚後の男女のライフサイクルを夫婦の結婚時を厚生労働省「人口動態統計」2011年の平均初婚年齢を基点として，図Ⅲ-8のように作図してみたが，これは標準的人生周期といえよう．

第Ⅶ段階の**壮年期**の課題は，生殖（産）性対停滞である．社会で生産的仕事に従事しながら，一方で子どもを育てたり，後進の指導に当たることが課題である．また，これまでの人生を振り返って再発展の意味合いもあり，これに失敗すると自己を見失い停滞してしまう．

第Ⅷ段階の**老年期**は統合性対絶望が課題である．心身の老化と社会的活動の低下にともない絶望感におちいる危険があるが，自分の人生を統合し，受容することが課題である．この課題を解決することが円熟と英知を導く．

看護の対象は健康や健康問題に加えて，それによって派生する危機やその発達年齢に応じた危機を同時にかかえていることを理解し援助する立場に立つ．そのため，人間の発達について十分な見識が必要なのである．

＊　レディネス（readiness）：学習が効果的・能率的に行われるための発達的素地のこと．

参考文献

1．岡堂哲雄ほか（1978）患者のケアの臨床心理，医学書院

2．Havighurst, R. 著，荘司雅子訳（1995）人間の発達課題と教育，玉川大学出版部

3．Lidz, T.（1968）The person-His Development through the Life Cycle, N. Y. Basic Book

4．Piaget, J. 著，大伴茂訳（1977）遊びの心理，黎明書房

5．Rambo, B. J. 著，松木光子監訳（1989）適応看護論　ロイ看護論によるアセスメントと実践，へるす出版

6．Roy, C. 著，松木光子監訳（1995）ロイ適応看護モデル序説，原著邦訳第 2 版，へるす出版

3

環境の変化と対処機制

① 身体的統合機制（ホメオスタシス）

　生物が無生物と異なることの1つに，「自らを維持する」仕組みを備えていることがあげられる．生物は自分自身（生体内部）と周囲（外部環境）とをこのシステムを用いて調和させ，生存をはかっている．自らを恒（つね）にあるように保つ性質，すなわち恒常性は，細胞，組織レベルから，個体，集団，種のレベル，さらには生態系，地球レベルまで広くみられるものである．

1 ホメオスタシス

　クロード・ベルナール（Bernard, C. 1813～1878）は，現代生理学における実験的研究基盤を築いたことで知られている．彼は「実験医学序説」（1865）の中で，「生体の特徴は外界の変化に対し，体内の条件＝内界を一定に保持しようとつとめることであり，生体の諸機構は種々の形をとるが常に内部環境を一定に保つことである」[1]と述べ，**恒常性（ホメオスタシス*）** の考え方を明確にした．西洋医学において，ホメオスタシスは治る，食べる，排泄するなど個々の事象を統合する概念として画期的なものであった．人間を「心身複合体」として，疾病の理解と防御を環境とのかかわりから考えるべきだとするルネ・デュボス（Dubos, R.）は，著書の中でこの考え方を高く評価している．彼の著書は難解（訳本も）といわれているが，生態学的視点から疾病をとらえている点で一読してほしい[2]～[4]．

　クロード・ベルナールの流れをついで生体の内界に目を向けた実験的研究は18世紀後半から盛んになり，出血という生理学的事象については次のような研究が続々となされた[5]．

・動物が出血で死ぬときは出血し始めのころより最後の方の血液は凝固速度が速い．

・動物の血液を連続して少しずつ放出して死亡させる実験では，最後の血液はほとんど瞬時に凝固する．

・放血を始める前，通常の血液の凝固時間は平均7分であるが，放血を始めると凝固時間は短くなり，全血13％の血液を放出後は2分30秒，さらに放血を続け23％の血液を放出後は1分とな

---

*　ホメオスタシス（homeostasis）：生体の内部環境はたえず物理化学的性状が一定になるように調節され，細胞活動の安定がはかられている．このような生体の恒常性の維持またはその過程．

る．ここで，人為的放血をやめ，放置しておくと凝固時間は長くなり2分30秒となり，やがて
もとにもどる．
・出血して動脈の血圧が下がると交感神経系が活動し始め副腎髄質が刺激されアドレナリンが分
泌する．

　そしてキャノン（Cannon, W. B.）は，このような機構が血液の喪失防止とともに血圧低下の防
止として働いていることに注目し，細胞間質を恒常に保つシステムに強い関心をもった[6]．例え
ば，飢えや渇きも細胞間質のホメオスタシスを保つ自動機構の1つであると説明した．その著書
「人体の叡知」の中では，細胞間質の恒常性として血液の水分含有量，血液中の塩類，脂肪分，
血糖などについて実験成果を中心に述べ，さらに体温の恒常性，生体の自然防衛，交感神経系と
副腎系のバランス，そして，生物，社会のホメオスタシスにまで言及し社会自体もその恒常性を
保つシステムをもつと述べている．ここでホメオスタシスの例をあげてみよう．

①水分平衡

　細胞外液量の変化が血圧浸透圧の変化として浸透圧受容器に感知され，視床下部より下垂体後
葉，抗利尿ホルモン（ADH）が分泌される．その結果，腎臓の尿細管（効果器）で水分再吸収を
調節する（図Ⅲ-9）．

②体　温

　体温を保持するための機構として，熱産生能の調節がある．外界温度の変化により，皮膚の
熱／寒冷感受性神経終末が刺激され，求心性神経刺激となり，視床下部にて情報処理され，副腎
髄質からアドレナリン分泌調節，交感神経性血管収縮神経緊張度の調節，などが機能する（図Ⅲ-10）．

③血中酸素濃度（呼吸）

　血中CO_2の増加や水素イオン濃度の増大（血液が酸性になる）と，呼吸中枢を刺激し，呼吸が
深くなる（図Ⅲ-11）．

　生体のホメオスタシスを維持しているのは，上記のようにホルモン系と神経系の両者の相互作
用といえる．

　一方，患者とのコミュニケーションにおいてもホメオスタシスという概念を取り入れることが
できる．例えば，患者にとって非常に恐ろしい症状，自分が重症であることを示すような症状を
言いたがらなかったり，ときには忘れようと（または気づかないふりをしようと）することがあ
る．このメカニズムとしてホメオスタシスを考える[7]．患者自身が，自分の人生の平衡を保つた
めに重大な事柄を意識下に，または意識下であるかのように抑制する．それを医療スタッフが聞
き出そうとしても非常な困難を感じる．それは，患者の精神的ホメオスタシスを脅かすものだか
ら，と説明づけるわけである．同様なことが，医療スタッフ側にもいえるとして，信用したくな
いような診断名や重篤な症状を患者が訴えても，往々にして「忘れ」たり「見過ごし」たりして
しまうことがあると述べている．

　心の動き，臨床心理学においてもホメオスタシスは有効な概念である．平衡を保てる以上に変
動が大きくなった場合，統合機制の破綻をきたす，と考える．

　なお，ホメオスタシスは，生体の環境に対する反応であるが，生体のこの反応が個体，場合に
よっては種族にまで拡大して恒常性により維持されるレベル自体のスライドとしてみられること

水分の過剰摂取の場合

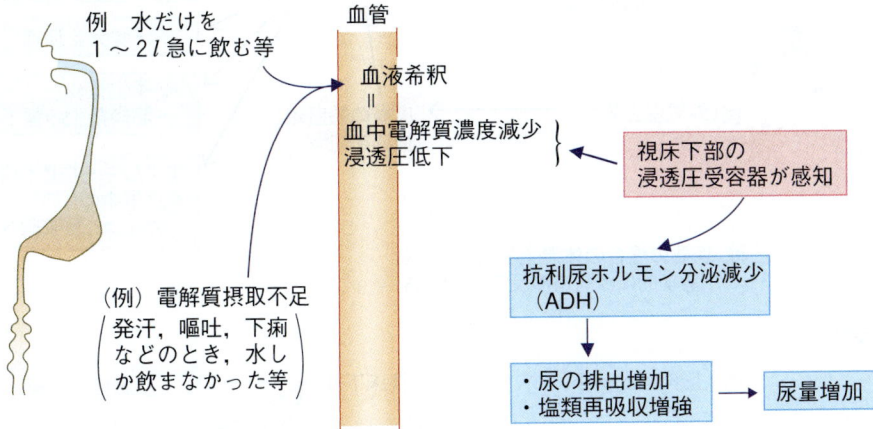

例　水だけを
1～2l急に飲む等

血管

血液希釈
＝
血中電解質濃度減少
浸透圧低下

視床下部の
浸透圧受容器が感知

（例）電解質摂取不足
発汗，嘔吐，下痢
などのとき，水し
か飲まなかった等

抗利尿ホルモン分泌減少
（ADH）

・尿の排出増加
・塩類再吸収増強　→　尿量増加

水分の摂取不足の場合
電解質過剰摂取の場合

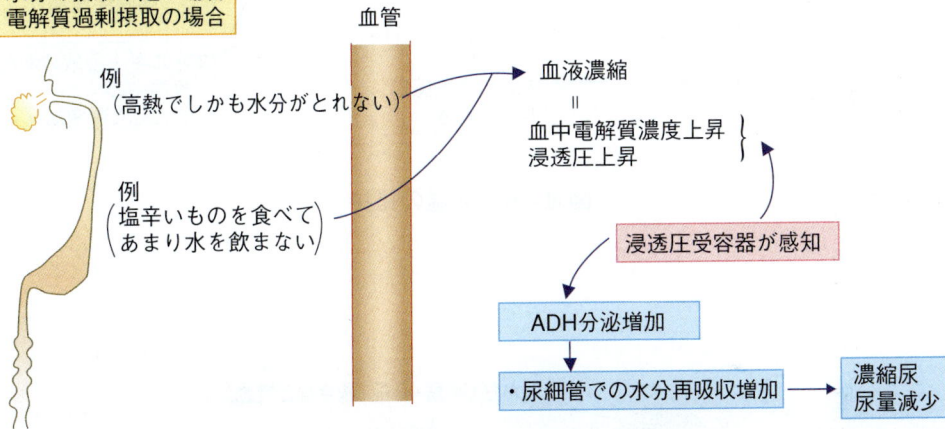

血管

例
（高熱でしかも水分がとれない）

血液濃縮
＝
血中電解質濃度上昇
浸透圧上昇

例
（塩辛いものを食べて
あまり水を飲まない）

浸透圧受容器が感知

ADH分泌増加

・尿細管での水分再吸収増加　→　濃縮尿
尿量減少

図Ⅲ-9　水分平衡

がある．これを適応，または馴化といっている．これらの言葉の用い方としては，以下のような区別もある[8]．

　順応（adjustment, accommodation）：環境の連続的な変転によりもたらされる後天的な生反応の変化．

　適応（adaptation）：長期にわたる環境要因のもとで生物が集団として世代を通じて遺伝的に変化．

　馴化（acclimatization）：気候，風土への適応．

　acclimation：異文化への適応．

地球全体も1つの生命体とみなす考え方が近年欧米でも盛んであるが，系の安定，という意味

体温上昇

例（運動による筋肉活動増強）　→　視床下部　→　皮膚血管拡張

汗腺分泌促進

熱産生減少
筋肉緊張の低下

例（外気温上昇）　→　皮膚の熱感知神経を刺激

エネルギー摂取低下
＜食事中の
たんぱく質制限＞

注：疾病の場合の体温上昇についても
　　基本的には同様の反応が起きる

体温低下

例（筋肉活動低下　睡眠）　－－→　視床下部　→　皮膚血管収縮

汗腺分泌抑制

皮下脂肪増加

熱産生増加

例（外気温低下）　→　皮膚の寒冷感知神経を刺激

エネルギー摂取の増加
＜食事中の
たんぱく質増加＞

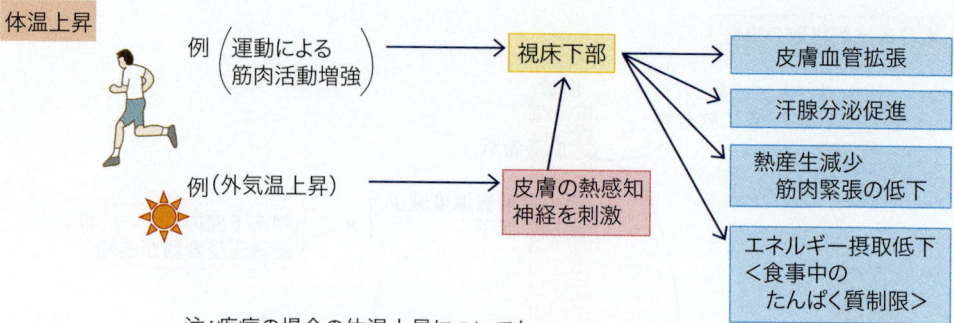

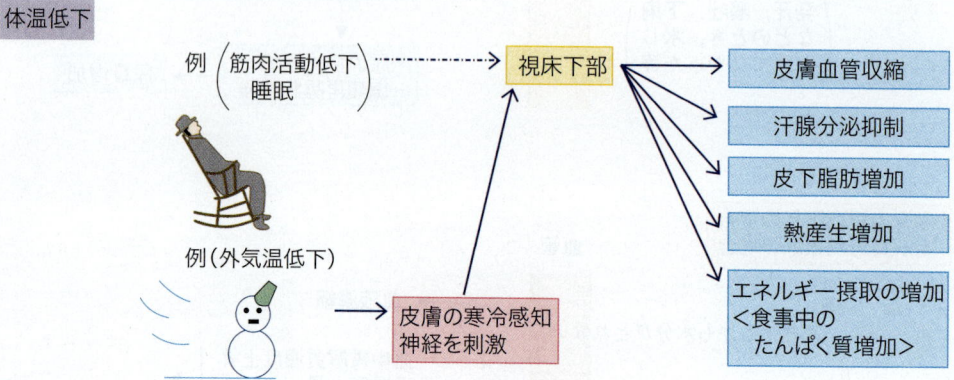

図Ⅲ-10　体温の維持

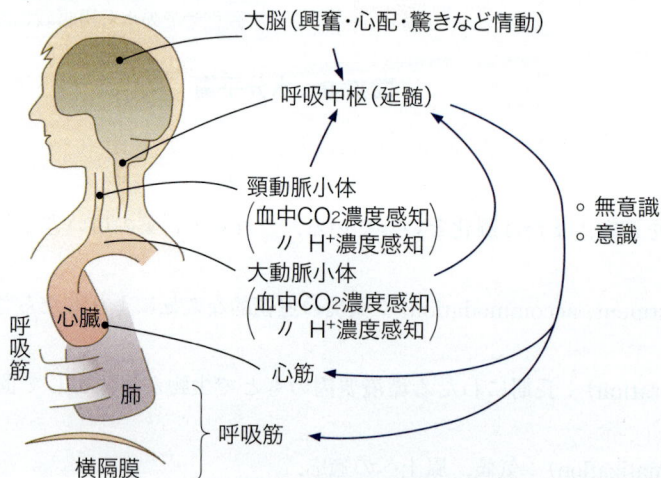

大脳（興奮・心配・驚きなど情動）

呼吸中枢（延髄）

頸動脈小体
（血中CO_2濃度感知
　〃　H^+濃度感知）

大動脈小体
（血中CO_2濃度感知
　〃　H^+濃度感知）

○ 無意識
○ 意識

呼吸筋

心臓

心筋

肺

呼吸筋

横隔膜

図Ⅲ-11　血中酸素濃度の調節

ではまさに地球生命体とよんでふさわしい．**ノバート・ウィーナー**がフィードバック＊という制御法を述べ，生体の機能をサイバネティクスという「自動制御＋通信」機能で説明しようとしたが，これもホメオスタシス維持の1機構と考えられる．過剰フィードバックは系を振動させ，自己破壊へと導く可能性を秘めており，この境界状態のシフトが適応と考えられる．

② ホメオスタシスの変化

〔1〕変化の3要因

　ホメオスタシスは，基本的に生体に備わっているシステムであるが，その機能をシフトさせる形で影響を与えるものが3つあげられる．

①バイオリズム
　日内変動（circadian rhythm）（表Ⅲ-6）
　季節変動：髪の毛ののび，生え変わり，身長・体重の増減
②加齢
③ストレス

〔2〕汎適応症候群

　ストレスは，**セリエ**（Selye, H. 1907～1982）が用いた言葉で，生体に外界から加わる力（ストレッサー stressor）とそれによる生体側の歪み（ストレス stress）の関係において，非特異的（いろいろ）な有害刺激に対して生体が特異的（一定の）反応様式を示す（汎適応症候群）とした．特異的様式とは，下垂体─副腎皮質系の働きを中心としたもので，ストレスは刺激として下垂体に伝わり，下垂体前葉からの副腎皮質刺激ホルモン（ACTH：adrenocorticotropic hormone）の分泌増加を促し，さまざまな副腎皮質ホルモン（コルチコステロイドホルモン）の血中放出量を増加させる．同時に交感神経─副腎髄質系の反応も加わり，これにより代謝水準を上げたり，免疫機構を活性化したりなど生体に反応があらわれる．これを**汎適応症候群**（G-A-S：general adaptation syndrome）という．その反応は次のような3つの時期からなるとしている．
①警告反応期
　まず，**ストレッサー**により生体は**ショック相**となる．ショック相では，体温の低下，低血糖，血圧低下，それにともない副腎髄質からアドレナリンが分泌され，神経系の活動抑制，筋緊張の低下，毛細血管透過性低減などが起こる．ついで，視床下部─下垂体前葉より副腎皮質刺激ホルモン（ACTH）の分泌促進により，副腎皮質からの糖質コルチコイド分泌量が増加してショックからの**立ち直り＝反ショック相**になる．体温上昇，血圧上昇，高血糖，神経・筋緊張，活動性上昇がみられる．
②抵抗期
　反ショック相の続きで，ストレッサーに対する抵抗力を維持，適応状態をとる．副腎皮質ホルモンの分泌量は通常の量にもどっていく．

＊　フィードバック（feedback）：元来は電子工学の自動制御の方式をいうが，生理・社会・心理学などにおいてシステムの反応によって刺激を自動的にコントロールするメカニズム．

表Ⅲ-6　ヒトの生理的諸機能の日内変動

	最大値を示す時間	最小値を示す時間	備　考
体温	覚醒時	睡眠時	差は1℃
酸素消費	20:00	08:00	
心拍数	09:00～18:00	24:00～06:00	
細胞外液		12:00	
血中好酸球	00:00～06:00	10:00～12:00	
血漿グルコース	19:00		昼間のほうが高い
血漿遊離脂肪酸	07:00	12:00	夜間のほうが高い
〃	20:00	06:00	
血漿グリセロール		朝食摂取2時間後	夜間のほうが高い
血漿トリグリセリド	16:00		昼間のほうが高い
血清フェニルアラニン	夕	朝	正常児
〃	朝	夕	フェニルケトン尿症
血清チロジン	夕	朝	正常児
〃	夕	朝	フェニルケトン尿症
血漿トリプトファン	08：00	12:00～01:00	無トリプトファン食投与
血漿ACTH	06:00＞	18:00	bioassay
〃	04:00～06:00		immunoassay
血漿コルチゾール	08:00	24:00	
〃	09:00～11:00		不眠症いかんにかかわらず若い人より遅れる
血漿FSH,LH	08:00	16:00～24:00	ろ胞および黄体形成期，閉経期，去勢したメスにもみられる
血漿テストステロン	リズムなし	リズムなし	
〃	04:00～12:00	20:00	
血清成長ホルモン	多相性	多相性	
〃　グルカゴン	リズムなし	リズムなし	
血漿レニン	02:00～08:00	12:00～18:00	
尿排泄量	08:00～12:00	04:00～08:00	
尿中アミノ酸	昼間	02:00～08:00	中性および酸性アルカリ
尿中ヒドロキシプロリン	24:00～08:00	12:00～16:00	
量	12:00～16:00	00:40～08:00	
尿中K排泄量	06:00～12:00	00:40～08:00	
〃　Na　〃	06:00～12:00	00:00～04:00	
〃　Cl　〃		09:00～10:00	

（加藤一郎著者代表，水野伝一（1971）東京大学公開講座14「人間と環境」，
日内変動を示す種々の生理現象，東京大学出版会を参照）

③消耗期

さらにストレッサーによる曝露が続くと，「適応エネルギー」は使い尽くされ，副腎皮質の機能は低下し，ショック相と同様な状態となり，次第に抵抗力が減退し，恒常性は大きくくずれ，場合によっては死亡に至る．

またG–A–S（汎適応症候群）は，状況により生体にとり有益にも有害にもなる．これは，何か1つの刺激（ストレッサー）にさらされていると，さらに新たな刺激に出会うとそれに対する抵抗力が状況により増減する，ということにも由来する．ストレスによる生体の反応を図Ⅲ-12に示

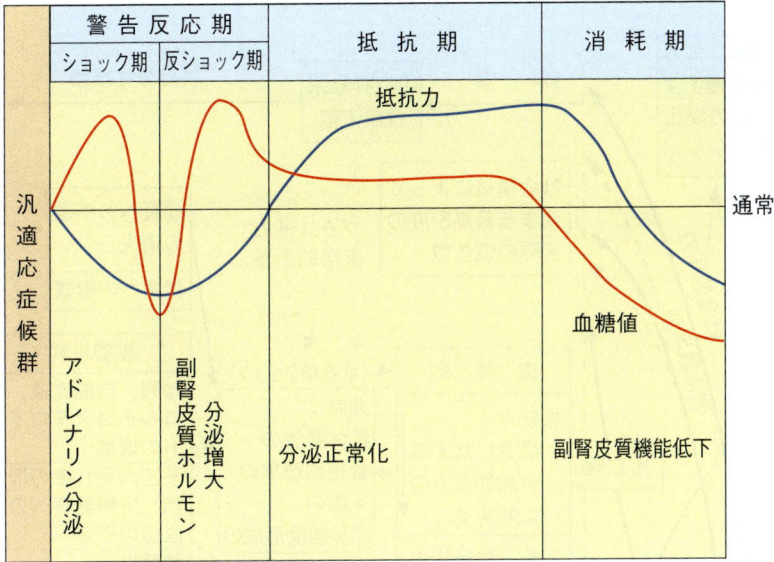

	警告反応期		抵　抗　期	消　耗　期
	ショック期	反ショック期		

図Ⅲ-12　ストレス反応

す*．ストレスを集団の個体数について考察し，集密度による個体数調節のモデルを考えることもできる（図Ⅲ-13）．

③ 中医学（東洋医学）におけるホメオスタシス

　東洋医学では，身体の統合機制について独自の解釈と分析を重ねてきた．わが国の東洋医学とは，中国伝統医学が日本に伝えられ，独自に発達したものである．中国伝統医学は中医学と称される．一口に東洋医学といってもいろいろと流派もあり，中国とわが国とはまた別の発展をとげた部分もありで，同じ言葉でも多少定義が異なっている．ここでは，中医学にそって述べる．看護学は，この中医学から学ぶところ大と考える．

　セリエの考え方は，「心身医学」という分野を明確化した点でも画期的なものであり，肉体に対する外傷と同じく心・情緒に対する傷もそれと同等のストレスを起こす，としている．**心身医学**（psychosomatic medicine）という概念自体，西洋医学ではどちらかといえばタブーであり，看護場面でも，「抱いてあげる」，「身体をさわる」ことが重要な「看護」であるということは西洋では目新しいものであった．

　中医学では，病気になるかどうかは身体の「**正気**（せいき）」の盛衰にかかっていると考え，正気の弱り（虚）（きょ）が発病の主な原因であり，病因はそれに乗じるだけとする．正気は心身統合した考え方であり，この点が西洋医学と大きく異なる．病気の箇所（病位）はどこで，何が原因か，どういう

＊　セリエの学説によればショック相では低血糖になるとされているが，これは血糖変化を数時間から数日の時間単位で観察した場合，このようになるといわれている．一方，ストレス対応は，数秒〜分のごく短時間でも起こる場合もあり，その場合は図Ⅲ-12のように一時的に血糖値が高くなり血圧も上がることが観測されている．その後の反応はセリエの学説のような様相となる．

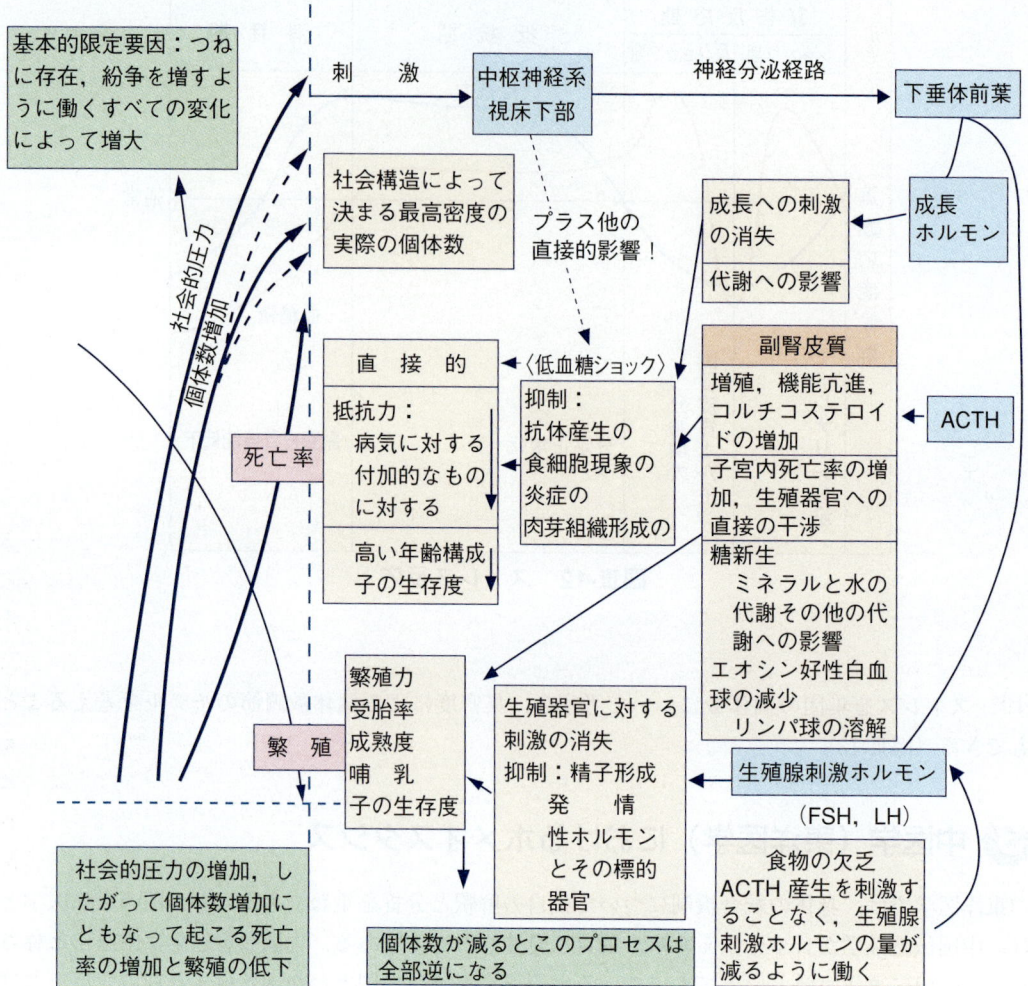

基本的限定要因：つねに存在，紛争を増すように働くすべての変化によって増大

刺　　激　　　　　　　神経分泌経路

中枢神経系　視床下部

下垂体前葉

社会的圧力

個体数増加

社会構造によって決まる最高密度の実際の個体数

プラス他の直接的影響！

成長への刺激の消失

代謝への影響

成長ホルモン

死亡率

直　接　的

抵抗力：病気に対する付加的なものに対する

高い年齢構成子の生存度

〈低血糖ショック〉

抑制：抗体産生の食細胞現象の炎症の肉芽組織形成の

副腎皮質

増殖，機能亢進，コルチコステロイドの増加

子宮内死亡率の増加，生殖器官への直接の干渉

糖新生　ミネラルと水の代謝その他の代謝への影響　エオシン好性白血球の減少　リンパ球の溶解

ACTH

繁殖

繁殖力　受胎率　成熟度　哺　乳　子の生存度

生殖器官に対する刺激の消失　抑制：精子形成　発　情　性ホルモンとその標的器官

生殖腺刺激ホルモン

（FSH，LH）

社会的圧力の増加，したがって個体数増加にともなって起こる死亡率の増加と繁殖の低下

個体数が減るとこのプロセスは全部逆になる

食物の欠乏　ACTH 産生を刺激することなく，生殖腺刺激ホルモンの量が減るように働く

図Ⅲ-13　ストレスの増大による個体数調節
（小泉明，田中恒男編（1973）人間と健康，講座現代と健康1，p. 141，大修館書店より転載）

過程にあるのか，と診断をつけていくのは西洋医学と同じだが，原因～病因について幅広くとらえている特徴がある．2 千年前の黄帝内経という本では，病因を内因と外因に分けて考えている．この外因は，環境・外界の要因であり，内因は感情の起伏や飲食，疲労などを意味していた．その後，さらに不内外因として突発的なけが・獣などのかみ傷などを考えた．現在では，外因の中に突発事故による外傷，疲労や飲食の不摂生なども含めて考え，人体側の抵抗力や精神因子などを内因とする二因説となってきている．原因の特定には四診（望診，聞診，問診，切診）を用い，臨床症状や体質を考えつつ症状の鑑別（弁証）を行っていく．その際，基本的考え方として陰陽がある．陽は活動的，動的，生理的に熱が多い，基礎代謝の亢進，刺激に対する反応力が大，機能的なものなどを意味し，陰は消極的，静的，生理的に寒，基礎代謝の低下，刺激に対する反応力低下，構造的なものなどを意味する．両者の調和により健康が保てるのであり，陰に過ぎても

陽に過ぎても病となる．また，気血（きけつ）という概念があり，気はエネルギーそのもの，陰陽でいうと陽であり，自然の酸素（肺から呼吸により取りこまれる），栄養物質（消化吸収して得られる），先天的な精気（生殖や成長のエネルギー）の3種からなるとしている．血は陰陽でいうと陰にあたり，全身の諸器官に栄養を与える役割とされる．例えば自動車ならば電気が気で血はガソリンにあたる．気血の異常はエネルギー分配の過不足・円滑さ異常による証を引き起こすと考える．さらに五臓（肝＝自律神経系，視床下部，大脳辺縁系，心＝中枢神経系，特に脳高次機能，血液循環，脾＝消化吸収機能，肺＝呼吸器系，腎＝成長・加齢，生殖，水分代謝）も相補的に機能しており，そのバランスがくずれると病になるとしている．すなわち，各臓器の働き＋神経系＋内分泌系＋生体自体の力＝個体としてみている．中庸を健康とし，強弱，陰陽いずれのかたよりも病態を生むと考える．

　セリエのストレッサーとストレスとの関係については対比できる記述が「**傷寒論**（しょうかんろん）」に載っている．ここでは，病期の進行を陽病期と陰病期の大きく2つに分け，陽病期は抵抗期，陰病期は疲弊期としている．陽病期には，太陽病，陽明病，少陽病の3期があり，太陽病の病期では発病の当初であり抵抗力も強く反応も強くでる．陽明・少陽病では病気（ストレッサーの曝露）が続き抵抗も持続している状態である．陰病期も3期あるが合わせて三陰病といわれ，この期間は抵抗力が陰＝減退し病状も複雑で慢性，長期化し体力の衰えも強くなっていく．これはそれぞれ「警告反応期」，「抵抗期」，「消耗期」にあたる．さらに興味深いのは，「**合病**（ごうびょう）」，「**併病**（へいびょう）」の概念で，「合病」は2種の陽病が同時にみられるもの，「併病」とは陰病と同時に陽病がみられるものである．「合病」は2種の別個の疾患にかかる場合と考えられ，「併病」は1つの疾患にかかっているうち次の別の疾患にかかってしまった状態と考えられる．セリエも，ある種のストレス状態のとき別のストレッサーに曝露されるとそれへの反応が落ちる場合があることを指摘しており，これは「併病」，「合病」という混乱状態と対応する．「併病」の場合は，まず陰病＝消耗に対する治療を行い，ついで陽病の治療にかかるとしている．これも合理的（reasonable）である．

　なお，東洋医学における治療の概念は看護治療の原則として有効であり，次のようである．

①扶正（ふせい）／去邪（きょじゃ）

　正気を扶け体質を増強し，抵抗力を増す．

　同時に邪気を駆逐する．体内より排出，排泄を促す．

②標治（ひょうち）／本治（ほんち）

　標とは外，邪気，症状，後病などを意味し，本とは内，正気，病因，先病などを意味する．

　急ぐ場合は，まず，急性，現病，対症療法を行い，進行が緩慢になれば根本からの治療を行う．本来はこちらが大事である．

③随機制宜（ずいきせいぎ）

　病状，病態把握において季節，地理環境，体質・年齢などの違いを考慮する．

　現在，中医学は世界的にも代替医療，補完医療としてターミナルケアや胎位矯正はじめ，さまざまな分野になどに導入され医療面でも高く評価されている[9), 10)]．上記のように生体把握において西洋医学とは別の体系をもつが，「こころ」は同じという点も多く，今後科学的な検討により医学・看護学領域においてその寄与は大きいと考える．この点については，また別に述べる機会もあるであろう＊．

＊　本格的な中医学者の参与も看護学において始まっている．例えば，精神科看護の分野で王らが連載している．参考文献5）〜16）．

引用文献

1）クロード・ベルナール, 三浦岱栄訳（1970）実験医学序説, 岩波書店
2）ルネ・デュボス著, 田中英彦訳（1975）環境と人間：現代医学の方向, ティビーエス・ブリタニカ
3）ルネ・デュボス著, 木原弘二訳（1985）人間と適応, みすず書房
4）ルネ・デュボス著, 田多井吉之介訳（1977）健康という幻想, 紀伊国屋書店
5）小泉明（1974）環境と健康, 大修館書店
6）ウォルター・B・キャノン著, 栖原六郎・大沢三千三訳（1959）人体の叡知, 創元社
7）Richard, D. J., George D. Zuidema, Faith T. Fitzgerald ed.（1989）Clinical Diagnosis ; A Physiologic Approach Fifth Edition, Little Brown and Company
8）後藤稠ほか編（1996）最新医学大辞典第2版, 医歯薬出版
9）矢野忠, 上村章博, 梶山静夫（1993）ターミナルケアと東洋医学, 東方医学9（4）, p. 9 - 19, 日本東方医学会
10）添田陽子, 鈴木千浩, 佐藤譲, 矢野忠ほか（1994）胎位矯正に対する灸施術の効果について, 明治鍼灸医学15, p. 61 - 73, 明治鍼灸大学

参考文献

1．三池輝久監修（1997）現代中医診療の手引き, 医歯薬出版
2．間中喜雄（1977）医家のための鍼術入門講座, 医道の日本社
3．花輪壽彦（1995）漢方診療のレッスン, 金原出版
4．蠣崎要, 池田政一（1977）図解鍼灸医学入門, 医道の日本社
5．王霊芝（2007）中医学の視点をケアに取り入れよう―全体のバランスで人体をみる―中医学とは何か, 精神科看護, 34（1）, p. 55 - 59, 精神看護出版
6．王霊芝, 遠藤淑美（2007）中医学の視点をケアに取り入れよう―全体のバランスで人体をみる―体質を知ろう, 精神科看護, 34（2）, p. 54 - 58, 精神看護出版
7．王霊芝, 遠藤淑美（2007）中医学の視点をケアに取り入れよう―全体のバランスで人体をみる―精神変化と病気, 精神科看護, 34（3）, p. 54 - 58, 精神看護出版
8．王霊芝, 遠藤淑美, 大野ゆう子（2007）中医学の視点をケアに取り入れよう―全体のバランスで人体をみる―中医学からみた統合失調症, 精神科看護, 34（4）, p. 56 - 59, 精神看護出版
9．王霊芝, 遠藤淑美, 大野ゆう子（2007）中医学の視点をケアに取り入れよう―全体のバランスで人体をみる―統合失調症の診断と治療法, 精神科看護, 34（5）, p. 56 - 60, 精神看護出版
10．王霊芝, 遠藤淑美, 大野ゆう子（2007）中医学の視点をケアに取り入れよう―全体のバランスで人体をみる―花粉症の見方および治療と予防, 精神科看護, 34（6）, p. 58 - 63, 精神看護出版
11．王霊芝, 遠藤淑美, 大野ゆう子（2007）中医学の視点をケアに取り入れよう―全体のバランスで人体をみる―便秘について, 精神科看護, 34（7）, p. 55 - 58, 精神看護出版
12．王霊芝, 遠藤淑美, 大野ゆう子（2007）中医学の視点をケアに取り入れよう―全体のバラン

スで人体をみる─舌と病気，精神科看護，34（8），p. 56−60，精神看護出版

13. 王霊芝，遠藤淑美，大野ゆう子（2007）中医学の視点をケアに取り入れよう─全体のバランスで人体をみる─不眠症の見方，精神科看護，34（9），p. 56−61，精神看護出版

14. 王霊芝，遠藤淑美，大野ゆう子（2007）中医学の視点をケアに取り入れよう─全体のバランスで人体をみる─冷え性，精神科看護，34（10），p. 57−61，精神看護出版.

15. 王霊芝，遠藤淑美，大野ゆう子（2007）中医学の視点をケアに取り入れよう─全体のバランスで人体をみる─秋の養生，精神科看護，34（11），p. 61−64，精神看護出版

16. 王霊芝，遠藤淑美，大野ゆう子（2007）中医学の視点をケアに取り入れよう─全体のバランスで人体をみる─中医学の現状とアメリカにおける発展，精神科看護，34（12），p. 58−61，精神看護出版

② 防衛機制，コーピング

1 生活環境の認知

　人間の行動を理解するにはその人の生活環境を無視することはできない．人間の行動は生活環境とのかかわりにおいて生起し，その生活環境がもつ条件によって規定されるからである．**レビン**（Levine, K.）は，人間の内的要因と環境要因の関数関係によって行動が起こると考え，下記のような公式であらわした．この公式に従えば，BはPが一定であればEの条件によって規定され，Eが一定であればPの条件によって規定されることになる．

$$B=f（P・E）$$

B：行動
f：関数関係
P：内的要因
E：環境要因

　しかしながら，現実には人間がとる行動は公式が示すほど単純ではない．PとEは相互に関連しながら力動的*にBを規定すると考える方が自然である．われわれの生活環境はたえず変化し，また人間側の内的要因もたえず変化しているからである．それでは人間の行動を規定する環境とは，どのような環境なのだろうか．

　環境という言葉はさまざまに使われる．一般的には，自然環境，社会環境，文化的環境などの使い方をするが，医学や看護では，人間の構造や機能を説明する場合に，**内的環境**あるいは**外的環境**という言葉がよく使われる．しかし，この節では，われわれの生活の周りにある客観的な環境をどのように認知し，行動へと導くかという意味での**心理的環境（行動的環境）**を取り上げる．

　心理的環境には次のような特徴がある．第1の特徴は，各人それぞれの心で認知されたものであるから，個別的かつ主体的であることである．したがって，各人のとる行動は，環境からの刺

---

*　力動的：個人の内的要因と生活環境は相互に関連しあっており，つねに変化している．そのような過程の中で，この2つは人の行動に影響を与えている．

激は同じであっても，観察される行動は異なる．例えば，深紅のバラの花を2人の人間が見ても同じように感じるとは限らない．1人は"なんて情熱的な花だろう"と思い，そして心地よいにおいをかごうと顔を近づけるかもしれない．しかし，もう1人は何も思わず何もしないかもしれない．第2の特徴は，個人の身体的・心理的条件によって，その刺激は異なって認知されることである．例えば，同じバラの花を，1日中何も食べていない空腹状態で見てもおそらく何も感じないだろう．生理的ニーズが満たされ，気持ちにゆとりができて初めて花を鑑賞する気になるからである．

　人間がそのときその場に位置している物理的あるいは地理的空間を**地理的環境**というが，これは人間の意識や体験とは独立して存在している．一方，心理的環境はその人が体験し認知している生活環境を意味している．生活の中にあるすべての事物や文化，また信念や価値観などの概念的なものも含めて，どのようにそれらを知覚し心理的に認知しているかによって，外部に反応したり行動する仕方が異なる．

　とはいえ，心理的環境は地理的環境とは無関係に独立して存在しているわけではなく，外的環境からの刺激なしには心理的環境はあり得ない．つまり，心理的環境は外的条件としての地理的環境と人間の内的条件が相互に関係し合って形成された環境であることに注意すべきである．

　また，この外的刺激は個人の生理的および心理的状態によって影響を受ける．以前に受けた同じ刺激であっても，前回と同じ反応あるいは行動が起こるとは限らない．人間がとる行動は，このように外的あるいは内的条件によって形成された力動的な心理的環境によって，さまざまな方向に向かうことになる．このような意味で，心理的環境は非常に複雑であることを留意する必要がある．

　心理的環境における対象や対象のもつ誘意性，障害の有無などによって，図Ⅲ-14のような6つの基本パターンがあげられている．**誘意性**とは欲求を生起させ，それに応じた行動を起こさせる対象の性格を意味する．これは，対象に接近しようとする正の誘意性と，回避しようとする場合の負の誘意性に分けられる．

❷　行動の原動力としての欲求

　環境と人間の内的条件との力動的な相互作用によって，行動は喚起されるが，行動の直接的な原動力となるのは，図Ⅲ-15にみられるようなさまざまな欲求（needs）である．これは**マズロー**（Maslow, A.）が提唱した**基本的欲求階層論**を構成する諸欲求の構造をあらわしたものである．このニード論には次のような特徴がある．

　第1の特徴は，人間にとってバイタルとなる生理的諸欲求から，安楽・安全の欲求，所属・愛情の欲求，自尊の欲求，そして自己実現の欲求へと階層をなしていることである．つまりある欲求が満たされると次の**上位欲求**が起こる．この欲求が充足されるとさらに上位の欲求へと階層的に，欲求が次々と喚起されるというものである．第2の特徴は，下位の欲求が充足された後に，上位の欲求が起こるのであって，**下位欲求**を否定することによって上位欲求が充足されるのではないということである．第3の特徴は，欲求の充足度は上位の欲求ほど低く，下位の欲求に行くほど高くなることである．したがって最下位の**生理的欲求**は，最も優先度が高い欲求ということになる．この生理的欲求には，一般的に優先度の高い順に空気，水，食物，休息・睡眠，排泄，運動，性などの欲求が含まれる．これらの諸欲求は，臨床場面で看護師がクライエントのセルフケア行動を援助する

① $P \longrightarrow O+$

心理的場としての環境内に，明確な対象や目標（O）が1個存在し，行動主体である自己（P）にとって，正の誘意性（＋）をもっているために，行動は対象に直線的に接近しようとする．

② $P \longleftarrow O-$

環境内に，負の誘意性（－）をもった対象や課題（O）が存在するために，行動はそれから遠ざかり回避しようとする．これは①と逆である．

③ $P \underset{\longrightarrow}{\longleftarrow} O\pm$

1個の対象や課題が，自己にとって正の誘意性と負の誘意性を同時にもっているために，接近と回避の2つの行動の選択において迷い苦しむ場合である．いわゆる葛藤状態である．

④ $+O \longleftarrow P \longrightarrow O+$

同じ場面に，同じ程度の正の誘意性をもつ対象が2個以上存在するために，その選択に迷い，行動は左右に揺れ動く．

⑤ $-O \longrightarrow P \longleftarrow O-$

同じ場面に，同じ程度の負の誘意性をもつ対象が2個以上存在するために，その選択に迷い，行動は場面逃避や延期への逃避となりがちである．

⑥ $P \longrightarrow | O+$

正の誘意性をもった対象や課題が存在しており，これに接近し課題を解決しようとする．しかしそれを妨害したり阻止する障害が外的あるいは内的に存在し，さまざまな不適応行動が起こる．このような状態では欲求不満（フラストレーション）を起こしやすい．

図Ⅲ-14　6タイプの基本行動パターン

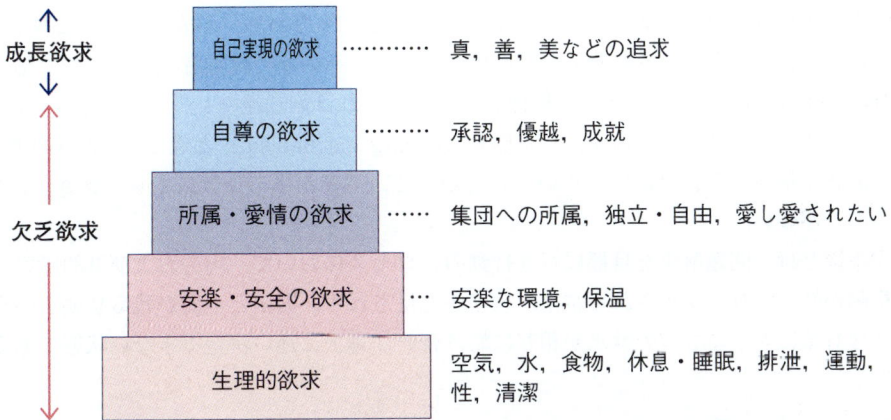

成長欲求

欠乏欲求

自己実現の欲求 ………… 真，善，美などの追求

自尊の欲求 ……… 承認，優越，成就

所属・愛情の欲求 …… 集団への所属，独立・自由，愛し愛されたい

安楽・安全の欲求 … 安楽な環境，保温

生理的欲求　空気，水，食物，休息・睡眠，排泄，運動，性，清潔

図Ⅲ-15　マズロー（Maslow, A.）の基本的欲求階層

場合の基本的な視点となっている．しかしながら，必ずしも生理的ニードの優先度が上位の欲求よりも高いとは限らない．優先度はそのときその場の心理的環境によって，影響を受けるからである．第4の特徴は，**欠乏欲求**と**成長欲求**に分けられていることである．生理的欲求から自尊に至る諸欲求は，欠乏状態がそれを充足しようとする行動を喚起させる．しかし，最上位の**自己実現の欲求**は，下位の欲求が充足されて初めて動機づけられる．自己実現の欲求は自己をさらに高めようとする行

動を起こさせる．これは成人後期の発達課題である統合性と関連が深い欲求である．

③ 防衛機制

　人間は生活環境からのさまざまな刺激や変化に対して，身体的，心理的，社会的に統合して対処している．このように統合することによって機能するあり方をシステムという．ロイ（Roy, C.）によれば，統合システムは，インプット（入力），コントロール（制御），アウトプット（出力），フィードバックのプロセスから成立する[1]．

　それでは，人間は環境から入力された刺激をどのようにコントロールしているのだろうか．ブラックボックスとなっている人間の内部を見ることはできないが，ロイによれば，調節器と認知器からなる対処機制によってコントロールされている．調節器とは，神経的・化学的・内分泌的プロセスをとおして反応する対処機制のサブシステムで，ホメオスタシス理論に基づいた身体的な統合機制*である．一方，認知器とは，知覚と情報処理，学習，判断，情動などの複雑な心理的プロセスをとおして反応する対処機制のサブシステムであり，認知メカニズムに基づいた心理的な統合機制である．

　環境への適応という観点から適応機制という言葉が使われる．対処機制は単なる自己の防衛だけでなく，環境への積極的な問題解決行動を導く心的機制である．従来は防衛機制も適応機制あるいは対処機制も同義に使われてきた．しかし，最近は，適応機制を防衛機制と対処機制に分けて使われる傾向にある．

　防衛機制（defence mechanism）は，一般的に，自己を脅かすものから自分自身を防御するために働く心理的なメカニズムであると定義されている．すなわち，不安を引き起こす情動によって自分自身が傷つかないように働く自我の機能であり，その多くは無意識のレベルで動いている．

　表Ⅲ-7に代表的な防衛機制とその機能をあげた．これは無意識のレベルで，不安を減じ不快を緩和するために働く機制であるが，対処機制（coping mechanism）と違って，現実的な処理ができず，問題を解決することはできない．したがって，欲求不満（フラストレーション）や葛藤を生じることが多い．

　欲求不満とは，問題解決を目標に行う行動のプロセスにおいて，内的および外的障害によって，その行動が妨げられ，阻止された結果，欲求が充足されず，緊張と不満が残る状態をいう．また，葛藤とは対象に対する2つの欲求が相互に妨げ合い，選択に迷い決定できない状態である．

④ コーピングメカニズムとコーピング行動

　心理的なストレスにどのように対処するかという観点から，コーピングという言葉が使われている．ガーランド（Garland, L. M.(1982)）は，マクグラス（McGrath, E.(1970)）のコーピングの定義を引用して，コーピングとはストレスや脅威を緩和したり，軽減したり，あるいは除去しようとするその人なりの個人的な試みの過程であることを強調している[2]．ラザルス（Lazarus, R. S.(1990)）は，心理的なストレスを，人と環境との間で何かが危うくなっていると主観的に評

---

*　統合機制：外的要因によってたえず変化する内部環境をコントロールし，身体の諸機能を全体的に調整しようとするメカニズム．

表Ⅲ-7　防衛機制

（1）逃　避 escape	適応の困難状況からのがれることによって，自己の破局の予感から免れようとする消極的な機制．これには以下のような逃避がある ・退避（単純に退くことによって自己を護ろうとする機制） ・空想への逃避（困難な状況に直面するのを避けて，それに直接関係のない他のことに集中することによって逃避する機制） ・疾患への逃避（困難な状況を避けられなくなったとき，適応行動の機能を停止し疾患へ逃避する機制）
（2）退　行 regression	阻止された欲求を満たすために，以前のより未熟な精神発達段階に逆行して，幼稚な態度や行動となってあらわれる．
（3）抑　圧 repression	破局をまねく恐れのある欲求を，無意識下に抑え込んで意識にあらわれないようにする機制．欲求そのものが存在しないかのように振る舞う．抑圧は外的な危険からの逃避と異なり，自分自身の中の危険な傾向からの逃避である．性欲や攻撃的な傾向，子どもらしい欲求や苦痛な記憶などが抑圧される．この抑圧が過度になると，神経的症状へと進展する場合がある．
（4）置き換え replacement	ある対象に向けられていた態度や感情を他の対象に移しかえる機制である．この機制は代理の意味を持っている．置き換えは，人，物，動物，身体へ行われる．例えば，母親の死後，母親に求めていた愛情を姉に求めることなどである．
（5）反動形成 reaction formation	内心で欲していることと反対のことをする．すなわち，社会的に公認され，賞賛される態度で行動する機制．例えば，子どもに対する憎しみが抑圧されて過度な愛護になってあらわれたり，抑圧された性欲が逆に性的な潔癖となってあらわれる．しかし，態度や行動は不自然である．抑制された欲求は満足されないために，無意識レベルで強いフラストレーションがある．情緒不安定や緊張状態が持続される結果，神経的症状や爆発的な行動が引き起こされる場合がある．
（6）投　射 projection	自分自身の内部に生じた衝動や感情や考えを外部の対象に移しかえる機制である．防衛的行動としては合理化と共通する場合が多いが，投射の場合は理由そのものの合理性や正当性は重視されない．例えば，自分の失敗を他人のせいにする場合や，自分自身の相手に対する攻撃的感情を抑圧して相手が自分を攻撃していると考える場合である．
（7）合理化 rationalization	自分の行動や立場を社会的に承認されるような理由づけをすることによって正当化しようとする機制．その理由づけは客観的に正当でないものが多く，自分の能力や努力の不足を弁解しようとするだけでなく，真の動機を隠してこれをもっともらしく意味づけて責任転嫁しようとする．例えば，失敗の理由を他人や道具や材料の不備のせいにしたり，社会的情勢のせいにしたりする．
（8）同一視 identification	自尊への要求が満たされず，劣等感を抱いている場合，より地位の高い人や有名人と自分を同一化することによって，自分を高く見せようとする機制．例えば，出世した有名人と自分は親しい友人であることを強調したり，自分の所属する学校や会社を必要以上に誇示したりする場合である．
（9）補　償 compensation	自分の劣等感や弱点を意識している場合，他のよりのぞましい能力や方法を活かすことによって失敗感や不安を防衛しようとする機制である．これは自己を防衛するための積極的な適応行動である場合が多い．例えば，学力では劣る子どもが得意な美術やスポーツで頑張る場合がこれにあたる．
（10）昇　華 sublimation	現実的に不可能であったり，社会的に承認されない欲求を，より次元の高い社会的に承認されている対象や方法によって解消する機制である．これは，性的欲求や攻撃的衝動が，社会的に高く評価された価値に従って，より高次の目標をめざしてとられる行動であることから，妥当な適応行動といえる．例えば，抑圧された性的欲求をスポーツや社会的活動などによって解消したり，芸術や宗教などの文化的な生産によって解消する．

価された関係であると定義した上で，コーピングは脅威的な状況に対する個人のすみやかな反応ととらえられている³⁾．また看護学辞典ではストレス状況に直面したとき，能動的にそれに対処し克服しようとする個人の努力と定義されている．これらの定義から，コーピングの特徴として，心理的ストレスに出会うこと，脅威を感じ評価すること，その脅威に対して何らかの努力をすること，プロセスであること，それぞれ独自のコーピング様式があることなどがあげられよう．

ラザルスはコーピングの機能を，**情動中心型コーピングと問題中心型コーピング**の2つに分類する．前者は，情動的な苦痛を緩和するために，人を責めたり，同情を求めたり，飲んだり食べたりなどをして，感情を調整する機能である．一方，後者はこの苦痛の原因となっている問題に対して現実的に対処する機能で，問題解決過程や意思決定過程あるいは直接的な行為などによって対処する³⁾．

コーピング行動は，防衛機制による防衛的行動とは異なり，対処機制に基づく意識的かつ目的的な問題解決行動である．現実の脅威的な状況から自己を防衛するために即座に反応することを意味するだけでなく，より健康を促進するための目的的な態度や，脅威的状況や問題に適切に対処することを意味している．したがって，コーピング行動の効果は，脅威的状況の原因となっている心理的なストレスを緩和するか解消することであり，または生じている問題が解決されることである．

対処機制（**コーピングメカニズム**）について，ラザルスは今後の課題であるとしながらも，情動中心型コーピング行動のサブカテゴリーとしての注意の展開と問題の冷却化との関係で，次のように説明している．くよくよ考えないようにするという注意の展開を意味するコーピング行動は，ストレスの強い状況において脅威の気持ちを起こさないように考えることを避けるというコーピングメカニズムに基づいている．また自分が怒っていることを否認したり，問題があることを否認するなどのコーピング行動は，関係の意味を変更するコーピングであり，問題を冷却化する離脱*¹や知性化*²などのコーピングメカニズムによるものである³⁾．このようなコーピングメカニズムは，従来の自己否定的な防衛機制とは異なり，自分の解釈の仕方を変えるものであり，自己肯定的で環境に対しても積極的といえるだろう．とはいえ対処機制についてはまだ十分に明らかにされているわけではなく，表Ⅲ-7のような明確な分類はない．

具体的なコーピング行動は，一般的にストレスに対面したときの肯定的な感情に基づく**肯定的コーピング**と否定的な感情に基づく**否定的コーピング**に分けられる．否定的なコーピングの例としては，酒を飲んだり食べたりして自分をごまかしたり，状況から逃避したり，拒否することがあげられる．このような試みは，ストレス・コーピングのプロセスの初期段階でよくとられるコーピング行動で，ストレスによる緊張をとることが目的である．しかし，効果的なコーピングであるとはいえない．ストレスは一見解消されているかにみえるが，問題は解決されていないために欲求不満が残るからである．したがって，たとえ初期段階にこれらのコーピング行動をとったとしても，その後，問題解決に導く最も効果的なコーピング行動の選択が必要である．

肯定的なコーピングとは，ストレスの原因となっている問題が解決されたり，ストレスに対する反応が変化することを目的としたコーピング行動である．その例としては，対面すること，問

＊1 　離脱：出来事から距離を置くこと．
＊2 　知性化：自分が認めたくない衝動や感情を，もっともらしい理屈などにより知的に処理して克服しようとする防衛機制の1つ．

題解決，コミュニケーション，ソーシャルサポートなどがあげられる．

　次に，ストレスに出会いコーピング行動に至るまでのプロセスについてみてみよう．ラザルスは**ストレス・コーピングのプロセス**において，評価を重視している．そして，生活環境の中である出来事に出会い，それが自分にとって脅威かどうかを判断する**一次評価**と，一次評価の結果，脅威と感じた場合，対処するための選択肢やサポート資源について評価する二次評価，ストレスに対する再評価に分けている[3]．図Ⅲ-16はコーピングのプロセスを図式化したものである．

　一次評価では，

1）出来事が自己の健康にとって重要ではないと判断（無関係と評価）

2）その出来事が自分にとって重要，あるいは負担にならないという判断（有益あるいは肯定的に評価）

3）出来事が自分にとって危害・喪失を意味したり，対処するには資源が乏しいと判断して脅威に感じたり，挑戦に値すると判断（ストレスと評価）

などの3つの評価がある[3]．

　臨床場面では，看護師や患者は**ストレス**が多い環境の中で生活している．例えば，看護師が働く医療および看護の環境はたえず変化している．次々と新しい医療機器が検査や治療に使用され，コンピュータが導入される．看護師はこれらの機械や器具を操作するための技術を学習しなければならない．このような環境の変化は，看護師にとって非常にストレスとなる．入院患者もまた，不慣れな環境，自立の喪失，配偶者や家族からの別離，財政上の問題，友人からの隔離，情報不足，重病の恐れ，投薬上の問題などの多くのストレスに囲まれている[4]．

　二次評価とは，自分にとって今対面している状況がストレスであると評価したとき，これに対

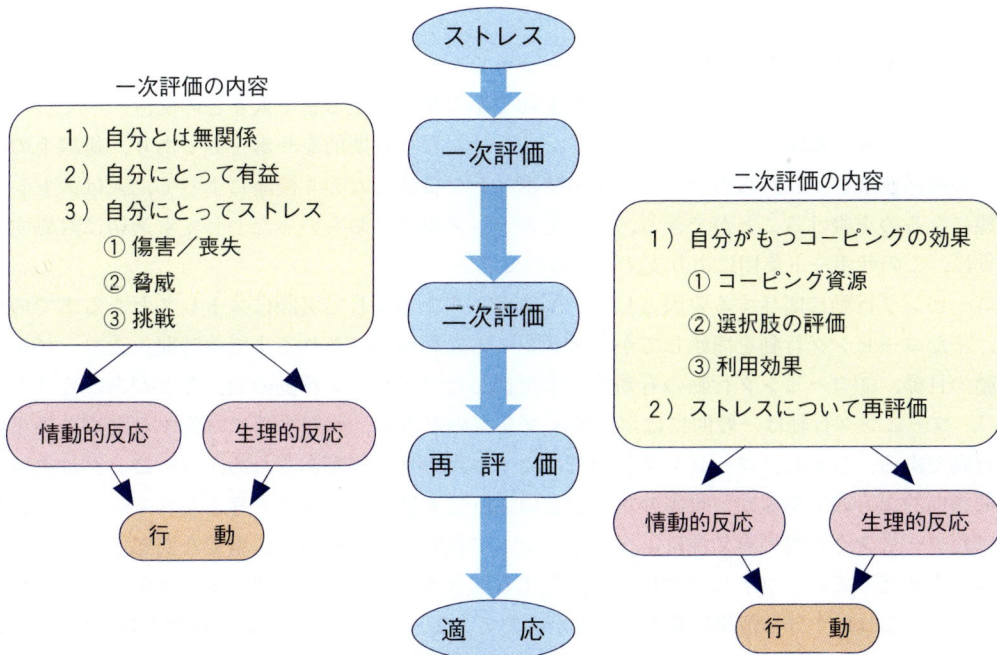

図Ⅲ-16　ストレス・コーピングのプロセス

処するには何ができるだろうかと考えることを意味している．具体的には，自分が選択できるコーピング行動のオプションはどれだろうかとか，自分をサポートする人は誰がいるだろうかとか，どのような状況でその対処行動が可能だろうか，などについて考えることである．

再評価とは，環境からのさまざまな情報や自分自身の反応から得た情報をもとに，修正を加えた評価を意味する．例えば，友から無視されたことに腹を立て怒りをあらわに示したとき，その友からそんなつもりはなかったと告げられると，初めに脅威と評価したことは間違っていたと，一次評価の結果を変更するのである．つまり，再評価のプロセスでは，人は環境と相互に作用し合っていることから情報が相互に交換され，脅威の評価は不当な評価であったとか，無害とした評価は実は脅威であったと一次評価の結果をたえず評価するのである．二次評価においても同様のことが起こっている．

フォルクマン（Folkman, S.(1984)）は，コーピングのための身体的，社会的，心理的，物質的など4つの資源をあげている．身体的資源は個人の健康エネルギーやスタミナである．心理的資源は希望をもち続けたり，問題解決能力，自尊などである．物資的資源は財政的援助，道具や設備など具体的なものである．社会的資源は**ソーシャル・サポート・システム***による情報の提供，実際的な援助，情緒的なサポートである[5]．特にソーシャル・サポート・システムは重要である．ソーシャル・サポート・システムは人と人との関係や相互作用を意味するものであり，これを介して人は情緒的な支援や実際的な援助，そして情報的な支援を得ているのである．具体的には，ソーシャル・サポート・システムのメンバーによって，

①肯定的に評価されることによって自尊心が満たされる
②所属感情や承認されている感情を得る
③指導やガイダンスを受け必要な情報や手がかりを得る
④実際的な手助けを受ける

などの積極的なサポートがあげられる．ソーシャル・サポート・システムは，医師や看護師らの専門家によるサポートとは異なり，人が生まれてから現在に至るまで人々との交流の中でつくられてきたサポート集団である．したがって，これはかなり長期的なサポートであり，組織上の役割との関係がない．これらの**ソーシャル・サポート・システムの4機能**によって，人はストレス事態になるのを避けることができる．たとえストレス事態におちいったとしても適切に対処するように，このサポート集団により支えられるのである[6]．

コーピング行動に関与する要因として，①ストレスを予測して実際にストレスとなるまでの時間，またコーピング行動を開始してからストレスの緩和が期待されるまでの時間，②コーピング行動の目標，③コーピング行動の有効性，④選択したコーピング行動の数，などがあげられている[2]．コーピング行動は一般的にはポジティブなものとされ，問題場面に対処するための効果的な行動である．しかし，コーピング行動にはいくつかの選択肢があるため，コーピングは柔軟で目的指向的なものであるが，現実の状況などによっても変化するものと考えられている．上記にあげたコーピング行動の有効性は，クライエントに教育指導する場合に重要な問題となる．クライエントがとっているコーピング行動を強化するべきか，あるいは減弱するべきかの決定が必要であるが，これは十分な情報に基づく査定が必要である．また，コーピング行動の数についても，

---

*　ソーシャル・サポート・システム（social support system）：個人が家族や周囲から精神的・物理的援助を受ける社会的支援システム．

表Ⅲ-8　コーピング行動

情動中心型コーピング行動	問題中心型コーピング行動
1．心配する 2．すべてがうまくいくと考えて悩まない 3．運動をして緊張を解消する 4．病気は自分の運命とあきらめる 5．物事はうまくいっていると期待する 6．問題について考えないようにする 7．神経質になる 8．最悪の事態を予測して準備する 9．すべてが悪くなると思いながらも笑ってごまかす 10．食べたり，タバコを吸ったり，ガムをかんだりする 11．眼が覚めたときには万事がうまくいっていると思って眠る 12．1人になりたくない 13．他の人に，または他のものごとに，自分の緊張を向ける 14．問題は自然消滅するだろうと期待し何もしない 15．すべてが救いようがないとあきらめる 16．祈る 17．薬を飲む 18．現実から逃避する 19．家族や友人に慰めや救いを求める 20．夢と幻想に浸る 21．酒を飲む 22．カッとなったり，うらんだり，ののしったりする 23．泣き叫んだり，ふさぎ込んだりする 24．瞑想，ヨガ，バイオフィードバックを行う 25．自分の問題を他人のせいにする	1．病気に対して，ある程度冷静さを保とうとする 2．自分の病気をあるがままに受け入れる 3．状況を改善しようと積極的に試みる 4．何かしらやれることはやってみる 5．問題を客観的にながめる 6．自分が病気であることの意味を見いだそうとする 7．次善の策をとる 8．問題解決に導くような特定の目標を定める 9．同じ状況の人に，自分の問題を話す 10．問題を解決する別の方法を探す 11．自分の病気を別の角度からながめる 12．病気の自分に役立つような，過去の経験を引き出す 13．問題を小さな問題に切り替える 14．もっとよい治療法をまとめて，病気を調べる 15．問題解決を他の人にまかせる

（Jalowiecらの慢性疾患患者のコーピングスケール）

　個人は新しいコーピング行動を学ぶことができるのか，個人特有のコーピングはそのときその場の独自のコーピングでは他者や他の状況下では活用できないのか，効果的に用いるコーピング行動の数に関して限界があるのか，などの研究課題が残されている．

　臨床場面では，慢性疾患患者が適切なコーピング行動をとることができるように教育することが課題になっている．表Ⅲ-8に慢性疾患患者の情動的コーピング行動と問題中心的コーピング行動をあげた[7]．これは慢性疾患患者が病気や治療を，またこれらと生活環境との関連を，どのように認知して評価して，コーピング行動をとっているかを理解する上で参考になるものと思われる．

引用文献

1）Roy, C. 著，松木光子監訳（1993）ロイ適応看護モデル序説，へるす出版

2）Garland, L. M. and Bush, C. T.（1982）Coping Behaviors and Nursing, p. 6－10, Reston Publishing Company, Inc.

3）Lazarus, R. S.著，林俊一郎訳（1990）ストレスとコーピング，星和書房

4）Bakal, D. A.著，岡堂哲雄監訳（1979）病気と痛みの心理学，p. 97－103，新曜社

5）Folkman, S.（1984）Personal Control and Stress and Coping Processes: A Theoretical

Analysis, 黒田裕子・中西睦子訳 (1988) パーソナル・コントロール, ストレス, コーピング・プロセス：理論的分析, 看護研究　21 (3) p. 35-49

6) Norbeck, J. 著 (1986) 看護におけるソーシャル・サポート—理論と研究の接点, 看護研究, 19 (1), p. 8

7) 佐藤栄子 (1992) 糖尿病患者における食事療法の自己評価とコーピング行動, 日本看護科学会誌, 12 (4), p. 19-35

③   行動とその様式

1 行動とは

本章1−3で, 統合体としての人間システムは, 外的・内的環境からの入力刺激に対して制御機制が働き, 行動が出力されることを学んだ. また, 行動 (behavior) とは言動, 行為, 反応や変化を含んでおり, その出力の行動が入力刺激としてフィードバックされることも知った.

この行動という言葉は本来動物や人間の起こすそれ自体の変化であり, 反応という言葉が使用されることもある. 心理学の行動主義においては, 行動は外部から観察されるものであり, 思考活動や認知活動のようなものは言語的報告を通じて知り得るものである. 前者を顕在的 (overt) 行動, 後者を潜在的 (covert) 行動という. また, 特性により生得的 (innate) 行動と習得的 (acquired) 行動がある. 前者は生後の経験をもたないで一定の内的・外的環境状況のもとで生起するものであり, 各種の反射, 走性, 向性, 本能などが含まれる. また後者は生後の経験に基づいて生起するようになるもので, 学習の結果として発現するものである. これには, 要求の対象に向かう目標反応, 罰からの逃避および回避反応, 目標に対する記号や手がかりに向けられる予期反応などがあり, さらに学習行動には弁別反応, 条件反応, 試行錯誤行動, 推理行動, 問題解決行動などがある. また, 行動の内容からいえば, 言語行動と運動技能などである.

一般に本能行動のような生得的行動が生じる条件には動因が必要であり, これを生得的動因あるいは一次的動因という. 一方, これに対する習得的行動の動因は獲得的動因あるいは二次的動因がある. また, ウント (Wundt, W.) は行動の動因の数とその相互的関係から, 動因の欠けているものを反射, 単一の動因に基づくものを衝動動作, 複数の動因の中で1つが優勢であるものを有意動作, 複数の動因が拮抗する場合を選択動作とよんでいる.

2 生活行動

本章1−1で述べた生活概念に基づくならば, 健康も生活も同様な目標をめざすものといえよう. そして, そのための行動が生活行動である. 保健医療はこの生活行動に着目して, 人のよりよい健康をめざすのである. その中で看護は, 特にクライエントと密接にかかわるという特性から, 生活を維持するために日常的にくり返される日常生活行動に着目し, 介入していく.

この人の生活行動は, 生活の概念からまず, 生きて身体の各部分が活動する身体的行動と, 環境や社会と適応しつつ, 感じ考え行動する精神的・社会的文化的行動や状況の総体である.

一般的日常生活行動には, 第1章で述べたヘンダーソンの「看護の基本となるもの」の項目な

どに包含されているが，食事，排泄，衣，清潔，活動，運動，休息，睡眠，性，遊び，学習，仕事などがあろう．また，その他の各看護論にも構成要素の中にこれら行動は包含されている．これら行動は，筆者の生活統合体モデルの生活行動様式にも包含されており，引き続き本章で詳細に説明するが，第6章の「看護の機能と業務」においても具体的に生活行動に関するものが検討されている．また，第7章の「看護活動」においてアセスメントの項目としてデータベースを作成しているので，看護が焦点を置く生活行動について理解を深められたい．

　これら生活行動や状況は，生命体の必要を満たす空気や水，食べ物を摂取し，エネルギーに変えて行動し，不必要なものを排泄して生命体を維持しながら，身体を存在させる場所，動作を補助する手段（設備や用具），他人との関係などで，それらをつくる，使う，分け合うための役割や約束，規範などによって成り立つ．

　これらをどう使い，どうかかわり，どう組み立てるかによって各自の生活様式やリズムが決まってくる．このように，人の生活様式は多くのもの，人，規則などが複雑に関連し合って成り立ち，しかも行動様式は長い経過の中で体験的に身につき習慣化されるものである．そして，一度身についてしまうと修正が困難となる類のものでもある．

　例えば，食物摂取にしても，1日の中で朝遅くまで寝ていて朝食なしで昼・夜の2回に大量にゆっくりと食べる習慣の人も，朝・昼・夕と1日3回に分けて適量を摂取する型の人もあろう．あるいは，健康によくないと認識していても喫煙や飲酒の習慣の人もいる．生活習慣病は長年にわたる健康上のぞましくない生活習慣が大きな影響因子として名づけられた．そのため，近年は健康づくりに焦点が当たり，種々な健康づくりの指針が示されて指導されているが，それらについては看護技術や臨床看護学でさらに学習をしていく．

❸ 看護のために看護師が関心をもつ行動

　看護のために看護師が関心をもつ行動は，看護師がクライエントの行動のどこに注意を払い看護するかということである．つまり，看護師が看護するとき，まず行動に着目するが，それはどのような行動に着目するのだろうかとの問いである．これは行動面からの看護の守備範囲であるといえよう．

　これについてANA（アメリカ看護師協会）は，前述したように1980年声明において，「現にある，あるいはこれから起こるであろう健康問題に対する人間の反応を診断し治療する」との看護の定義のもとで，看護師が焦点づける現象を記述していた．

　それが1995年社会政策声明においては，「看護師が関心をもつ現象は，出生，健康，病い，および死に対する人間の体験と反応である」と記述している[1]．これを見ると，1995年の声明では問題だけに限定せず，看護師は個人，家族，集団，および地域の文脈の中で生命過程全体の諸現象に焦点を置くとの見解に至ったようである．

　そして，看護ケアと研究で着目する現象例を以下のとおり提出しているが，それは表現を変えれば，生活行動といえよう．

①ケアとセルフケア過程
②休息，睡眠，呼吸，循環，生殖，栄養，排泄，性，コミュニケーションなどの生理学的，病態生理学的過程

③身体的および情緒的な快・不快と疼痛

④出生，健康，病気，死の経験に関連する感情

⑤健康と病気に起因する意味

⑥意思決定と個人的選択をする能力

⑦自己イメージと自己の身体や自己の置かれた環境のコントロールなどの知的態度

⑧関係，役割行動，および関係に含まれる変化の過程

⑨個人や家族および地域の健康に関する社会的政策とその効果

　これら現象の中で，⑨の健康に関する社会的政策とその効果は，1980年声明にはなかったもので，新しく加わったものとして着目してよいであろう．

　また第1章で学習した看護理論家たちも，看護が着目する行動を示していた．例えば，ジョンソンは表Ⅰ-3に示すとおり7つの行動系を提出していた．ロイもまた，行動を同じく表Ⅰ-3に示す4つの適応様式に整理し，看護が着目する行動を明らかにした．この4つの適応様式はさらに生理的ニードが分類されて，表Ⅲ-9に示すようになっている．

　松木も表Ⅰ-6に示す10の生活行動様式を提出していることは前節で記述した．これらの範囲を行動面からみた主要な看護の守備範囲ととらえ，看護実践において着目していく行動といえよう．

表Ⅲ-9　ロイの適応様式

生理的ニード	酸素化	感覚
	栄養	水と電解質
	排泄	神経機能
	活動と休息	内分泌機能
	安全の確保	
自己概念様式		
役割機能様式		
相互依存様式		

④ 生活行動様式

　生活統合体としての人間は，入力刺激に対して統合機制が働いて行動が出力される．しかし，私たちはシステムの働きを直接観察できない．例えば，電気ポットは1つのシステムであるが，その目的はお湯を沸かすことである．システムの出力は沸騰した湯である．入力と出力との間で何が起きているか観察できない．システムとしての人間も同じことであり，統合機制そのものは観察できないのである．結果としてでてきた行動は観察できる．そのため，統合機制の活動をあらわすものとして以下①～⑩に示す10の生活行動様式を明らかにした（表Ⅰ-6参照）．行動があらわれ，統合レベルが観察できるのは，この10のカテゴリーをとおしてである．したがって，行動様式は行動分類と考えて差し支えない．以下，各様式の定義を記述していこう．

〔1〕身体的統合の生活行動様式

　身体的統合，つまり生きて身体の各部分が円滑に活動するには，つねに酸素と栄養を摂取して

エネルギーに変え，活動し不要物を排泄するという交換をくり返す必要がある．また，環境の中にいる生体は，環境の変化に対してその恒常性を維持するために感覚や調節・防衛機制を働かせている．さらに，人類保全のために生殖機能をもっている．**生理的行動様式**は，つまりは生理的活動を明らかにする方法である．そのため，生理学や病態生理学の学習が合わせて必要となろう．

　そこで，身体的統合機制の活動をあらわすものとしての生活行動を①呼吸—循環—体温調節，②栄養—代謝，③排泄，④活動—休息，⑤防衛，⑥性—生殖，⑦感覚—知覚—伝達の7つの様式に含めた．以下，各様式について説明を加えておく．

①呼吸—循環—体温調節

　呼吸・循環は，新陳代謝に必要な十分な量の酸素飽和血液を供給し，新陳代謝の終末産物を除去する働きであり，呼吸器系と心血管系の共同作業である．また，人間の体温は温熱中枢によって熱の産生と放散のバランスが調節され，一定の恒常性を維持している．通常人間の生存反応をバイタルサインズとよぶ．これには一般に体温・脈拍・血圧・呼吸を包含するとされている．呼吸・循環・体温調節の機能は人間の生存に直接かかわる働きであり，それらの効果としての行動様式である．

②栄養—代謝

　身体の機能維持，成長促進，損傷組織の修復に必要な水と食物の摂取および同化の一連の過程を含む．

③排　泄

　腸や腎臓の代謝産物である老廃物の排出過程を含む．

④活動—休息

　活動—休息のバランスは身体全体の最適生理的機能の維持に必要であり，運動，活動，余暇，レクリエーション，睡眠，休息，くつろぎを含む．

⑤防　衛

　身体の基本的防衛は免疫と同じメカニズムである．皮膚，髪，爪などの外皮は感染，外傷，温度変化に対する防衛機能をはたす．

⑥性—生殖

　性欲と生殖に関することを含む．

⑦感覚—知覚—伝達

　視覚，聴覚，嗅覚，味覚，触覚の5つの感覚により，人は環境との相互作用が可能となる．さらに感覚と知覚との関連で伝達（コミュニケーション）機能の様式を含めた．

〔2〕精神的・社会的統合の生活行動様式

　人間は身体的存在であるとともに，心的・社会的存在である．そこで，精神的・社会的統合の生活行動様式を，⑧健康認識—健康管理，⑨自己像—自己実現，⑩役割—関係の3つの様式に整理した．

　精神的行動は**自己概念**を反映するものと認識されている．よりやさしい言葉でいえば，自己像，自己観，自己認識ともいいかえることができよう．それは，自分について描くその人の心像をいう．しかし，自分のことはわかりにくい．自分の姿や容貌も自分では見えないので，鏡をとおして見て認識する．これを鏡映自我という．自分の心については他者という鏡をとおした経験から，

つまり他者に反映した自分が返ってくる形で，自分に関する認識が育っていくのである．そして，この自己認識が行動を導いていく．

筆者は，自己概念を健康に関する自己概念とその他の自己概念の2つに分類した．その理由は，看護師は特に健康に焦点を置いて活動しているとの考えに基づく．

さらに，社会的行動様式としては，⑩役割─関係の様式に集約した．社会は人々の集まりである．そこにはいつも役割と関係がある．例えば，2人が話をしているとすると，1人は話し手の役割をとり，他方は聞き手の役割である．これは交互に交代するかもしれないが，必ず役割のあるところに関係が存在している．また，関係行動には貢献的行動と受容的行動の両者があり，これらは人の愛情・尊敬・価値のニード充足に関係するものである．社会的行動は結局のところ，役割と関係に集約できると考えた．

役割は，ゴフマンによると，「個人が特定の立場をとるときに社会から期待される行動」である．各人は1人で多くの役割をもっている．バントンの役割樹木*では，個人は次の3つの役割をとるとしている．まず，第1の役割は性・年齢・発達段階による基本的役割であり，例えば，成人女性などである．第2の役割は基本的役割から派生するもので，家庭的役割と職業的役割などであり，子どもに対する親役割や看護師としての役割などである．これらはその人の人生にとってきわめて重要な役割であろう．そして，これら役割から派生する一時的役割が第3の役割で，主として地域活動や趣味的活動が中心となろう．例えば，PTAの役員とかコーラス部のメンバーなどである．患者役割は治癒すれば，その役割は終わるので第3の役割であろうが，慢性で療養が長引く場合は第2の役割となろう．1人の人がこのように多くの役割をとるので，実際はつねに優先序列が考えられて役割行動がとられていると考えてよいであろう．

では，精神的・社会的行動様式の各々について，次に簡単に説明を加えておく．

⑧自己像─自己実現

性格など，その人の行動パターンに関連する自己一貫性，価値観，道徳・倫理観，自己理想，宗教的考えなどを含む．

⑨健康認識─健康管理

自己概念のうち，健康に関するもので，健康観，疾病観，その人の健康状態や予後の認識，健康管理などの行動を含める．

⑩役割─関係

役割の種類と各役割行動，家族やその他の重要他者およびサポート資源との関係を含む．

引用文献

1）ANA（1995）Nursing's Social Policy Statement, p. 5, ANA

参考文献

1．梅津八三ほか編（1957）心理学辞典, p. 199－202, 平凡社
2．松木光子（1994）看護診断の実際, 改訂第2版, p. 23－24, 南江堂
3．Andrews, H. A. & Roy, C.著，松木光子監訳（1992）ロイ適応看護論入門, 医学書院

＊ バントンの役割樹木：Banton, M. の役割研究に基づく分類方式．

4．Roy, C.著，松木光子監訳（1995）ロイ適応看護モデル序説，原著邦訳第2版，へるす出版

学習課題

1．生活統合体モデルの「人」について説明しよう．

2．身体統合機制について説明しよう．

3．ホメオスタシスの観点から自分の心の動きを整理してみよう（心の平静がどのように保たれているか）．

4．ホメオスタシスの概念と似た動きをするものを探してみよう（水呑鳥，ししおどしなど）．

5．防衛機制について説明しよう．

6．人間にとってのコーピングの意味を述べてみよう．

7．現在の自分の発達課題を考察してみよう．

8．生活統合体モデルの生活行動様式を説明してみよう．

9．ANAの看護が着目する現象について，看護における意義を述べてみよう．

IV

健康と看護

── 学習目標 ──

　第4章では，第1章で学習してきた看護の重要な構成概念である健康と看護についてさらに学習しよう．まず，健康の概念について理解し，看護の視点からの健康に対する考えを明確にもって，健康の考えと看護目標との関連を理解する．その上で，看護の対象である人々の健康状態を統計の上から知り，社会の中で頻発する健康上の問題を理解し，今後の学習に役立てよう．

1

健康の概念と看護の目標

① 健康の概念

　一般に人は，特に苦痛や症状を自覚しなければ，自分は健康だと思っている．つまり，健康は病気や障害がない状態との理解が多い．また，日常生活を満足に送ることができていればまあ健康だろうと感じているであろうが，幾分，個人によって異なる面も存在する．

　多くの人が健康について熟知している定義は，WHO（世界保健機関）のものであろう．WHO憲章の前文には，次のように記載されている（国際連合 1946）．

　「健康とは，単に疾病や病弱でないというだけでなく，身体的にも，精神的にも，社会的にも完全なよい状態である．到達しうる健康の最高水準を享受することは，人種，宗教，政治的信条，経済的あるいは社会的条件にかかわりなく，人間の基本的権利の1つである．」

　特に最初の定義部分だけに対して，原文を加えておきたい．

　"Health is a state of complete physical, mental and social well being and not merely the absence of disease or infirmity"

　これは，これまでの疾病にかかっていないという消極的理解から，さらに身体的・精神的・社会的に良好な状態という積極的な理解へもっていっていると評価できる．したがって，看護が健康の保持・増進・回復をめざすならば，疾病のない状態にするだけでなく，さらに，危険に対する予防やより良好な状態をめざしているといえよう．しかし，身体的・精神的・社会的に良好な状態を各々の構成要素とする場合もあるが，筆者はこれらを，総合的にとらえた良好な状態と考えたい．

② 看護の視点からの健康

1 統合体としての人の健康概念

　WHOのいう「身体的にも，精神的にも，社会的にも完全なよい状態」という表現はきわめて抽象度が高い．完全な良好な状態とはどのようなことをいうのであろうか．身体的・精神的に良好な状態というのは一般に理解されるであろうが，社会的健康（social well being）とはどういう

ことをいうのであろうか．それは，社会の中でさまざまな地域活動に生きがいをもって参加している状態と解釈できる．つまり，社会の中で役割と関係をもって参加している状態といえよう．

　完全な良好な状態をあらわした健康の定義として，澤瀉[1] は次のように記述している．

　「健康とは生命力が充実し，その働きが十分に発揮されている状態」

　これはつまりは，生活そのものといえるのではないだろうか．

　また，アッカーマン[2] も同様に以下のように定義している．

　「健康とは，要するに全体的な生活過程の表現であり，有機体としての人間の環境に対する生き生きとした関係のすべてを含むものである．」

　では，看護の視点からどのようにとらえることができるであろうか．第1章で検討した看護理論家たちは，表Ⅰ-3 に示したようにさまざまな記述をしている．

　健康と看護のめざすものとの関係は，一般的に看護の目標が「個人ならびに社会の健康を増進するという保健医療全体に貢献する」はずのものとして説明できよう．理論家たちの看護モデルと関係させるならば，健康も看護モデルに関連する概念用語で表現されるであろう．

　ジョンソンはきちんと定義づけされてはいないが，種々の文脈から健康を「平衡と安定の状態」と考えていたことは明らかである．そして，看護目標を「できるだけ最高度に行動システムの平衡とダイナミックな安定を回復・維持達成する」ことをめざした．また，ロイは健康を全体的統合の状態とその過程ととらえていた．それは環境との相互作用，すなわち適応の状態を反映したものである．そのため，看護の目標は「適応を促進すること」であり，それによって，その人の健康や生活の質，威厳ある死に寄与することであった．

　筆者は，第1章に述べたように人を生活統合体ととらえているので，健康を生活全般にわたる統合の状態と記述した．統合とは，健全さまたは損なわれていない状態である．この健康の考えは前述した澤瀉やアッカーマンと同様な立場である．生活全般については前述の生活行動様式で示した．したがって，看護目標は生活行動様式を枠組みとして統合を促進することである．

　こうして，看護の視点では，健康は統合体としての人間の生活概念としてとらえるのが適切であろう．

② 健康と疾病との関係：連続体

　病気は健康に相対するものとして一般にとらえられているが，よく考えると人々は「病気でなければ健康」との認識に立つようである．病気はしたがって「健康でない状態」といえるが，日野原[3] は「生命力が充実せず，その働きが十分に発揮されていない状態」，「個人の身体に何らかの障害が生じ，その機能が低下し，身体全体としては調和の乱れた状態」と記述している．しかし，疾病は身体の障害だけではなく，やはり身体的・精神的障害ないし異常を含むととらえることが適切であろう．

　しかし，最高の健康から一足飛びにすぐ疾病になるであろうか．そのような場合もあろうが，自覚するまでには長くかかるものもある．重度のものも軽微なものもある．回復過程にあるものも次第に悪化する段階のものもある．いずれにしても，経過に応じて健康や疾病の程度や段階はつねに変化過程にあるようである．

　そこで，健康と疾病の状態は，両者の連続体としてとらえることが妥当であり，それは図Ⅳ-1

| 死 | 病気 | 病弱 | 普通の健康 | よい健康 | 高度の健康 | 最高の健康 |

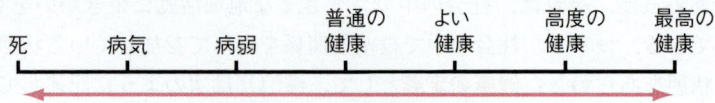

図Ⅳ-1 健康−疾病連続体

に示す「最高の健康」の極から「死」の極に至る連続体に位置する状態と考えられる．これを健康−疾病連続体（health-illness continuum）*とよぶ．つまり，健康と病気の状態にはさまざまなレベルがあり，それぞれ人は連続体上のどこかに位置しているのである．そして，その人のその位置は時間経過とともに移動していく．この移動はその人の統合のための対処機制や環境諸条件との相互作用によっていることは前章で述べたとおりである．この健康−疾病連続体の考えは，次項で述べる健康と疾病の自然史と一致した考え方である．

③ 疾病の自然史と予防

　健康−疾病連続体の中で，特に疾病の段階と予防について，ここで検討しておく．

　厚生労働省は2000年に「健康日本21」を策定し，生活習慣病の予防を主な目的に生活習慣の改善による予防の重要性を呼びかけている．この主なねらいは近年増加傾向にある生活習慣病の一次予防であり，重要なリスク要因の軽減に向けて具体的な数値目標を設定している．これは，従来の疾病発生後の治療重視から予防重視への大きな方向転換を示すものである．

　疾病にはそれぞれ固有の自然史があり，その予防法も固有である．しかし，疾病の発生要因にはある種の共通性も認められる．図Ⅳ-2にマウスナー（Mausner）らの疾病自然史の模式図を示した．

　疾病の段階は，感受性期，発症前期，臨床的疾病期，障害／回復の段階をたどり，そして治癒，後遺症，慢性化，または死亡に帰結する．近年平均寿命ののびとともに高血圧，糖尿病，がん，脳血管疾患，心臓病など生活習慣病が多くなり，これらは長期化しがちである．一般には臨床的疾病の急激な症状をともなう時期を急性期，疾病が鎮静し次第に健康を取りもどす段階を回復期，治療の甲斐なく死に近づいている段階を終末期，そして症状が固定化し長期化した段階を慢性期と呼んでいる．

　この疾病の自然史にともなう予防レベルも同図の下部に示されている．予防は単に発病の防止だけでなく，健康と疾病状態の自然史的見方の中で疾病の全過程にわたって行われるものである．それぞれの段階に対応して図のとおり，一次予防，二次予防，三次予防とよばれ，その予防手段は，各段階に適した図に示す介入様式の適用が考えられる．

＊　健康−疾病連続体（health-illness continuum）：さまざまな程度の健康と疾病の状態は，最高の健康から普通，悪い，そして死という連続線であらわすことができるとする考え．そのため，個々のそのときの健康と疾病の状態を連続したものとみなす．

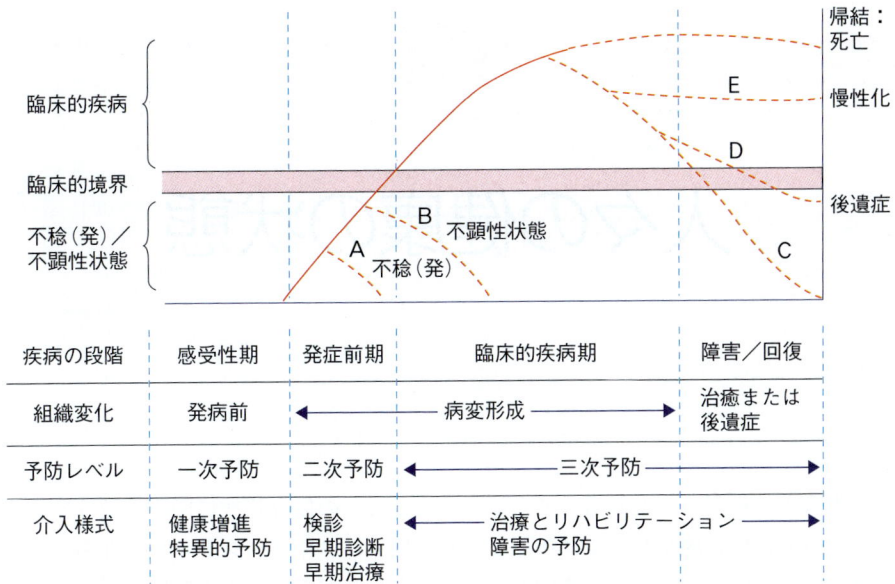

疾病の段階	感受性期	発症前期	臨床的疾病期	障害／回復
組織変化	発病前	←――――― 病変形成 ―――――→		治癒または 後遺症
予防レベル	一次予防	二次予防	←――――― 三次予防 ―――――→	
介入様式	健康増進 特異的予防	検診 早期診断 早期治療	←―― 治療とリハビリテーション ――→ 障害の予防	

図Ⅳ-2　疾病自然史の模式図

（Mausner, J. S., Kramer, S.（1985）Epidemiology—An Introductory Text, 2ⁿᵈed., p. 13, W. B. Saundersより転載，松木光子訳）

2

人々の健康の状態

　看護は人と人々の健康にかかわるので，つねに人と人々の健康状態に関心を傾けている．個々のクライエントの健康状態やレベルは多様であり，個々にアセスメント（事前評価）し，個々に応じた看護を行っていくことはいうまでもない．しかしながら，人々の健康状態はおよそどのような状態であるかを把握すると，幾分の予測ができるので，対応は容易となろう．そこで，ここでは人々の健康状態を健康指標の面からみていこう．

① 人口構成

1 世界人口

　世界人口は国連の推計によると，2010年（平成22）に68億9588万人に達した．国別でみると，2010年では最も人口の多いのは中国で13億4892万人，次いでインドの12億2451万人であり，この2つの国で世界人口の約37％を占める．次いでアメリカ，インドネシア，ブラジル，パキスタンの順で，1億人以上の国は世界で11ヶ国となっている．

　他方，2008年（平成20）の人口1億人以上の国の人口密度（人/km²）は，バングラデシュ1003，インド350，日本342，パキスタン204の順で，わが国は世界全体の人口密度50の7倍である．

2 わが国の人口

　わが国の平成25年（2013）10月1日現在の総人口は，1億2729万8千人であり，そのうち男6190万9千人，女6538万8千人である．昭和25年（1950）から平成24年（2012）までの人口推移を表Ⅳ-1に示した．戦後のベビーブーム期に生まれた女性が出産期に達した昭和45〜昭和49年（1970〜1974）に出生率が上昇し，第2次ベビーブーム期となったが，昭和48年（1973）をピークとして出生率は低下し，人口増加率も低下してきている．

　国立社会保障・人口問題研究所の平成18年（2006）12月の推計によると，総人口は平成19年（2007）にピークに達した後，長期の人口減少に入り，平成72年（2060）にはおよそ7,997万人になるものと予測されている．

　看護や保健医療の全体的需要やニードの視点で人口を考える場合，最も重要なのはその年齢構成である．

　人口の年齢構成をみる場合，年齢によって年少人口（15歳未満），生産年齢人口（15～64歳），老年人口（65歳以上）の３区分でみるのが一般的である．表Ⅳ-2に昭和25年（1950）から平成25年（2013）までの推移を示した．平成25年の年齢３区分別人口の構成割合は，年少人口12.9％，生産年齢人口62.1％，老年人口25.1％で，生産年齢人口は低下し，老年人口の割合が上昇し続けている．老年人口割合の増加は今後さらに続き，平成37年（2025）には30％台に達し，平成67年（2055）には40.5％に達すると推計されている．このような人口中に占める老年人口の割合が増加することを「人口の老齢化」という．

　ヨーロッパではすでに老年人口の割合が15％を超えている国もあるが，これらの国は７％から14％になるのに100年の経過があったのに対し，わが国の場合はわずか25年である．急激な人口の老齢化は，社会に大きな影響を与えている．

　平成25年（2013）10月現在のわが国の人口ピラミッドを図Ⅳ-3に示した．人口ピラミッドは，ある地域の性・年齢構成の特徴をみるために，年齢を縦軸に，年齢別人口を（またはその人口に対する割合）を横軸にとり，左側に男性，右側に女性を図示したものである．人口ピラミッドの

表Ⅳ-1　わが国の人口の推移

		総人口[1] （千人）	人口増減率[2] （％）	人口密度 （1km²当たり）	人口性比 （女100対男）
昭和25年	（'50）	83 200	1.75	226	96.3
30	（'55）	89 276	1.17	242	96.6
35	（'60）	93 419	0.84	253	96.5
40	（'65）	98 275	1.13	266	96.4
45	（'70）	103 720	1.15	280	96.4
50	（'75）	111 940	1.24	301	96.9
55	（'80）	117 060	0.78	314	96.9
60	（'85）	121 049	0.62	325	96.7
平成2	（'90）	123 611	0.33	332	96.5
7	（'95）	125 570	0.24	337	96.2
12	（'00）	126 926	0.20	340	95.8
17	（'05）	127 768	△0.01	343	95.3
22	（'10）	128 057	…	343	95.3
24	（'12）	127 515	△0.22	…	94.7
25	（'13）	127 298	△0.17	…	94.7

資料：総務省統計局「各年国勢調査報告」「平成25年10月１日現在推計人口」
注１）各年10月１日現在人口（昭和45年までは沖縄県を含まない）
　２）人口増減率は，前年10月から当年9月までの増減数を前年人口で除したもの．

（厚生労働統計協会編（2014）国民衛生の動向2014／2015，61（9），p. 49より転載）

表Ⅳ-2　わが国の年齢3区分別人口と諸指標の推移

各年10月1日現在

		年齢3区分別人口（千人）			年齢3区分別人口構成割合(%)				指　　　　数 3)			
		総　数	年少人口 （0〜14歳）	生産年齢人口 （15〜64歳）	老年人口 （65歳以上）	総　数	年少人口 （0〜14歳）	生産年齢人口 （15〜64歳）	老年人口 （65歳以上）	年少人口 指　数	老年人口 指　数	従属人口 指　数	老年化 指　数
昭25年1)	('50)	83 200	29 428	49 658	4 109	100.0	35.4	59.7	4.9	59.3	8.3	67.5	14.0
35	('60)	93 419	28 067	60 002	5 350	100.0	30.0	64.2	5.7	46.8	8.9	55.7	19.1
45	('70)	103 720	24 823	71 566	7 331	100.0	23.9	69.0	7.1	34.7	10.2	44.9	29.5
55 1)	('80)	117 060	27 507	78 835	10 647	100.0	23.5	67.4	9.1	34.9	13.5	48.4	38.7
平 2 1)	('90)	123 611	22 486	85 904	14 895	100.0	18.2	69.7	12.1	26.2	17.3	43.5	66.2
7 1)	('95)	125 570	20 014	87 165	18 261	100.0	15.9	69.5	14.6	23.0	20.9	43.9	91.2
12 1)	('00)	126 926	18 472	86 220	22 041	100.0	14.6	68.1	17.4	21.4	25.5	46.9	119.1
17 1)	('05)	127 768	17 521	84 092	25 672	100.0	13.7	66.1	20.2	20.8	30.5	51.4	146.5
24	('12)	127 515	16 547	80 175	30 793	100.0	13.0	62.9	24.1	20.6	38.4	59.0	186.1
25	('13)	127 298	16 390	79 010	31 898	100.0	12.9	62.1	25.1	20.7	40.4	61.1	194.6

資料：総務省統計局「各年国勢調査報告」「平成25年10月1日現在推計人口」
注1）総数には年齢不詳を含む．また，年齢3区分別人口は，年齢不詳を按分した人口は用いていない．その構成割合は，年齢不詳を除いた人口を分母として算出している．　2）昭和45年までは沖縄県を含まない．

3）年少人口指数＝$\dfrac{年少人口}{生産年齢人口}\times100$　　老年人口指数＝$\dfrac{老年人口}{生産年齢人口}\times100$

従属人口指数＝$\dfrac{年少人口＋老年人口}{生産年齢人口}\times100$　　老年化指数＝$\dfrac{老年人口}{年少人口}\times100$

（厚生労働統計協会編（2014）国民衛生の動向2014／2015，61（9），p. 49より転載）

形態は，その国・その時期の人口構成の特性をあらわしている．例えば，「富士山型またはピラミッド型」は多産多死で人口増加率がきわめて高い集団のものであり，「釣り鐘型またはベル型」は，出生率・死亡率がともに低下して生産年齢人口と老年人口が増加している集団である．また，「つぼ型」は，「ベル型」よりさらに出生率が低下し，将来人口の減少が予測される集団である．

　わが国の場合は，図Ⅳ-4のとおり昭和25年まではいわゆる「富士山型」であったが，昭和35年・40年の「つぼ型」を経て，昭和45年には再びすそが広がり「星型」に近くなった．その後，昭和48年をピークに出生率が再び減少してきたため，人口ピラミッドは第1次ベビーブーム，第2次ベビーブームを中心とした膨らみをもつ「瓢箪型またはソロバン型」へと変化してきているが，基本的には「つぼ型」に近いといえよう．したがって，21世紀の日本社会は，高齢社会と少子社会が進んできている．

② **平均寿（余）命**

　生命表は，国民の男女各年齢層における死亡率をもとにして，生存率（出生10万人中各年齢において生き残る数）と平均余命（各年齢において，その年齢まで生き残った者が生存し得る平均年齢）を算出した表をいう．平均寿命は，ある年の死亡状況がそのまま続くものと仮定した場合の，生まれたばかりの者が，将来何歳まで生きられるかを算出したものである．つまり，その年の0歳児の平均余命がその年の平均寿命となる．

　わが国の戦後における平均寿命の推移を表Ⅳ-3に示した．表のとおり，第2次世界大戦後，昭

図Ⅳ-3　わが国の人口ピラミッド

平成25年（'13）10月1日現在

65歳以上人口
生産年齢人口
年少人口

老年人口（65歳以上）
生産年齢人口（15〜64歳）
年少人口（0〜14歳）

男　　女

74歳：
日中戦争の動員による
昭和13,14年の出生減

67，68歳：
第二次世界大戦終戦前後に
おける出生減

64〜66歳：
昭和22〜24年
第1次ベビーブーム

47歳：
昭和41年（ひのえうま）
の出生減

39〜42歳：
昭和46〜49年
第2次ベビーブーム

平成元年の合計特殊出生率（1.57）
が昭和41年（1.58）を初めて下回っ
た．

120 100 80 60 40 20　（万人）　0 20 40 60 80 100 120

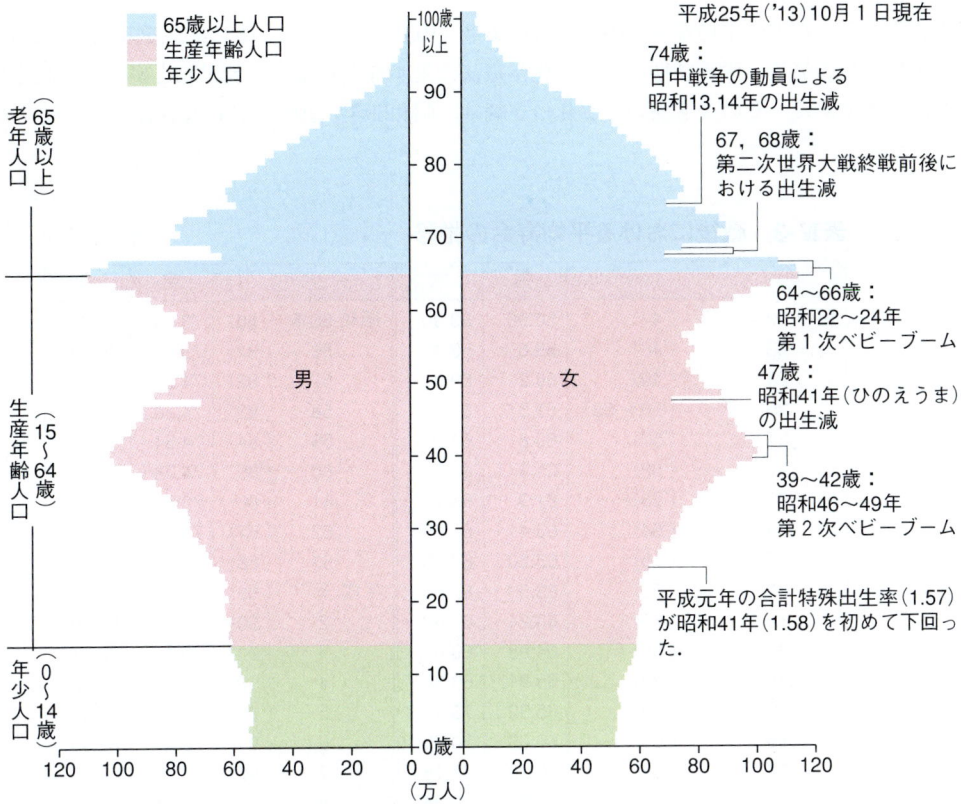

資料：総務省統計局「平成25年10月1日現在推計人口」

図Ⅳ-3　わが国の人口ピラミッド

（厚生労働統計協会編（2014）国民衛生の動向2014／2015，61（9），p.49より転載）

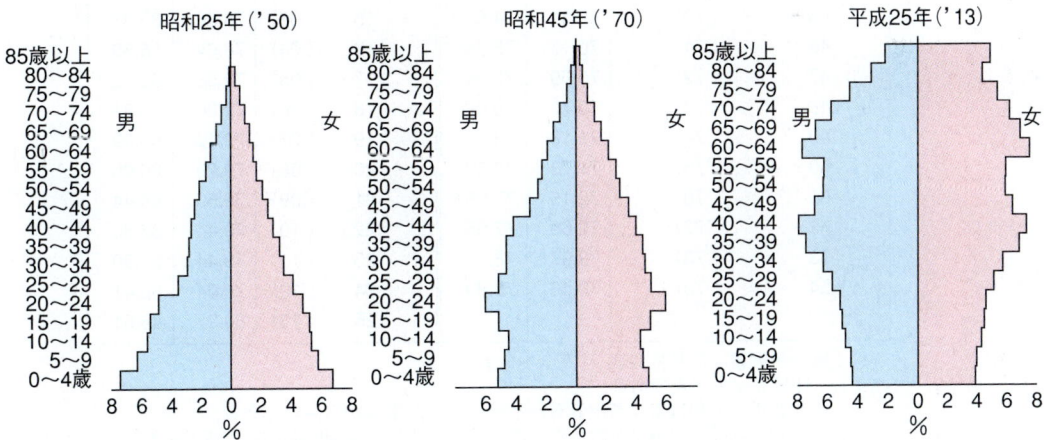

昭和25年（'50）

85歳以上
80〜84
75〜79
70〜74
65〜69
60〜64
55〜59
50〜54
45〜49
40〜44
35〜39
30〜34
25〜29
20〜24
15〜19
10〜14
5〜9
0〜4歳

男　　女

8 6 4 2 0 2 4 6 8
%

昭和45年（'70）

85歳以上
80〜84
75〜79
70〜74
65〜69
60〜64
55〜59
50〜54
45〜49
40〜44
35〜39
30〜34
25〜29
20〜24
15〜19
10〜14
5〜9
0〜4歳

男　　女

6 4 2 0 2 4 6
%

平成25年（'13）

85歳以上
80〜84
75〜79
70〜74
65〜69
60〜64
55〜59
50〜54
45〜49
40〜44
35〜39
30〜34
25〜29
20〜24
15〜19
10〜14
5〜9
0〜4歳

男　　女

8 6 4 2 0 2 4 6 8
%

資料：総務省統計局「各年国勢調査報告」

図Ⅳ-4　わが国の人口ピラミッドの推移

和25年ごろからわが国の平均寿命はのび，昭和26年（1951）には男女ともに60歳を超えた．これは，戦後の公衆衛生の発達，栄養状態の向上，化学療法の進歩などにより，乳児死亡率や結核死亡率が低下したためである．その後も表のとおりのび続け，昭和59年（1984）には女性は80歳を超えた．

表Ⅳ-3　戦後における平均寿命の推移　　　　　　　　　　　　　　（単位　年）

		男	女			男	女
昭和 22年＊	（'47）	50.06	53.96	昭和 55年＊	（'80）	73.35	78.76
23	（'48）	55.6	59.4	56	（'81）	73.79	79.13
24	（'49）	56.2	59.8	57	（'82）	74.22	79.66
25〜27＊	（'50〜'52）	59.57	62.97	58	（'83）	74.20	79.78
26	（'51）	60.8	64.9	59	（'84）	74.54	80.18
27	（'52）	61.9	65.5	60＊	（'85）	74.78	80.48
28	（'53）	61.9	65.7	61	（'86）	75.23	80.93
29	（'54）	63.41	67.69	62	（'87）	75.61	81.39
30＊	（'55）	63.60	67.75	63	（'88）	75.54	81.30
31	（'56）	63.59	67.54	平成 元	（'89）	75.91	81.77
32	（'57）	63.24	67.60	2＊	（'90）	75.92	81.90
33	（'58）	64.98	69.61	3	（'91）	76.11	82.11
34	（'59）	65.21	69.88	4	（'92）	76.09	82.22
35＊	（'60）	65.32	70.19	5	（'93）	76.25	82.51
36	（'61）	66.03	70.79	6	（'94）	76.57	82.98
37	（'62）	66.23	71.16	7＊	（'95）	76.38	82.85
38	（'63）	67.21	72.34	8	（'96）	77.01	83.59
39	（'64）	67.67	72.87	9	（'97）	77.19	83.82
40＊	（'65）	67.74	72.92	10	（'98）	77.16	84.01
41	（'66）	68.35	73.61	11	（'99）	77.10	83.99
42	（'67）	68.91	74.15	12＊	（'00）	77.72	84.60
43	（'68）	69.05	74.30	13	（'01）	78.07	84.93
44	（'69）	69.18	74.67	14	（'02）	78.32	85.23
45＊	（'70）	69.31	74.66	15	（'03）	78.36	85.33
46	（'71）	70.17	75.58	16	（'04）	78.64	85.59
47	（'72）	70.50	75.94	17＊	（'05）	78.56	85.52
48	（'73）	70.70	76.02	18	（'06）	79.00	85.81
49	（'74）	71.16	76.31	19	（'07）	79.19	85.99
50＊	（'75）	71.73	76.89	20	（'08）	79.29	86.05
51	（'76）	72.15	77.35	21	（'09）	79.59	86.44
52	（'77）	72.69	77.95	22＊	（'10）	79.44	86.30
53	（'78）	72.97	78.33	23	（'11）	79.44	85.90
54	（'79）	73.46	78.89	24	（'12）	79.94	86.41
				25	（'13）	80.21	86.61

資料：厚生労働省「簡易生命表」「完全生命表」
注1）＊印は完全生命表である．
　2）昭和20年，昭和21年は基礎資料が不備につき，本表から除いてある．
　3）昭和47年以降は沖縄県を含めた値であり，46年以前は同県を除いた値である．
（厚生労働統計協会編（2014）国民衛生の動向2014／2015，61（9），p.84より転載）

　平成25年の簡易生命表によると，男性の平均寿命は80.21年，女性の平均寿命は86.61年，男女の平均寿命の差は6.4年となっている．戦後平均寿命が低下したことは数回あるが，いずれも一時的な現象であり，長期的には上昇傾向にあると考えられている．

　また，生命表上の**特定年齢の生存割合**を図Ⅳ-5に示した．平成25年度の簡易生命表によると，

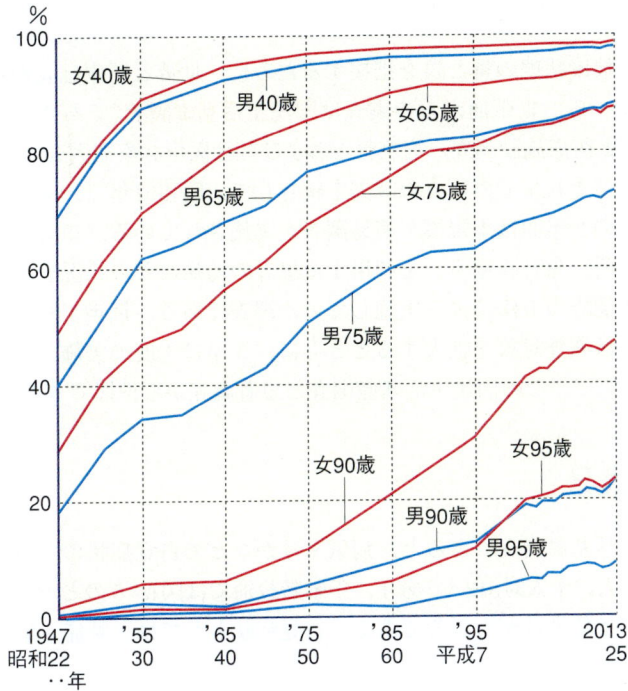

資料：厚生労働省「簡易生命表」「完全生命表」
注1）平成12年まで及び平成17年と22年は完全生命表による．
　　2）昭和45年以前は沖縄県を除く値である．

図Ⅳ-5　生命表上の特定年齢まで生存する者の割合

（厚生労働統計協会編（2014）国民衛生の動向2014／2015，61（9），p.85より転載）

表Ⅳ-4　平均寿命の国際比較　　　　　　　　　（単位　年）

	男	女	作成期間
日　　　　　　本	80.21	86.61	2013
アイスランド	80.8	83.9	2012
スウェーデン	80.09	83.71	2013
ス　イ　ス	80.5	84.7	2012
イ ギ リ ス	78.96	82.79	2010-2012
フ ラ ン ス	78.7	85.0	2013
ド　イ　ツ	77.72	82.73	2009-2011
アメリカ合衆国	76.3	81.1	2011

資料：当該政府からの資料によるもの．
（厚生労働統計協会編（2014）国民衛生の動向2014／2015，61（9），p.85より転載）

男女それぞれ10万人出生に対し，65歳の生存数は男88,041人，女93,933人である．高齢者の生存割合は，男女ともなお増加傾向にある．

　平均寿命の国際比較は国により作成期間が異なるので厳密な比較は不可能であるが，表Ⅳ-4に示すとおり，わが国は平均寿命では世界有数の長寿国の1つである．

③ 人々の健康の状態

　わが国では人々の健康状態の量と質を把握するために，世帯と医療施設からの調査が厚生労働省によって行われている．世帯面からの調査は**国民生活基礎調査**＊であり，一方，医療施設からの調査には**患者調査**と医療施設調査・病院報告および社会医療診療別調査がある．

　国民生活基礎調査はそれまでの種々の調査を統合して，昭和61年（1986）から3年ごとに大規模調査が，その中間の2年間は小規模・簡易調査が実施されている．患者調査は，全国の医療施設（病院，一般診療所，歯科診療所）を利用する患者の傷病などの状況を把握するために昭和28年（1953）から標本調査の方法により実施している調査である．毎年1回調査されていたが，昭和59年（1984）からは調査対象を拡大するとともに，3年に1度の実施となった．健康状態についての概要は，主として，この国民生活基礎調査と患者調査から把握できるであろう．

❶ 有訴者の状況

　平成25年の国民生活基礎調査によると，病気やけがなどで自覚症状のある者（入院・入所者を除く）の**有訴者率**は人口千人対312.4であり，年齢階級別では図Ⅳ-6のとおり高齢になるに従い高くなり，65歳以上では約半数が有訴者である．自覚症状としては，腰痛，肩こり，手足の関節の痛みなどが多くなっている．

　医療施設・老人保健施設・施術所（はり・灸・あんま）に通院・通所している**通院者率**は，人口千人対378.3であり，加齢に従って高くなり，65歳以上では6割以上が通院している（図Ⅳ-7）．通院者の傷病は，高血圧症，腰痛症，歯の病気，眼の病気などが多い．

❷ 健康意識と休養充足度

　健康意識は，図Ⅳ-8のとおり「健康についてよいと思っている者（よい，まあよいを含む）」は，38.6％となっている．「ふつう」は46.9％であり，「あまりよくない」または「よくない」と回答した者は13.4％に上っている．

　また，睡眠による休養充足度をみると，「充分とれている」は17.8％，「まあまあとれている」は57.6％である．一方，「あまりとれていない」は20.6％，「まったくとれていない」は1.7％であり，全体の5分の1が睡眠による休養充足を得ていないと回答している（図Ⅳ-9）．

＊　国民生活基礎調査：保健，医療，年金，福祉，所得など国民生活の基礎的事項を所帯面から総合的に把握する調査．

平成25年（'13）

男		女
276.8	総　数	345.3
204.7	9歳以下	187.9
175.2	10〜19	177.8
168.7	20〜29	257.6
214.4	30〜39	301.4
234.3	40〜49	325.7
271.0	50〜59	365.8
338.5	60〜69	385.5
448.0	70〜79	497.4
528.1	80歳以上	542.9
	（再掲）	
439.9	65歳以上	486.6
506.1	75歳以上	538.8

600　400　200　0　　　　0　200　400　600
（人口千対）　　　　　（人口千対）

資料：厚生労働省「国民生活基礎調査」
注：総数には年齢不詳を含む.

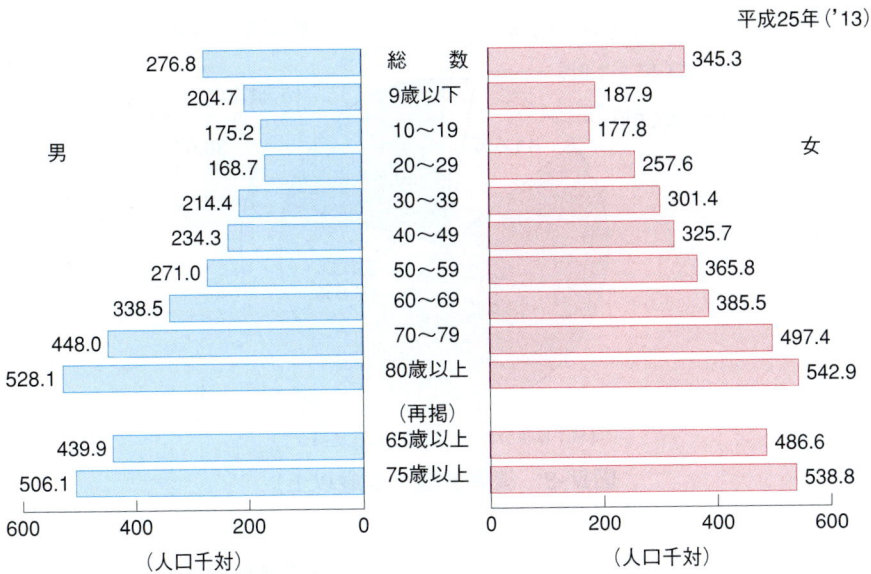

図Ⅳ-6　性・年齢階級別に見た有訴者率（人口千対）

（厚生労働統計協会編　（2014）国民衛生の動向2014／2015，61（9），p.87より転載）

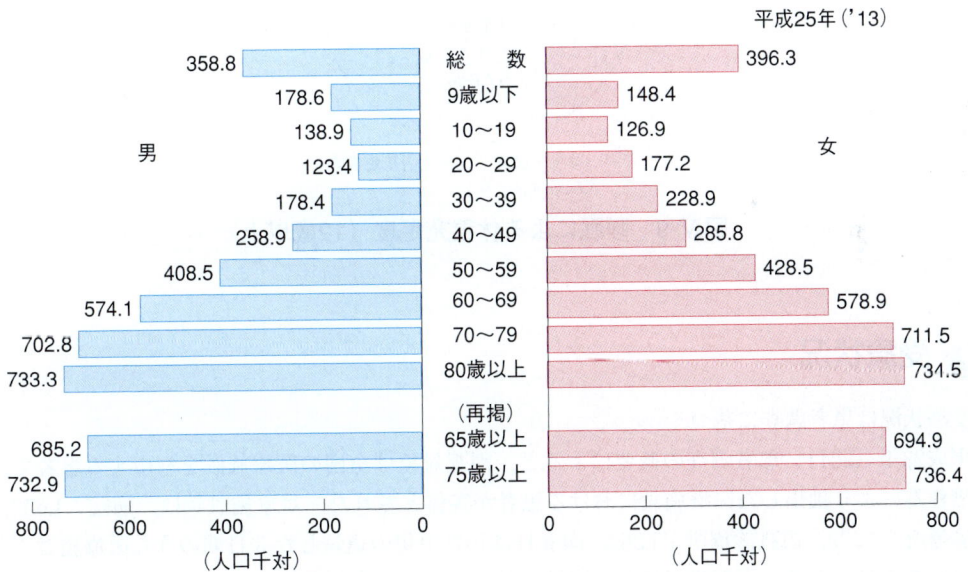

平成25年（'13）

男		女
358.8	総　数	396.3
178.6	9歳以下	148.4
138.9	10〜19	126.9
123.4	20〜29	177.2
178.4	30〜39	228.9
258.9	40〜49	285.8
408.5	50〜59	428.5
574.1	60〜69	578.9
702.8	70〜79	711.5
733.3	80歳以上	734.5
	（再掲）	
685.2	65歳以上	694.9
732.9	75歳以上	736.4

800　600　400　200　0　　　　0　200　400　600　800
（人口千対）　　　　　（人口千対）

資料：厚生労働省「国民生活基礎調査」
注：総数には年齢不詳を含む.

図Ⅳ-7　性・年齢階級別に見た通院者率（人口千対）

（厚生労働統計協会編　（2014）国民衛生の動向2014／2015，61（9），p.87より転載）

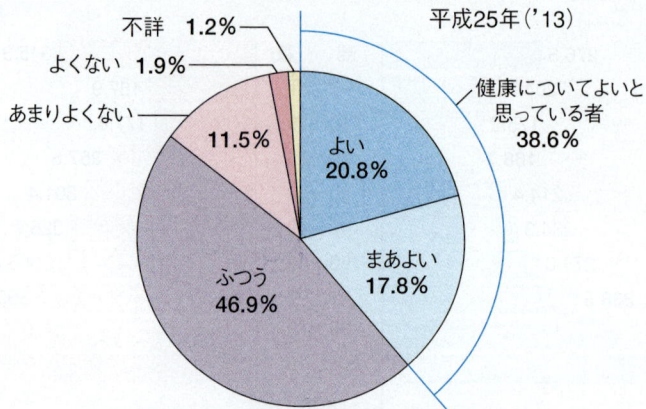

資料：厚生労働省「国民生活基礎調査」

図Ⅳ-8　健康意識（6歳以上）

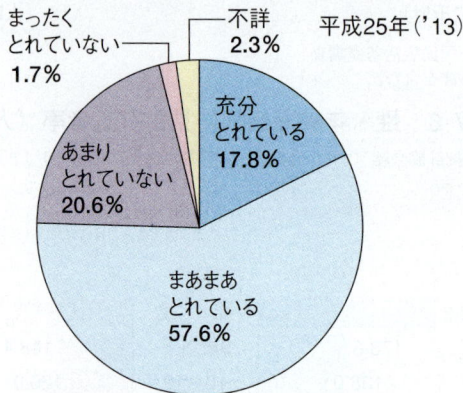

資料：厚生労働省「国民生活基礎調査」
注：入院者は含まない.

図Ⅳ-9　睡眠による休養充足度（12歳以上）

③ 受療状況

受療状況は患者調査に基づく.

　平成23年（2011）患者調査の概要によると，調査対象は全国の医療施設を利用する患者で，層化無作為により抽出した医療施設における患者が客体とされた．対象施設数は，病院：1,659，一般診療所：4,239，歯科診療所：1,363，調査日は10月中旬の連続した3日間のうち医療施設ごとに指定した1日であり，退院患者については9月の1ヶ月間を対象とした．調査は医療施設の管理者が記入する方式で実施された.

〔1〕患者数

　平成23年（2011）患者調査結果の概要によると，入院は134.1万人（病院129万人，一般診療所

表Ⅳ-5　傷病分類別にみた受療率（人口10万対）　　　　　　　　　平成23年（'11）10月

	入　院			外　来		
	総　数	男	女	総　数	男	女
総　　　　数	1 068	1 005	1 129	5 784	5 014	6 514
Ⅰ　感 染 症 お よ び 寄 生 虫 症	18	19	17	135	126	144
結　　　　　　　　核（再掲）	3	4	2	2	2	1
ウ イ ル ス 肝 炎（再掲）	1	1	1	26	27	26
Ⅱ　新　　　生　　　物	120	139	102	175	165	185
胃 の 悪 性 新 生 物（再掲）	12	16	8	15	21	10
結 腸 お よ び 直 腸 の 悪 性 新 生 物（再掲）	15	18	13	19	22	16
肝 お よ び 肝 内 胆 管 の 悪 性 新 生 物（再掲）	6	9	4	5	6	3
気 管，気 管 支 お よ び 肺 の 悪 性 新 生 物（再掲）	15	22	9	12	16	9
乳 房 の 悪 性 新 生 物（再掲）	4	0	8	19	0	37
Ⅲ　血液および造血器の疾患ならびに免疫機構の障害	5	4	6	18	9	26
Ⅳ　内 分 泌，栄 養 お よ び 代 謝 疾 患	29	25	32	330	282	375
糖　　　尿　　　病（再掲）	19	18	20	166	185	148
高　 脂　 血　 症（再掲）	0	0	0	118	69	165
Ⅴ　精 神 お よ び 行 動 の 障 害	225	225	224	176	162	189
血 管 性 お よ び 詳 細 不 明 の 認 知 症（再掲）	31	23	39	10	5	14
統合失調症，統合失調症型障害および妄想性障害（再掲）	139	145	133	48	53	44
Ⅵ　神　 経　 系　 の　 疾　 患	92	77	105	119	102	136
ア ル ツ ハ イ マ ー 病（再掲）	33	20	44	26	14	37
Ⅶ　眼 お よ び 付 属 器 の 疾 患	10	8	11	234	174	292
Ⅷ　耳 お よ び 乳 様 突 起 の 疾 患	2	2	3	91	78	104
Ⅸ　循　 環　 器　 系　 の　 疾　 患	200	179	220	755	676	831
高 血 圧 性 疾 患（再掲）	6	3	8	529	437	615
心疾患（高血圧性のものを除く）（再掲）	46	43	50	107	116	98
脳　 血　 管　 疾　 患（再掲）	137	121	152	89	91	87
Ⅹ　呼　 吸　 器　 系　 の　 疾　 患	71	79	64	564	548	579
喘　　　　　　　息（再掲）	3	3	4	103	105	102
Ⅺ　消　 化　 器　 系　 の　 疾　 患	51	56	46	1 036	914	1 152
う　　　　　　　蝕（再掲）	0	0	0	250	222	278
歯 肉 炎 お よ び 歯 周 疾 患（再掲）	0	0	0	319	269	367
食 道，胃 お よ び 十 二 指 腸 の 疾 患（再掲）	6	7	6	101	86	115
肝　　　疾　　　患（再掲）	7	8	6	33	35	32
Ⅻ　皮 膚 お よ び 皮 下 組 織 の 疾 患	13	12	13	202	182	222
ⅩⅢ　筋 骨 格 系 お よ び 結 合 組 織 の 疾 患	50	36	64	798	594	991
ⅩⅣ　腎 尿 路 生 殖 器 系 の 疾 患	38	37	38	212	205	219
ⅩⅤ　妊 娠，分 娩 お よ び 産 じ ょ く	14	・	27	11	・	22
ⅩⅥ　周 産 期 に 発 生 し た 病 態	5	5	5	2	2	2
ⅩⅦ　先 天 奇 形，変 形 お よ び 染 色 体 異 常	5	5	4	9	9	9
ⅩⅧ　症 状，徴 候 お よ び 異 常 臨 床 所 見・異 常 検 査 所 見 で 他 に 分 類 さ れ な い も の	15	12	17	67	56	77
ⅩⅨ　損 傷，中 毒 お よ び そ の 他 の 外 因 の 影 響	99	78	120	253	259	248
骨　　　　　　　折（再掲）	68	40	95	77	66	87
ⅩⅪ　健康状態に影響を及ぼす要因および保健サービスの利用	7	3	10	595	471	712

資料：厚生労働省「患者調査」
注：宮城県の石巻医療圏，気仙沼医療圏および福島県を除いた数値である．
　　　　　　　（厚生労働統計協会編（2014）国民衛生の動向2014／2015，61（9），p.91より転載）

5.1万人）で，年齢階級別では65歳以上が70％以上を占めている．外来は726.1万人（病院165.9万人，一般診療所423.9万人，歯科診療所136.3万人）となっている．入院，外来ともに，歯科診療所の外来が増加しているほかは，横ばいまたは減少傾向がみられる．

〔2〕在院日数

　平成23年（2011）9月中に退院した推計患者の平均在院日数を施設の種類別にみると，「病院」34.3日，「一般診療所」17.5日となっている．年齢階級が上がるに従って退院患者の平均在院日数は長くなっているが，全体的に短くなる傾向がある．傷病分類別では，長い順に「精神及び行動の障害」，「神経系の疾患」，「循環器系の疾患」となっている．

〔3〕受療率

　受療率は人口10万人に対する推計患者数で示すが，平成23年の調査では，入院1,068，外来5,784である．これは調査日当日，全国で人口の約1.1％が医療施設に入院し，約5.8％が外来受診したことになる．

　入院受療率（人口10万対）は，性別では男1,005，女1,129で女性が高く，また15歳以上では年齢が高くなるに従って高くなっている．しかし，年次推移でみると，入院受療率は近年やや減少傾向にある（図Ⅳ-10）．傷病分類別の入院受療率は，表Ⅳ-5に示したが，精神障害と循環器系の疾患，新生物が高い．

　外来受療率は，性別では男5,014，女6,514と女性が高い．年齢では15〜19歳が最も低く，20歳以上では年齢とともに高くなり，80〜84歳が最も高く，80歳以上では逆に低くなっている．傷病分類別の外来受療率は，表Ⅳ-5のとおり消化器系，筋骨格系と循環器系の疾患が高くなっている．

〔4〕死亡率

　死亡率は，人口を分母として死亡数を除した比率であり，粗死亡率*ともいうが，一般に人口千人対であらわす．平成25年の死亡数は126万8,432人，粗死亡率は10.1であった．わが国の死亡率は明治から大正にかけては20台で推移していたが，昭和35年（1960）には7.6となった．以後，人口の高齢化が進み，表Ⅳ-6に示す年次推移のとおり，急激な低下はみられない．逆に昭和58年（1983）ごろからは死亡率はゆるやかな上昇傾向になっている．死亡の状況は年齢により差があり，人口の年齢構成に影響されるので，年齢による調整が必要となる．

　年齢調整死亡率は，基準人口を用いて年齢構成の歪みを補正するものである．年齢調整死亡率の年次推移は，表Ⅳ-6に示すとおり年々低下してきており，年齢構成の影響を取り除いた死亡状況は改善してきているといえる．

　年齢別では，新生児・乳児は出生前後の環境の変化・身体機能の未熟さなどから死亡率が高い．乳児・青少年・壮年期にかけては低くなるが，40歳以降は年齢とともに高くなる（図Ⅳ-11）．国際比較では表Ⅳ-7に粗死亡率，年齢調整死亡率，乳児死亡率を，表Ⅳ-8に65歳以上死亡数の死亡総数に対する割合について示す．日本の保健水準が世界的にも高いものであることがわかる．

---

*　粗死亡率：単に死亡率といっているもの．ある期間内にある集団から発生する死亡数を，その集団の全数で割った値．通常，その期間は1年，数値は1000倍した数であらわす．

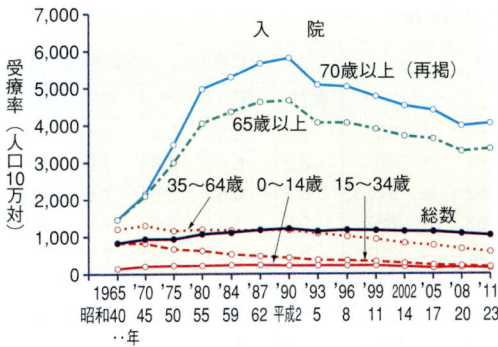

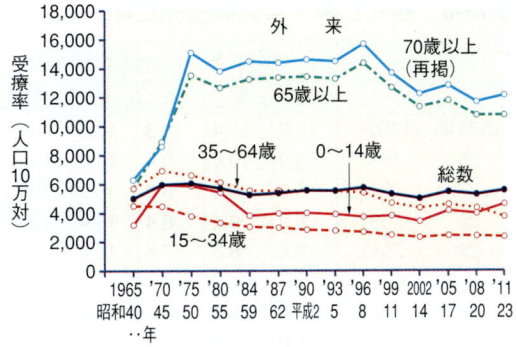

資料：厚生労働省「患者調査」

図Ⅳ-10　年齢階級別受療率（人口10万対）の年次推移

(厚生労働統計協会編（2014）国民衛生の動向2014／2015，61（9），p.90より転載)

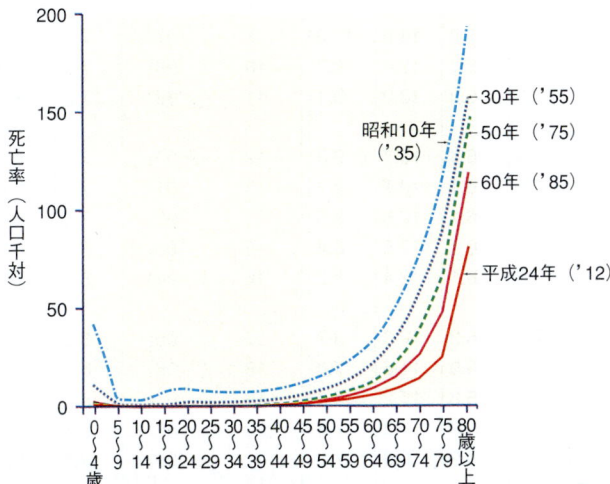

資料：厚生労働省「人口動態統計」

図Ⅳ-11　年齢階級別死亡率（人口千対）の年次比較

(厚生労働統計協会編（2014）国民衛生の動向2014／2015，61（9），p.63より転載)

〔5〕死因別死亡の状況

　図Ⅳ-12に性・主要死因別にみた年齢調整死亡率を示した．昭和40年代以降，脳血管疾患は大きく減少した．心疾患は減少傾向にあるが，近年は大きな変化はない．悪性新生物には大きな変化はない．

　年齢階級別では，乳児（0歳）・幼児（1～4歳）は先天異常・不慮の事故・周産期に特異的な呼吸障害等が多く，学童期（5～14歳）では不慮の事故，悪性新生物が多い．青少年では自殺と不慮の事故など外因死が大きな割合を占める．30～40歳代では自殺と悪性新生物が多い．55歳以上では，悪性新生物，心疾患，肺炎，脳血管疾患，老衰などが大きな割合を占めている．

表Ⅳ-6　粗死亡率・年齢調整死亡率（人口千対）の推移

		粗死亡率[1]			年齢調整死亡率[2]				粗死亡率[1]			年齢調整死亡率[2]	
		総数	男	女	男	女			総数	男	女	男	女
昭25年	(1950)	10.9	11.4	10.3	18.6	14.6	60	('85)	6.3	6.9	5.6	8.1	4.8
26	('51)	9.9	10.4	9.4	16.9	13.4	61	('86)	6.2	6.8	5.6	7.8	4.6
27	('52)	8.9	9.4	8.5	15.7	12.4	62	('87)	6.2	6.8	5.6	7.6	4.4
28	('53)	8.9	9.4	8.4	16.4	12.6	63	('88)	6.5	7.1	5.9	7.7	4.5
29	('54)	8.2	8.8	7.6	15.2	11.3	平元年	('89)	6.4	7.1	5.8	7.4	4.2
30	('55)	7.8	8.3	7.2	14.8	11.0	2	('90)	6.7	7.4	6.0	7.5	4.2
31	('56)	8.0	8.6	7.5	15.6	11.5	3	('91)	6.7	7.5	6.1	7.4	4.1
32	('57)	8.3	8.9	7.7	16.3	11.8	4	('92)	6.9	7.7	6.2	7.4	4.0
33	('58)	7.4	8.0	6.9	14.4	10.4	5	('93)	7.1	7.8	6.4	7.3	4.0
34	('59)	7.4	8.0	6.8	14.4	10.2	6	('94)	7.1	7.8	6.3	7.1	3.8
35	('60)	7.6	8.2	6.9	14.8	10.4	7	('95)	7.4	8.2	6.6	7.2	3.8
36	('61)	7.4	8.0	6.7	14.3	10.0	8	('96)	7.2	8.0	6.4	6.8	3.6
37	('62)	7.5	8.1	6.8	14.6	10.0	9	('97)	7.3	8.1	6.5	6.7	3.5
38	('63)	7.0	7.7	6.3	13.4	9.3	10	('98)	7.5	8.4	6.6	6.6	3.4
39	('64)	6.9	7.6	6.3	13.2	9.1	11	('99)	7.8	8.7	7.0	6.7	3.4
40	('65)	7.1	7.9	6.4	13.7	9.3	12	(2000)	7.7	8.6	6.8	6.3	3.2
41	('66)	6.8	7.5	6.1	12.7	8.7	13	('01)	7.7	8.6	6.9	6.2	3.1
42	('67)	6.8	7.5	6.1	12.6	8.5	14	('02)	7.8	8.7	6.9	6.0	3.0
43	('68)	6.8	7.5	6.1	12.5	8.4	15	('03)	8.0	9.0	7.2	6.0	3.0
44	('69)	6.8	7.6	6.1	12.4	8.2	16	('04)	8.2	9.0	7.3	5.9	3.0
45	('70)	6.9	7.7	6.2	12.3	8.2	17	('05)	8.6	9.5	7.7	5.9	3.0
46	('71)	6.6	7.3	5.9	11.5	7.6	18	('06)	8.6	9.4	7.8	5.7	2.9
47	('72)	6.5	7.2	5.8	11.2	7.4	19	('07)	8.8	9.6	8.0	5.6	2.8
48	('73)	6.6	7.2	5.9	11.2	7.4	20	('08)	9.1	9.9	8.3	5.6	2.8
49	('74)	6.5	7.1	5.9	10.9	7.2	21	('09)	9.1	9.9	8.3	5.4	2.7
50	('75)	6.3	6.9	5.7	10.4	6.9	22	('10)	9.5	10.3	8.7	5.4	2.7
51	('76)	6.3	6.8	5.7	10.1	6.6	23	('11)	9.9	10.7	9.2	5.5	2.9
52	('77)	6.1	6.7	5.5	9.6	6.2	24	('12)	10.0	10.7	9.3	5.2	2.7
53	('78)	6.1	6.7	5.5	9.4	6.0	*25	('13)	10.1	10.8	9.5	…	…
54	('79)	6.0	6.6	5.4	9.0	5.7							
昭55年	('80)	6.2	6.8	5.6	9.2	5.8							
56	('81)	6.1	6.7	5.6	8.9	5.6							
57	('82)	6.0	6.6	5.4	8.5	5.2							
58	('83)	6.2	6.9	5.6	8.6	5.2							
59	('84)	6.2	6.8	5.6	8.3	5.0							

資料：厚生労働省「人口動態統計」
注1）粗死亡率は，年齢調整死亡率と併記したので粗死亡率とあらわしたが，単に死亡率といっているものである．
　2）年齢調整死亡率の基準人口は「昭和60年モデル人口」であり，年齢5歳階級別死亡率により算出した．
＊概数である．
　　　　　（厚生労働統計協会編（2014）国民衛生の動向2014／2015，61（9），p.63をもとに年次を加筆）

表Ⅳ-7　粗死亡率・年齢調整死亡率・乳児死亡率の国際比較

	粗死亡率[1] （人口10万対）	年齢調整死亡率[2] （人口10万対）	乳児死亡率 （出生千対）
日　　　　本（'09）	907.5	340.89	2
カ ナ ダ（'04）	708.3	376.36	5
アメリカ合衆国（'07）	803.7	485.71	6
フ ラ ン ス（'08）	857.0	369.10	3
ド イ ツ（'10）	1 050.4	411.49	3
イ タ リ ア（'08）	971.8	348.25	3
オ ラ ン ダ（'10）	818.9	393.08	3
スウェーデン（'10）	965.2	375.45	2
イ ギ リ ス（'10）	905.4	419.46	4
オーストラリア（'06）	625.8	355.26	4
ニュージーランド（'08）	689.5	382.60	5

資料：WHO Global Health Observatory Data Repository
粗死亡率・年齢調整死亡率：Mortality and burden of disease
Disease and injury country estimates
乳児死亡率：World Health Statistics
注1）年齢調整死亡率と併記したので粗死亡率と表したが，単に死亡率といっているものである．
　2）年齢調整死亡率の基準人口は世界標準人口による．
　3）年齢調整死亡率と乳児死亡率は2011年の数値である．
（厚生労働統計協会編（2014）国民衛生の動向2014／2015，61（9），
　p.71より転載）

表Ⅳ-8　65歳以上死亡数の死亡総数に対する割合の国際比較

	65歳以上死亡数の 死亡総数に対する 割合（％）
日　　　　本（'12）	86.6
カ ナ ダ（'08）	77.7
アメリカ合衆国（'09）	72.3
フ ラ ン ス（'11）	79.8
ド イ ツ（'11）	83.7
イ タ リ ア（'10）	87.1
オ ラ ン ダ（'11）	81.8
スウェーデン（'11）	86.1
イ ギ リ ス（'11）	82.6
オーストラリア（'11）	80.7
ニュージーランド（'12）	79.4

資料：厚生労働省「人口動態統計」
　　　UN「Dmographic Yearbook」

（厚生労働統計協会編（2014）国民衛生の動向
2014／2015，61（9），p.72より転載）

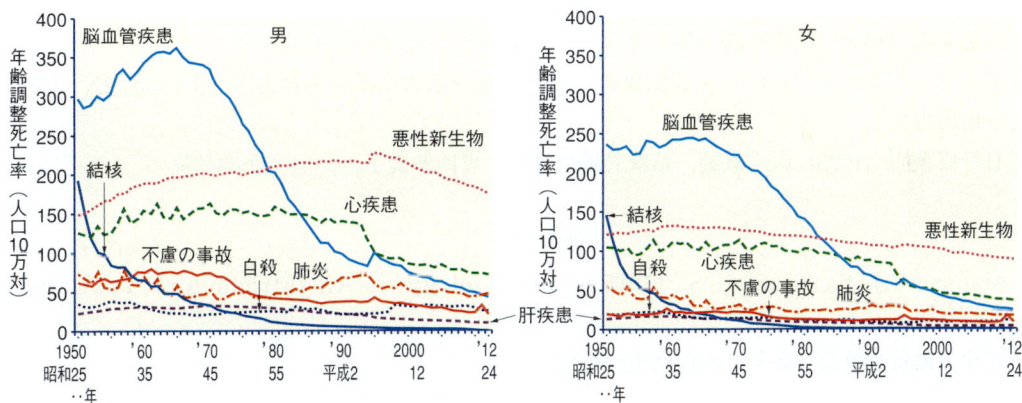

資料：厚生労働省「人口動態統計」
注　：年齢調整死亡率の基準人口は「昭和60年モデル人口」である．また，平成6年までは旧分類によるものである．
　　　（肝疾患の昭和25年～55年はデータ不備のため，5年間隔で表示してある）

図Ⅳ-12　性・主要死因別にみた年齢調整死亡率（人口10万対）の推移

（厚生労働統計協会編（2014）国民衛生の動向2014／2015，61（9），p.64より転載）

表Ⅳ-9　主要4死因の年齢階級別死亡率（人口10万対）

平成24年（'12）

	悪性新生物		心疾患		肺炎		脳血管疾患	
	死亡率	順位	死亡率	順位	死亡率	順位	死亡率	順位
全 年 齢	286.6	1	157.9	2	98.4	3	96.5	4
0 歳	1.4	13	5.8	6	4.0	9	0.7	17
1～4	2.4	3	1.4	4	1.2	5	0.1	15
5～9	1.6	2	0.4	6	0.5	5	0.1	11
10～14	1.9	1	0.4	4	0.3	5	0.3	5
15～19	2.8	3	1.0	4	0.3	7	0.4	6
20～24	2.8	3	1.8	4	0.5	6	0.5	5
25～29	4.9	3	2.7	4	0.6	6	0.9	5
30～34	9.0	2	4.5	4	0.7	7	2.0	5
35～39	16.6	2	7.4	3	1.0	7	4.6	5
40～44	32.1	1	13.3	3	1.4	7	8.7	4
45～49	56.6	1	21.8	3	2.8	7	14.5	4
50～54	108.0	1	33.8	2	5.1	7	22.6	4
55～59	192.2	1	52.1	2	9.8	7	33.4	3
60～64	322.7	1	82.1	2	20.6	6	48.9	3
65～69	472.4	1	123.5	2	40.0	4	75.0	3
70～74	662.4	1	196.1	2	90.2	4	125.1	3
75～79	973.1	1	375.4	2	218.0	4	248.2	3
80歳以上	1 637.8	1	1 472.9	2	1 082.0	3	883.5	4

資料：厚生労働統計協会で算出
注　：0歳の死亡率は出生10万対である．
　　（厚生労働統計協会編（2014）国民衛生の動向2014／2015，61（9），p.65より転載）

引用文献

1）澤瀉久敬（1959）医学概論（第三部　医学について），p.24，誠信書房
2）アッカーマン，N.（1967）家族関係の理論と診断－家族生活の精神力学（上），p.22，岩崎学術出版社
3）日野原重明（1995）医学概論，系統看護学講座　専門基礎1，p.51，医学書院

参考文献

1．Mausner, J. S., Kramer, S.（1985）Epidemiology――An Introductory Text, 2nd Ed., Saunders.
2．厚生労働統計協会（各年）国民衛生の動向

---学習課題---
1．WHO憲章の前文にある健康の概念について記述しよう．
2．健康―疾病連続体と総合看護との関連について言及してみよう．
3．疾病の自然史の段階と予防との関連について言及してみよう．
4．国民の健康の状態について，データをもとに展望しよう．

V

保健医療システムと看護

┌─ 学習目標 ─

　第5章では，社会の中で保健医療サービスを提供するシステムとそのシステムの中で機能する看護について学習する．まず，保健医療提供の理念を知り，その理念に基づく包括的保健医療提供システムを理解する．さらに，地域における関係機関や施設が連携する保健医療提供の実際を知り，効果的なサービスには多様な職種間の連携と施設・機関の間のチーム活動が必要であることを理解する．その上で，チーム活動としての保健医療福祉のあり方と看護の役割やその継続性を認識する．

1

保健医療提供システム

　人々は，生まれてから死亡するまでのライフサイクルの中で，疾病予防（保健）から治療，介護（福祉）に至るまで，その健康ニーズに応じた多様な保健医療福祉サービスが，効率的，効果的に提供されることを期待している．

① 保健医療提供の理念

　第2次世界大戦後のわが国における保健医療福祉サービスは，昭和21年（1946）に新憲法が制定された後，緊急性と必要性の高い医療サービスの整備から始まり，疾病予防や健康の保持増進を目的とした保健サービス，および障害者や高齢者のニーズに対応する福祉サービスの提供が徐々に整えられてきた．

　日本国憲法第25条は，「すべて国民は，健康で文化的な最低限度の生活を営む権利を有する」，また，「国は，すべての生活部面について，社会福祉，社会保障及び公衆衛生の向上及び増進に努めなければならない」（同条2項）として，国民の健康生活に対する国の責任を定める．

　一方，国民の医療ニーズに合った医療供給体制の確保を目的として，昭和23年（1948）には，医療法，医師法，旧保健婦助産婦看護婦法などの医療関係法規が制定された．時代の要請に合わせ，医療法は，平成4年（1992）*には，**医療提供の理念**（第1条の2）を次のように定め，その後も改正を重ねた．

　①医療は，生命の尊重と個人の尊厳の保持を旨とし，医師，歯科医師，薬剤師，看護師その他の医療の担い手と医療を受ける者との信頼関係に基づき，医療を受ける者の心身の状況に応じて行われるとともに，その内容は，単に治療のみならず，疾病の予防のための措置およびリハビリテーションを含む良質かつ適切なものでなければならない．

　②医療は，国民自らの健康の保持増進のための努力を基礎として，医療を受ける者の意向を十分に尊重し，病院，診療所，介護老人保健施設，調剤を実施する薬局その他の医療を提供する施設，医療を受ける者の居宅等において，医療提供施設の機能に応じ効率的に提供されなければならない．

---

*　この改正は，第四次である．

　このように，医療は，従来のcureより広い概念であり，疾病の予防からリハビリテーションまでの包括的なものとされた．また，病む人を示す「患者」という言葉に代えて「医療を受ける者」を用いたのは，疾病の予防に努めなければならない，いわゆる健康人に対しても医療を提供することを示したものである．さらに，医療には，国民の努力も必要であることが記述され，医療提供の場所は，介護保健施設や住民の自宅も含むとした．したがって，看護職を含む医療の専門職には，この理念に沿って医療を提供する責務がある．

　なお，医療の主人公は，医療を受ける者（クライアント）であり，その者の同意を得てはじめて医療が提供される．このとき重要な概念は，「インフォームドコンセント（informed consent：説明と同意)」である．医療法第1条の4の2項は，次のように定める．

　「医師，歯科医師，薬剤師，看護師その他の医療の担い手は，医療を提供するに当たり，適切な説明を行い，医療を受ける者の理解を得るよう努めなければならない.」

　医師や看護師のみならず，すべての医療提供者は，医療を提供するときには，インフォームドコンセントを実施しなければならない．

　また，国民の健康づくりや疾病予防に重点をおいた施策を推進するために，生活習慣の改善や栄養改善に関する内容を含む健康増進法*が，平成14年（2002）に制定された．同法第2条は，「国民は，健康な生活習慣の重要性に対する関心と理解を深め，生涯にわたって，自らの健康状態を自覚するとともに，健康の増進に努めなければならない」と定める．したがって，健康を保持増進，回復するためには，国民の努力とともに，限りある医療および社会資源を有効に活用し，保健・医療・福祉の各機関および担当者が連携して，安心で安全な保健医療福祉提供システムの構築をはかる必要がある．

② 包括的保健医療提供システム

　日本は，第2次世界大戦後，アメリカの影響を大きく受けてきたが，保健医療提供システムもその1つである．イギリスやアメリカでは，保健医療提供サービスのモデルとして，プライマリーケア（primary care：一次医療）を家庭医など住民の一番身近なサービスと位置づけ，入院して医療を受けるセカンダリーケア（secondary care：二次医療），高度な医療を受けるターシャリーケア（tertiary care：三次医療）を，人口や地域の広さに合わせ，医療サービスをピラミッド状に組織化した[1]．

　わが国では，昭和60年（1985）に医療計画制度が確立され，都道府県が，医療を提供する体制を整える責任を担うこととなった（医療法第30条の4）．病院の病床の整備を図る地域的単位を医療圏といい，第一次から第三次までの医療圏が設定されている．この医療圏は5年ごとに見直されている．

〔1〕 第一次医療圏
　包括的な保健医療体制の体系的整備をはかる上で，住民の日常生活に密着した地域的単位で，基本的に市町村の単位をさす．

＊　健康増進法は，従来の栄養改善法を抜本的に改正し，国民の健康の増進を図るために制定された．同法第25条には「受動喫煙の防止」が規定され，公的な施設での禁煙が推進されている．

〔2〕第二次医療圏

高度・特殊な医療を除いて，健康増進から予防・診断・治療・リハビリテーションに至るまでの包括的な保健医療サービスを提供すべき地域的単位で，基本的に日常生活圏ごとに設定されており，平成24年（2012）4月現在，47都道府県で349圏域に設定されている．

〔3〕第三次医療圏

先進的技術を必要とする医療や発生頻度が低い疾病に対する医療などの特殊な医療需要に対応するために設定する区域で，基本的に各都府県は1医療圏であるが，北海道は6医療圏である．

日本の第一次から第三次までの医療圏の範囲は，欧米のプライマリーケア（一次医療），セカンダリーケア（二次医療），ターシャリーケア（三次医療）にほぼ合致する．なお，欧米では，プライマリーケアの基礎として，住民自らが健康の保持増進に向け努力するセルフケア（self care）が重要視されており，日本でも，近年，住民のセルフケア能力を高める運動が活発化してきている．

なお，都道府県は，疾病構造の変化や地域医療の確保に対応するため，医療計画に，4疾病（がん，脳卒中，急性心筋梗塞，糖尿病）の治療または予防に関する事業，および5事業（救急医療，災害時医療，へき地医療，周産期医療，小児医療（小児救急医療を含む））について，地域の実情に応じた医療体制を構築しなければならない．

1 健康づくり政策とセルフケア

厚生労働省は，2010年をめざした健康づくり運動として，「**21世紀における国民健康づくり運動（健康日本21）**」を平成12年度から開始した．この健康日本21の基本理念は「全ての国民が健康で明るく元気に生活できる社会の実現のために壮年死亡の減少，健康寿命*の延伸と健康に関する生活の質の向上をめざし，一人ひとりが自己の選択に基づいて健康を増進する．そして，その個人の活動を社会全体が支援していくこと」である．また，基本方針として，一次予防の重視，健康づくり支援のための環境整備，健康づくり運動の目標設定とその評価，多様な健康増進運動実施主体間の連携があげられている．

長寿社会のわが国では，人々が生活する地域を基盤として，保健医療福祉のサービスが構築されており，国や地方公共団体はこれらサービスをさまざまな側面から支えている．この関係を図V-1に示した．住民とその家族は，彼らのニーズに基づき，行政機関以外からも保健サービスを受けて健康生活を過ごし，必要なときに医療サービスや福祉サービスを受けながら，各サービスの連携のもとで，地域で健康の保持増進，回復に努めている．

住民の健康づくりの基礎となる概念が**セルフケア**である．これは，健康への関心と自覚をもち，健康生活が過ごせるように努力することを意味する．わが国の3大死因であるがん，心疾患，脳血管疾患などの，いわゆる成人病といわれていた「**生活習慣病**」に着目した健康増進法では，日常生活における，食事，喫煙，アルコール，ストレスなどの「生活習慣病」の危険因子を避ける

---

* 健康寿命：人生の中で健康で障害のない期間（支援や介護を要しない期間）と定義されている．

図V-1

保健サービス

医療
サービス

福祉
サービス

市町村

都道府県

国

住民

家族

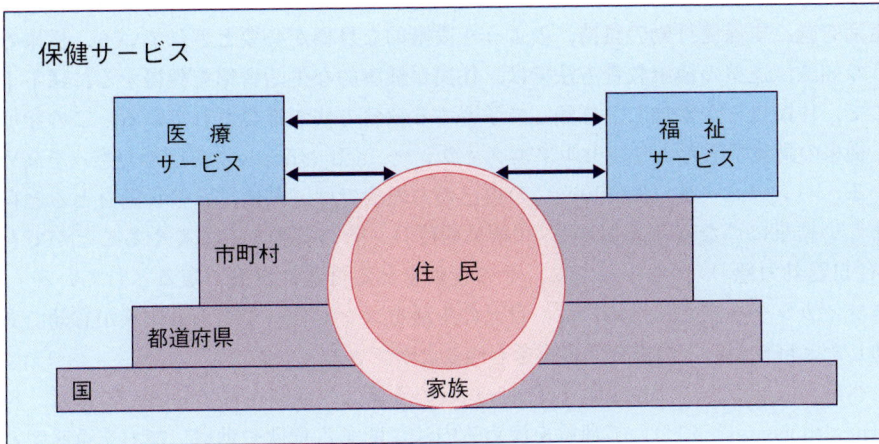

図V-1　保健医療福祉サービス

習慣の獲得を推進している．また，平成17年（2005）の「**食育基本法**」でも「国民は，生涯にわたり健全な食生活の実現に自ら努める」と規定されている．このように，よい生活習慣の獲得に向け，国民自身と地方公共団体を含む行政が互いに努力することが求められている．

❷ ヘルスプロモーション

　国民自らが健康づくりを日常的に努力するためには，健康づくりに関して学ぶ環境を整えることが必要となる．

　日本の65歳以上の人口割合は，国立社会保障・人口問題研究所の平成18年12月推計によると，2030年には31.8%，2050年には39.6%とされる．疾病構造は，慢性的な疾病や生活習慣に関係する疾病が中心となっており，病気を「治す」だけでなく，病気と「ともに生きる」という認識をもち，日常生活態度の改善への努力が必要となる．

　健康づくりで重要な概念に，**ヘルスプロモーション**（health promotion）がある．これは，「人々が自らの健康をコントロールし，改善することができるようにするプロセス」であり，1986年，WHOがカナダのオタワで開催した第1回ヘルスプロモーション会議で示された．

　ヘルスプロモーションは，住民主体の活動であり，住民一人ひとりの健康づくり活動を支援する環境づくりが重要である．環境づくりは，健康政策も含めた町づくりでもある．したがって，ヘルスプロモーションでは，個人，コミュニティ・グループ，保健医療専門職，保健医療機関と政府が，それぞれ協力し，役割を担い，その責任を分かち合う必要がある．

　ヘルスプロモーションを推進するためには，地域社会の**エンパワーメント**（empowerment：本来もっている能力を引き出し，社会的な権限を与えること）が必要となる．これは，地域住民一人ひとりが，健康の保持増進に向け，より健康的な生活習慣を身につけていくことでもあり，住民をサポートする地域社会も獲得すべき能力である．

　住民自身が健康に対する自覚を高めるための健康教育には，**①健康に関する知識の習得，②健康生活を過ごそうとする態度の形成，③不健康な生活習慣を修正する行動の変容，④獲得した健**

康的な生活を過ごす保健行動の維持，のような段階的な目標が必要とされている．従来の講義形式のような知識伝達型の健康教育方法では，住民が健康的な生活習慣を獲得するには不十分である．そこで，住民自らが参加し，体験して学習する教育方法が推奨されている．この参加型学習方法は，従来の講義型学習より，セルフエフィカシー（self efficacy：自己効力感）を高めるといわれている．バンデューラ（Bandura）の自己効力理論では，人は，その行動をとると自分にとって好ましい結果につながると期待し（「結果期待」），その行動をうまくやることができるという自信（「自己効力感」）があるときに，その行動をとる可能性が高くなるとしている[2]．また，セルフエフィカシーを高めるためには，自己の生活をコントロールできる体験が有効であり，これが成功したと自覚があった場合，自信をもつことができる．

　最近，ヘルスリテラシー（health literacy）という概念が注目されている．これは，自分の健康課題（health issues）について理解を深める方法に関する意欲や動機，能力を意味する．ナッツビーム（Nutbeam）は，このヘルスリテラシーを，健康増進や維持に必要な情報にアクセスし，理解し，利用していくための個人的な意欲・動機や能力を表すものとした[3]．ヒュブレイ（Hubley）は，このヘルスリテラシーとセルフエフィカシーがヘルスエンパワーメントの重要な2つの構成要素と考えて，次のような式を示した[4]．

ヘルスエンパワーメント＝セルフエフィカシー＋ヘルスリテラシー

　ヘルスプロモーションを推進するためには，住民が健康課題について理解し，必要な情報を入手し，この情報を用いて行動変容することが重要である．住民のこのような健康行動と合わせ，地域社会がエンパワーメントをもつことは，より健康的な社会を形成することとなる．

　また，国（厚生労働省）は，トータルヘルスプロモーション（total health promotion（THP））の概念を導入し，昭和63年（1988）の「事業場における労働者の健康保持増進のための指針」に基づき，すべての働く人を対象とした総合的な「心とからだの健康づくり運動」を進めている．厳しい経済状況と急激に変革する社会において，労働者は仕事に対し強い不安やストレスを感じており，平成19年（2007）の労働者健康状況調査では，職場の人間関係の問題，仕事の質と量に関する問題，会社の将来性の問題，仕事への適性の問題等にストレスがあるとされている．労働者一人ひとりの健康は大きな社会資源であるので，事業者が労働者の健康づくりへの積極的な支援を行う必要がある．このTHP活動[*1]は，平成20年（2008）4月から開始した特定保健指導と実施内容が重なる．すなわち，わが国では国民皆保険制度のもと，医療保険者（国民健康保険，組合管掌健康保険，政府管掌健康保険，船員保険，共済組合）には，40歳から74歳の被保険者・被扶養者を対象とした特定健康診査[*2]と特定保健指導の実施が義務づけられた．

❸ プライマリーヘルスケア

　従来の医療重視型のプライマリーケア（一次医療）が，一次予防を含む概念へと発展したのが，プライマリーヘルスケア（primary health care：PHC）である．1978年，旧ソ連のカザフ共和国

[*1]　THPは，健康測定（健康診断），運動指導，メンタルヘルスケア，栄養指導，保健指導の5つのステップで進められる．
[*2]　特定健康診査はメタボリックシンドロームに着目した健康診査であり，内臓脂肪の蓄積を把握して，糖尿病，高血圧症，脂質異常症などの生活習慣病の予防をはかることを目的としている．

の首都アルマ・アタに世界140ヶ国以上の代表が参加し，WHOとユニセフ（UNICEF）の合同国際会議が開催された．「西暦2000年までにすべての人に健康を"Health for All by the Year 2000"」という目標を設定し，そのための世界戦略として，次のようなプライマリーヘルスケアという理念を打ち出した．

　プライマリーヘルスケアとは，実践的で科学的に有効で，社会に受容され得る方法と技術に基づいた，欠くことのできない保健活動のことである．これは，自助努力と自己決定に基づき，地域社会または国の発展の程度に応じて負担可能な費用の範囲で，地域社会のすべての個人や家族の参加があって，はじめて彼（女）らが広く享受できうるものとなる．プライマリーヘルスケアは，国の保健システムと個人，家族，地域社会とが最初に接するレベルであって，人々が生活し労働する場所になるべく接近して保健サービスを提供する，継続的な保健活動の過程の第一段階を構成するものである．

④ ノーマライゼーション

　人々が地域で自らの生活を築くには，ノーマライゼーションの理念も重要である．人口の急速な高齢化とともに，慢性疾患や障害をもつ在宅患者が増加している．患者が自己の障害や疾病を受容し，家に閉じこもるのではなく，通常の社会生活が過ごせるように支援する動きをノーマライゼーション（normalization）とよぶ．この概念は，障害者と健常者の「共生社会」の実現を意味する．建物や交通機関のバリアフリー化のようなハードウェアの改良のほか，職能訓練など社会で自立できる制度を充実することも必要である．

　わが国においても，障害の有無にかかわらず，国民誰もが相互に人格と個人を尊重し，支え合う共生社会の実現をめざし，平成17年（2005）に「障害者自立支援法」を制定した．この法律の基礎は，障害者の自立と社会への参加の促進を目的とした昭和45年（1970）に制定された障害者基本法である．同法の基本理念をもとに，障害者自立支援法は，従来，障害の種類別に進められてきた福祉サービスや公費負担医療などについて，共通の制度の下で一元的にサービスを提供し，障害者の能力や適性に応じて地域生活や就労をすすめるなど，自立を支援することを目的に，サービス提供主体は市町村とするものであった．

　しかし，障害者自立支援法では障害者の経済的負担が大きいため，応益負担（定率負担）制度を見直し，新たな総合的福祉政策が検討されることとなった．平成24年（2012），障害者自立支援法は新しく**障害者総合支援法**となり，費用負担のあり方はサービス利用者の世帯収入などに応じて負担上限額を設けるなどの応能負担とし，また，対象者に難病患者も加えることとなった．

2

保健医療の提供とチーム活動

　日本の保健医療の提供は，地域を基盤として，施設提供型から住民の自宅に拠点をおいたチーム活動型へと変化してきている．また，このチーム活動は，クライエントや家族を中心として，ボランティアなどの非専門家の支援も得ながら，必要時，専門職個人や専門職集団と連携し，健康問題と向き合い，健康レベルの維持・向上につとめている．

① 地域における保健医療の提供

　人々は地域で生活しており，病院などの医療施設は一時的に滞在する「場」であって，生活基盤は自宅である．図Ⅴ-2に示すように，自宅は，健康増進や疾病の予防をする保健活動の場でもあり，必要時，住民は医療施設や福祉施設を利用する．近年，一人暮らしの高齢者の増加とともに，集団生活型介護住宅（グループホーム）での生活を希望する人が増加している．

　地域における保健活動には，①健康相談，②健康教育，③健康診断，④予防接種のほか，⑤保健師や助産師による家庭訪問などがある．学校や企業などでも，医師，保健師，看護師のほか，**衛生管理者***などが健康管理を担当する．

❶ 地域の保健医療活動と医療施設の連携

　自宅で受ける医療を在宅医療，また，看護を在宅看護という．在宅医療や在宅看護における専門職の活動には，①医療施設からの医師の往診，看護師や理学療法士などの家庭訪問，②保健・医療・福祉の調整役となる保健所や市町村の保健師の家庭訪問，③訪問看護ステーションからの看護師の家庭訪問などがあり，その他，ボランティアによる①直接的な生活支援，②買い物などの間接的な生活支援などがある．

　現在は，人工呼吸器を装着した医療依存度の高い難病患者をはじめ，酸素を使用しながら療養している慢性呼吸器疾患患者，寝たきり老人など，病状の重症度にかかわらず，比較的症状が一

---

*　職場における労働者の安全と健康の確保とともに，快適な職場環境の形成の促進を目的とした，労働安全衛生法（昭和47年（1972））は，常時50人以上の労働者を使用する事業場での，衛生管理者（医師，歯科医師，保健師，薬剤師その他衛生管理者免許をもつ者）の選任を定める．

地 域

医療

医療施設
・診療所
・病院
・助産所
など

訪問看護ステーション

保健

自
宅

在宅ケア

行
政
機
関

福祉

福祉施設
・介護老人保健施設
・特別養護老人ホーム
・軽費老人ホーム
・老人短期入所施設
など

集団生活型
介護住宅
（グループホーム）

・保健所
・市町村保健センター
など

地域包括支援
センター

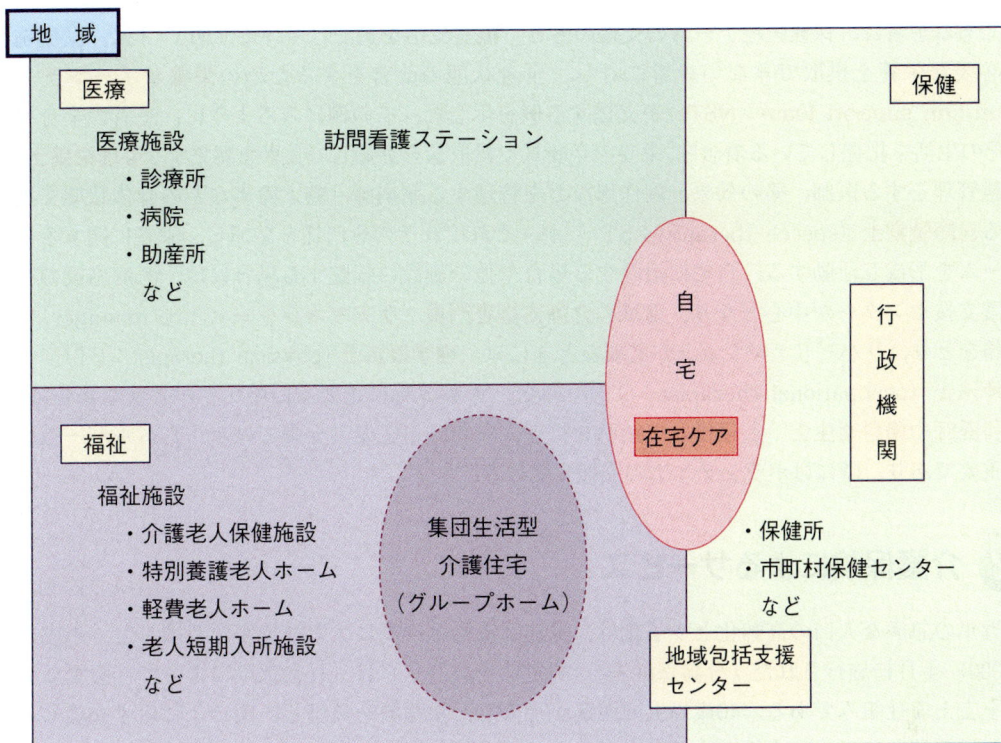

図 V-2　保健医療福祉の提供施設・機関

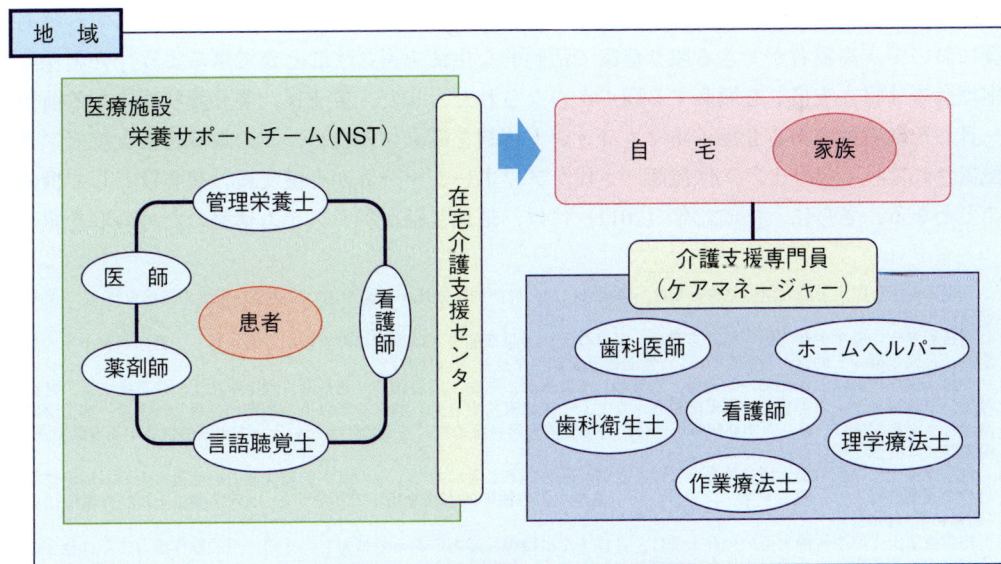

地 域

医療施設
栄養サポートチーム（NST）

管理栄養士

医　師

患者

看
護
師

薬剤師

言語聴覚士

在
宅
介
護
支
援
セ
ン
タ
ー

自　宅　　家族

介護支援専門員
（ケアマネージャー）

歯科医師　　ホームヘルパー

歯科衛生士　　看護師

作業療法士

理学療法士

図 V-3　保健医療チーム活動の例

定である患者は，保健医療チームの支援のもと，療養生活を過ごしている．図V-3に，医療施設で必要な栄養を摂取できない患者に対し，全身状態の改善をするための栄養サポートチーム（nutrition support team：NST）が支援する例を示した．この例にみるように，患者の全身状態とその生活を把握している看護師，栄養の必要量や摂取量を評価して食事を調整する管理栄養士[*1]，病態管理をする医師，薬の効果，副作用などを管理する薬剤師，嚥下障害などの身体状態を把握する言語聴覚士（speech therapist：ST）[*2]が，それぞれその専門性を発揮し，栄養に関する支援チームを形成し活動する．自宅に退院する場合や他の施設に転院する場合には，医療施設の在宅介護支援センターが中心となり，地域の介護支援専門員：ケアマネジャー（care manager）[*3]と連絡をとり，リハビリテーションが必要なときには，理学療法士（physical therapist：PT）[*4]・作業療法士（occupational therapist：OT）[*5]らと，栄養改善に重要な口腔ケアが必要な場合には，歯科医師や歯科衛生士[*6]と連携して援助を行う．なお，自宅での介護ではホームヘルパーの役割も重要であり，時にはボランティアの支援も受ける．

② 介護保険によるサービス

近年の急激な人口の高齢化と少子化は，保健医療福祉活動に大きな影響を及ぼした．平成12年（2000）4月に施行された「介護保険法」（制定は平成9年）は，社会保険によって社会全体で介護を支える仕組みである．40歳以上の国民が加入し，保険料を負担し，図V-4に示す介護サービス利用手続きに従い，介護と支援の必要度が認定される．同法は5年ごとに見直されると定められていたため，平成17年（2005）に改正された[5]．改正の主な内容は，①予防重視型システムへの転換，②居住費用や食費等の施設給付の見直し，③地域包括支援センターなどの新たなサービス体系の確立，④情報開示の標準化などサービスの質の確保と向上，⑤市町村の保険者機能の強化など，負担のあり方や制度運営の見直しなどである．これらの改正は，今後，到来する超高齢社会において，高齢者ができる限り健康で活動的な生活を過ごすことができるよう，介護保険の基本理念の「自立支援」を徹底する観点からなされた．また，要支援，要介護状態になる前からの一貫した継続性のある介護予防マネジメント体制を確立するため，③の地域包括支援センターに配置される社会福祉士[*7]，保健師，主任ケアマネージャー等が介護支援の調整役として機能することとなる．さらに，平成23年（2011）には，地域包括ケアシステム構築のための取り組みと

---

*1　管理栄養士：厚生労働大臣の免許を受け，傷病者に対し専門的な知識・技術を用いて必要な栄養の指導を行う．（栄養士法（昭和22年（1946））
*2　言語聴覚士：厚生労働大臣の免許を受け，音声機能，言語機能または聴覚に障害のある者に対し，言語訓練やその他の訓練，必要な検査と助言，指導を行う．（言語聴覚士法（平成9年（1997））
*3　介護支援専門員は，保健師，助産師，看護師，准看護師，医師，歯科医師，薬剤師，理学療法士，作業療法士，社会福祉士，介護福祉士，栄養士，精神保健福祉士など，一定の資格を有し，通算5年以上の業務に従事した者で，都道府県知事が行う実務試験に合格し，実務研修を受け，介護支援専門員証の交付を受けた者をいう．この証書は5年間有効であり，更新時には研修を受けなければならない．
*4　理学療法士：厚生労働大臣の免許を受け，身体に障害のある者に対し，その基本的動作能力の回復のため，治療体操その他の運動を行わせ，電気刺激・マッサージ・温熱などの物理的方法を用いて治療する．（理学療法士及び作業療法士法（昭和40年（1965））
*5　作業療法士：厚生労働大臣の免許を受け，身体または精神に障害のある者に対し，その応用的動作能力または社会的適応能力の回復のため，手芸・工作などの作業を行わせる．（同上）
*6　歯科衛生士：厚生労働大臣の免許を受け，歯科医師の直接の指導のもとに，歯牙および口腔疾患の予防措置，歯科保健指導，歯科診療の補助を行う．（歯科衛生士法（昭和23年（1947））
*7　社会福祉士：身体上または精神上の障害がある，または環境上の理由により，日常生活を営むのに支障がある者の福祉に関する相談に応じ，助言，指導などを行う．（社会福祉士及び介護福祉士法（昭和62年（1987））

して，24時間定時巡回・随時対応等の訪問介護看護サービス，複合型サービスの創設などの改正を行った．

なお，要支援や要介護に関する認定の一次判定の基準を表Ⅴ-1に示す．認定された利用額の範

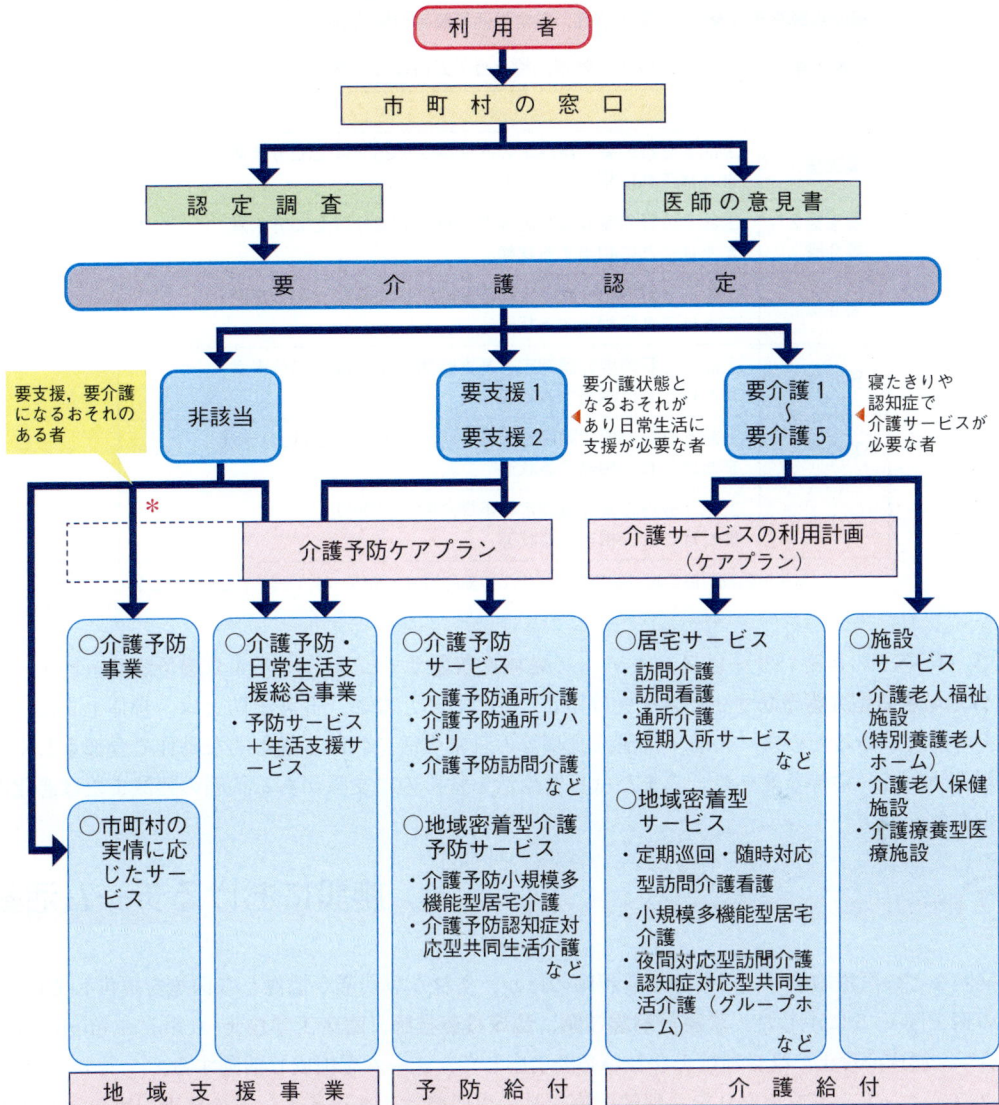

注：＊要支援・要介護になるおそれのある者

図Ⅴ-4 介護サービスの利用手続き
（厚生労働統計協会編（2014）国民衛生の動向2014／2015，61（9），p.256より転載）

表V-1　要介護認定における一次判定

直接生活介助	入浴，排泄，食事等の介護
間接生活介助	洗濯，掃除等の家事援助等
BPSD行動関連行為	徘徊に対する探索，不潔な行為に対する後始末等
機能訓練関連行為	歩行訓練，日常生活訓練等の機能訓練
医療関連行為	輸液の管理，褥そうの処置等の診療の補助等

要支援1	上記5分野の要介護認定等基準時間が25分以上32分未満またはこれに相当する状態
要支援2 要介護1	上記5分野の要介護認定等基準時間が32分以上50分未満またはこれに相当する状態
要介護2	上記5分野の要介護認定等基準時間が50分以上70分未満またはこれに相当する状態
要介護3	上記5分野の要介護認定等基準時間が70分以上90分未満またはこれに相当する状態
要介護4	上記5分野の要介護認定等基準時間が90分以上110分未満またはこれに相当する状態
要介護5	上記5分野の要介護認定等基準時間が110分以上またはこれに相当する状態

(厚生労働統計協会編（2014）国民衛生の動向2014／2015，61（9），p. 257より転載)

囲で，表V-2の**居宅***[1]**サービス**，表V-3の**地域密着型サービス**，表V-4**介護予防サービス**，表V-5**地域密着型介護予防サービス**を受けることができる．なお，介護予防とは，身体上または精神上の障害があるために，入浴，排泄，食事等の日常生活における基本的な動作の全部もしくは一部について，常時介護を要し，または日常生活を営むのに支障がある状態の軽減または悪化の防止をいう．

② 施設におけるチーム活動

　病院などの医療施設では，医師や看護師のほか，多様な専門職が協働して医療を提供している．その例を図V-5に示した．**診療放射線技師，臨床検査技師，臨床工学技士**（clinical engineer：CE）[2]，**臨床心理士，社会福祉士**などが必要に応じて，チームを編成し活動する．

　クライエントや家族を取り巻く保健医療福祉の専門職は，クライエントの健康回復やQOLの向上を共通目標として，協力・協調しながら，それぞれの専門的立場から活動する．この保健医療チームでは，クライエントとその家族のニーズに応じて，最も適した職種，人物がリーダーとな

---

*1　居宅：居宅は，軽費老人ホーム，有料老人ホームなどの居室を含む．居宅要介護者は，居宅において介護を受けるものをいう．（介護保険法第8条2項）
*2　臨床工学技士：厚生労働大臣の免許を受け，医師の指示のもとに，生命維持管理装置の操作および保守点検を行う．（臨床工学技士法（昭和62年（1987））

表V-2 居宅サービスとその内容

サービス（通称）	サービスの内容
訪問介護 （ホームヘルプサービス）	居宅要介護者（以下，要介護者）の居宅において，介護福祉士などが，入浴，排泄，食事などの介護，その他の日常生活の世話を行う．定期巡回・随時対応型訪問介護看護または夜間対応型訪問介護を除く．
訪問入浴介護	要介護者の居宅を訪問し，浴槽を提供して入浴の介護を行う．
訪問看護	要介護者の居宅において，看護師などが，療養上の世話または必要な診療の補助を行う．
訪問リハビリテーション	要介護者の居宅において，心身の機能の維持回復を図り，日常生活の自立を助けるため，理学療法，作業療法などの必要なリハビリテーションを行う．
居宅療養管理指導	要介護者に，病院，診療所，薬局の医師，歯科医師，薬剤師などが，療養上の管理や指導を行う．
通所介護 （デイサービス）	要介護者が老人デイサービスセンターに通い，同施設で，入浴，排泄，食事などの介護，その他の日常生活の世話を受け，機能訓練を行う．認知症対応型通所介護を除く．
通所リハビリテーション （デイケア）	要介護者が介護老人保健施設，病院，診療所などに通い，同施設で，心身の機能の維持回復を図り，日常生活の自立を助けるため，理学療法，作業療法などの必要なリハビリテーションを行う．
短期入所生活介護 （ショートステイ）	要介護者が老人短期入所施設に短期間入所し，同施設で，入浴，排泄，食事などの介護，その他の日常生活の世話を受け，機能訓練を行う．
短期入所療養介護 （ショートステイ）	要介護者が，介護老人保健施設などに短期間入所し，同施設で，看護，医学的管理の下の介護，および機能訓練，その他必要な医療や日常生活の世話を受ける．
特定施設入居者生活介護	特定施設（有料老人ホームなど（地域密着型特定施設でない施設））に入居している要介護者が，同施設で，入浴，排泄，食事などの介護，その他の日常生活の世話や療養上の世話を受け，機能訓練を行う．
福祉用具の貸与	要介護者の日常生活の自立を助けるための用具，および機能訓練のための用具を貸す．
特定福祉用具販売	要介護者に必要な福祉用具のうち，入浴または排泄に関する用具を販売する．

（介護保険法第8条1項—13項）

り，効果的な活動成果を得るようチーム活動を推進する．

① 保健活動における機関と施設

地域で，健康の保持増進，疾病の予防の役割を担う行政機関・施設には次のようなものがある．

〔1〕 保健所

保健所は，昭和12年（1937）に**保健所法**により創設され，昭和22年の同法の改正後，疾病の予防，健康増進，環境衛生など，公衆衛生活動の中心機関として地域住民の生活と健康にきわめて重要な役割を担ってきた．平成6年（1994）に保健所法が全文改正され，地域保健法*が制定さ

---

* 地域保健法は，地域住民の健康の保持，増進に寄与するため，地域保健が総合的に推進されることを目的とする．

表V-3 地域密着型サービスとその内容

サービス	サービスの内容
定期巡回・随時対応型訪問介護看護	居宅要介護者（以下，要介護者）の居宅において，定期的な巡回訪問，または通報を受け，介護福祉士などが，入浴，排泄，食事などの介護，その他の日常生活の世話を行うとともに，看護師などが療養上の世話または必要な診療の補助を行う．あるいは，要介護者の居宅において，定期的な巡回訪問，または通報を受け，訪問看護を行う事業所と連携しつつ，介護福祉士などが，入浴，排泄，食事などの介護，その他の日常生活の世話を行う．
夜間対応型訪問介護	夜間，定期的な巡回訪問，または通報を受け，要介護者の居宅において，介護福祉士などが，入浴，排泄，食事などの介護，その他の日常生活の世話を行う．
認知症対応型通所介護	要介護者で認知症の人が施設や老人デイサービスセンターに通い，同施設で，入浴，排泄，食事などの介護，その他の日常生活の世話を受け，機能訓練を行う．
小規模多機能型居宅介護	要介護者が，居宅，またはサービスの拠点に通い，あるいは短期間宿泊し，入浴，排泄，食事などの介護，その他の日常生活の世話を受け，機能訓練を行う．
認知症対応型共同生活介護（グループホーム）	認知症の人が，共同生活を営む住居において，入浴，排泄，食事などの介護，その他の日常生活の世話を受け，機能訓練を行う．
地域密着型特定施設入居者生活介護	有料老人ホームなど地域密着型特定施設（介護専用型特定施設のうち，入居定員が29人以下）で，入浴，排泄，食事などの介護，その他の日常生活と療養上の世話を受け，機能訓練を行う．
地域密着型介護老人福祉施設入所者生活介護	地域密着型介護老人福祉施設（特別養護老人ホームで，入所定員が29人以下）で，入浴，排泄，食事などの介護，その他の日常生活と療養上の世話，および健康管理を受け，機能訓練を行う．
複合型サービス	2種類以上組み合わせる介護サービスで，訪問看護および小規模多機能型居宅介護の組み合わせなど，要介護者に一体的に提供されることが特に効果的かつ効率的なサービス．

（介護保険法第8条14—22項）

表V-4 介護予防サービスとその内容

サービス（通称）	サービスの内容
介護予防訪問介護	居宅要支援者（以下，要支援者）の居宅において，介護予防を目的として，介護福祉士などが，入浴，排泄，食事などの介護，その他の日常生活の支援を行う．
介護予防訪問入浴介護	介護予防を目的として，要支援者の居宅を訪問し，浴槽を提供して入浴の介護を行う．
介護予防訪問看護	要支援者の居宅において，介護予防を目的として，看護師などが，療養上の世話または必要な診療の補助を行う．
介護予防訪問リハビリテーション	要支援者の居宅において，介護予防を目的として，理学療法，作業療法などの必要なリハビリテーションを行う．
介護予防居宅療養管理指導	要支援者に，介護予防を目的として，医師，歯科医師，薬剤師などが，療養上の管理や指導を行う．
介護予防通所介護（デイサービス）	要支援者が老人デイサービスセンターに通い，同施設で，入浴，排泄，食事などの介護，その他の日常生活の支援を受け，機能訓練を行う．
介護予防通所リハビリテーション（デイケア）	要支援者が介護老人保健施設，病院，診療所などに通い，同施設で，介護予防を目的として，理学療法，作業療法などの必要なリハビリテーションを行う．
介護予防短期入所生活介護（ショートステイ）	要支援者が老人短期入所施設に短期間入所し，介護予防を目的として，同施設で，入浴，排泄，食事などの介護，その他の日常生活の支援を受け，機能訓練を行う．

（表V-4 つづき）

サービス（通称）	サービスの内容
介護予防短期入所療養介護（ショートステイ）	要支援者が介護老人保健施設などに短期間入所し，介護予防を目的として，同施設で，看護，医学的管理の下の介護，機能訓練，その他必要な医療や日常生活上の支援を受ける．
介護予防特定施設入居者生活介護（ショートステイ）	特定施設に入居している要支援者に，介護予防を目的として，同施設で，入浴，排泄，食事などの介護，その他の日常生活上の支援，機能訓練および療養上の世話を行う．
介護予防福祉用具の貸与	要支援者に，福祉用具のうち，介護予防に必要な用具を貸す．
特定介護予防福祉用具販売	要支援者に，福祉用具のうち，入浴または排泄に関する用具を販売する．

（介護保険法第8条の2の2項―13項）

表V-5 地域密着型介護予防サービスとその内容

サービス	サービスの内容
介護予防認知症対応型通所介護	要支援者で認知症の人が，介護予防を目的として，施設や老人デイサービスセンターに通い，同施設で，入浴，排泄，食事などの介護，その他の日常生活上の支援を受け，機能訓練を行う．
介護予防小規模多機能型居宅介護	要支援者が，居宅，またはサービスの拠点に通い，あるいは短期間宿泊し，介護予防を目的として，入浴，排泄，食事などの介護，その他の日常生活上の支援を受け，機能訓練を行う．
介護予防認知症対応型共同生活介護	要支援者である認知症の人が，共同生活を営む住居において，介護予防を目的として，入浴，排泄，食事などの介護，その他の日常生活上の支援を受け，機能訓練を行う．

（介護保険法第8条の2の15―17項）

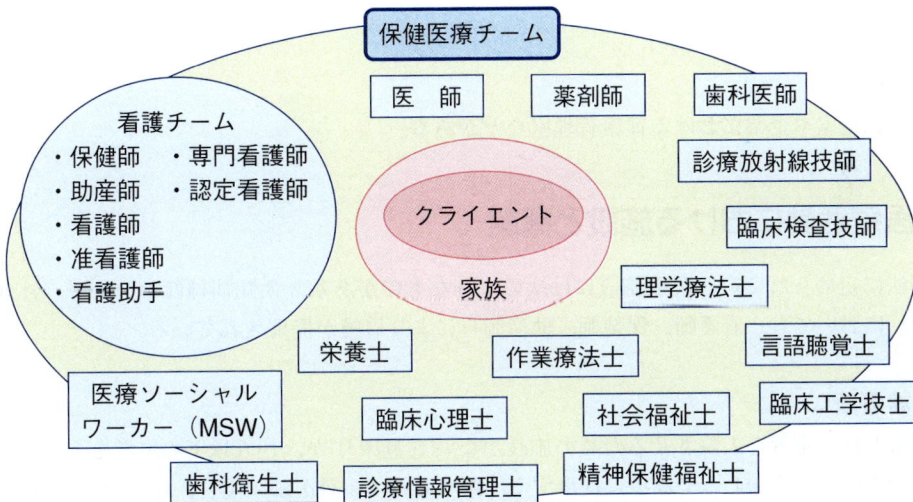

図V-5 保健医療チームと看護チーム

れた．同法により，保健所は広域的・専門的・技術的拠点となり，地域における保健医療福祉に関する情報収集と調査研究機能，企画・総合調整機能を強化した．その後，保健・医療・福祉の

連携をさらに促進するため，二次医療圏などを考慮して集約化が進んだ．そのため，保健所の総数は平成6年（1994）3月に848であったが，平成26年（2014）4月には，都道府県立365，政令市（71市）立102，特別区（23区）立23，の合計490まで減少した[6]．なお，平成12年（2000）3月の同法の改正により，保健所には，健康危機管理の拠点としての機能が追加された．

〔2〕 市町村保健センター

厚生労働省は，昭和53年度（1978）から市町村保健センターの整備を推進し，平成26年（2014）4月末現在で，市町村保健センターは2,421ヶ所となっている．同センターは，地域住民に身近な対人保健サービスを総合的に行う拠点であり，健康相談，保健指導，健康診査など，健康づくりを推進するための「場」である．

〔3〕 精神保健福祉センター

精神保健福祉センターは，精神保健及び精神障害者福祉に関する法律[*1]第6条に規定されている．同センターは，すべての都道府県に設置され，精神保健の向上および精神障害者[*2]の福祉の増進をはかるための機関である．精神科医，社会福祉士，臨床心理士など専門技術職員が配置され，地域精神保健福祉活動の向上につとめている．

〔4〕 健康科学センター

都道府県レベルでの健康づくり関連施策の拠点として，健康科学センターは地域住民の健康づくりに関する業務を行う．役割としては，①先進的，独創的な健康づくりに関するプログラムの開発，②モデル的体験および各種研修の実施，③関連機関への技術的支援，④調査，研究，⑤各種情報の収集と提供などがある．

〔5〕 その他

学校の保健室や企業における健康管理室などがある．

② 医療活動における施設と機関

医療法に定められている医療施設には次のようなものがある．入院病棟においても，外来（通院部門）においても，看護師，保健師，助産師らにより看護が提供されている．

〔1〕 診療所

診療所とは，患者を入院させるための施設がない（「無床」）か，19人以下の患者を入院させるための施設をいう．往診のみで診療に従事する医師もしくは歯科医師の場合，住所が診療所となる．

＊1　精神保健及び精神障害者福祉に関する法律は，「精神保健福祉法」と略称されることが多い．
＊2　精神障害者は，統合失調症，精神作用物質による急性中毒又はその依存症，知的障害，精神病質その他の精神疾患を有する者をいう．（同上第5条）

表Ⅴ-6　医療施設の種類別の数と割合

平成24年（2012)10月 1 日現在

	医療施設数	全医療施設数に対する割合
総数	177,191	100%
病院	8,565	4.8%
一般病院	7,493	
精神科病院	1,071	
結核診療所	1	
一般診療所	110,152	62.2%
有　床	9,596	
無　床	90,556	
歯科診療所	68,474	38.6%
有　床	37	
無　床	68,437	

資料：厚生労働省「医療施設調査」
注：平成18年に「精神病院」は「精神科病院」に改められた.
（厚生労働統計協会編（2014）国民衛生の動向2014／2015，61（9），p. 224より作成）

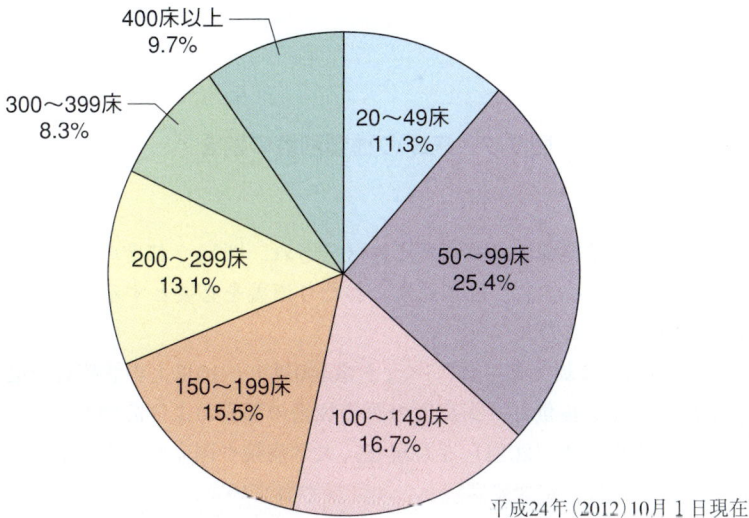

平成24年(2012)10月 1 日現在

図Ⅴ-6　病床の規模別にみた病院数の割合

資料：厚生労働省「医療施設調査」
（厚生労働統計協会編（2014）国民衛生の動向2014／2015，61（9），p. 224より作成）

〔2〕病院

病院とは，医師または歯科医師が，医業または歯科医業を行う場所であって，20人以上の患者を入院させるための施設をいう.

病院は，表Ⅴ-6に示すように，一般病院と精神科病院，結核療養所に区分される．病床数の規模別の病院数の割合を図Ⅴ-6に示す．約 4 割が100床未満の病院である．病院の病床は，一般病

表V-7　医療施設の種類別にみた病床数と割合

平成24年（2012）10月 1 日現在

	病床数	全病床数に対する割合
総数	1,703,950	100%
病院	1,578,254	92.62%
一般診療所	125,599	7.37%
歯科診療所	97	0.06%

資料：厚生労働省「医療施設」
（厚生労働統計協会編（2014）国民衛生の動向2014／2015，61（9），p.225より作成）

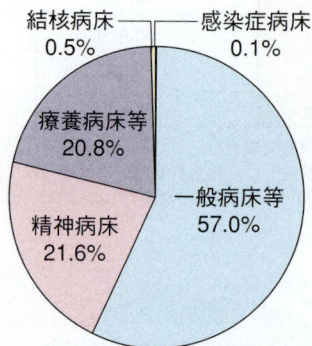

結核病床 0.5%
感染症病床 0.1%
療養病床等 20.8%
精神病床 21.6%
一般病床等 57.0%

図V-7　病床の種類別数の割合

床，精神病床，感染病床，結核病床，療養病床に区分され，図V-7にその割合を示す．平成18年（2006）の診療報酬改正により，主として長期にわたり療養を必要とする患者を入院させる療養病床を減少させる方針が示された．

　また，平成 4 年（1992）に制度化され，ベッド数400以上，10以上の診療科を必要とする**特定機能病院**は，①高度の医療を提供し，②高度の医療技術の開発および評価を行い，③高度の医療に関する研修を行う．平成26年（2014）5 月現在，大学病院や国立がんセンター中央病院などの86の病院が，**厚生労働大臣に特定機能病院として承認**されている．

　地域医療支援病院は，ベッド数200以上で，都道府県知事の承認を得た病院であり，地域の他の病院または診療所から紹介された患者に対し医療を提供する．さらに，病院の建物，設備，器械または器具を，地域の医師，歯科医師，薬剤師，看護師その他の医療従事者の診療，研究または研修のために利用させるための体制を整備し，救急医療を提供する役割もある．

〔3〕助産所

　助産所とは，助産師が正常分娩の援助や母子への保健指導を行う場所で，9 人以下の妊婦，産婦またはじょく婦が入院できる施設をいう．助産師が，家庭訪問などのように出張のみを行うには，その住所が助産所となる．

〔4〕 訪問看護ステーション

　平成4年（1992）老人保健法の一部改正で，在宅の寝たきり老人に対し，**老人訪問看護制度**が創設された．平成5年に277ヶ所，平成10年に2,756ヶ所，平成12年に4,730ヶ所と増加してきたが，平成26年には7,474ヶ所とその伸びが鈍化してきている．約3万人の看護職員が約29.7万人（22年9月中）の利用者に訪問看護を提供している[7]．

〔5〕 医療安全センター

　国，都道府県，保健所を設置する市および特別区は，医療の安全に関する情報の提供，研修の実施，意識の啓発その他の医療の安全の確保につとめるため，医療安全センターを設置した．医療安全センターは，医療に関する苦情や相談に応じ，患者，家族，または病院，診療所，助産所の管理者に対し，必要に応じ助言を行う．

❸ 関連福祉施設と機関

　保健医療と関連する福祉施設と機関には次のようなものがある．

〔1〕 介護老人保健施設

　介護保険法の規定による老人保健施設をいう．要介護者に対し，施設サービス計画に基づいて，看護，医学的管理の下における介護や機能訓練，その他必要な医療と日常生活上の世話を行う施設である．

〔2〕 地域包括支援センター

　地域包括支援センターは，市町村が設置する．地域住民の心身の健康保持および生活の安定のために必要な援助を包括的に支援する施設である．

〔3〕 福祉事務所

　社会福祉法第14条に基づき，都道府県および市町村が設置している．社会福祉全般の窓口である．住む場所を探したい，生活資金の援助を受けたい住民に対し，**生活保護法，児童福祉法，母子及び寡婦福祉法**などに定める援護，育成または更生の措置に関する事務を行う．**民生委員**や**児童委員**に関する事務も行う．児童虐待が発見された場合には，児童相談所と連携して対応にあたる．

3

保健医療チームと看護

　人々の健康ニーズをみたす保健医療活動は，図V-5に示したように，クライエントとその家族を中心として，多くの専門職の支援により行われる．保健医療チームはさまざまな形態をとり，リーダーはクライエントのニーズにより交代する．看護チームには，保健師，助産師，看護師，准看護師のほか，無資格者の看護助手が加わり，患者と家族に必要な援助を提供する．保健活動や地域で保健・医療・福祉の調整役を担う看護職では，保健師が中心となることが多く，母子保健では助産師または保健師が中心となる．

　老人保健施設などでは，このほか，介護福祉士*，ホームヘルパーなども加わるチーム編成となる．その他，医療施設内においても，住民がボランティアとして参加し，病む人々の健康回復への支援を行っている．

1 看護職の役割

　看護職は表V-8のように，8割以上が病院や診療所で業務に従事しているが，今後は訪問看護など，地域でより一層活躍することが期待されている．また，福祉施設での日常生活支援では，介護福祉士とのよりよい連携が必要となる．

　看護職は，保健医療チームの重要な役割を担うメンバーであり，健康を生活の側面から支える．また，病む人々やその家族の意思を代弁するアドボケイターの役割も担う．これは，看護職がクライエントと家族の一番身近な存在であり，つねに緊密にかかわり，その生活を観察し，支援することで，健康生活に関する思いをきき，その思いを引き出すことができるからである．保健師，助産師，看護師，准看護師に期待される活動は広範囲に及ぶが，看護チームの活動を円滑にすることは，医療保健チームの活動を効果的にすることにつながるため，各チームの方針に相違がないよう，調整役としての機能も期待される．

---

* 介護福祉士：身体上または精神上の障害のため，日常生活を営むのに支障がある者に対し，入浴，排泄，食事，その他の介護を行う．（社会福祉士及び介護福祉士法（昭和62年（1987））

表Ⅴ-8 就業先別にみた看護師・准看護師数

平成24年（2012）12月31日現在

	看護師		准看護師	
	実数（人）	構成割合（％）	実数（人）	構成割合（％）
総数	1015 744	100.0	357 777	100.0
病院	747 528	73.6	158 315	44.3
診療所	125 782	12.4	116 510	32.6
訪問看護ステーション	30 225	2.9	3 165	0.9
介護保険施設等	62 495	6.2	64 841	18.2
社会福祉施設	13 737	1.4	9 229	2.6
保健所または市町村	7 823	0.7	1 412	0.4
事業所・学校・その他	28 094	2.8	3 258	1.0

資料：厚生労働省「衛生行政報告例」
　　　（厚生統計協会編 （2014）国民衛生の動向2014／2015，61（9），p. 212より作成）

② 継続看護

　包括的な保健医療福祉活動を進めるときには，クライエント中心の総合看護が重要である．第1章に記述があるように，健康の保持増進，疾病の予防，治療，リハビリテーション，安らかな死への援助を含む活動が，専門職者間や関係施設・機関の連携のもと，総合医療として提供される．この総合医療は，効果的に継続することが必要である．そこで，看護サービスにも継続性が求められる．継続の形態はさまざまであるが，保健と医療，医療と福祉，保健と福祉の連携の中で，クライエントと家族の了解を得て，適切な施設，機関，社会資源を利用しながら，必要な看護が継続される．他の施設や機関の看護職者，他の専門職者との連携が必要な場合には，看護要約（サマリー）や看護添書など，文書や口頭で必要な情報交換を行い，看護を引き継ぐ．これを継続看護という．

　クライエントの健康ニーズは常に変化する．この変化に対応し，保健医療福祉サービス内容も変更される．看護職者には，その資格の定める業務内容のもとで，クライエントのニーズに適した看護を効果的に継続的に提供することが求められる．

③ チーム医療の推進と看護

　医療の高度化・専門化・複雑化にともない，安心・安全で良質な医療を継続的に提供するためには，チーム医療の推進が重要である．各専門職の業務内容は，医師法や保健師助産師看護師法などの医療関係法令で定められており，各職種がその専門性を発揮し，適切に役割分担する必要がある．厚生労働省は，日本の実情に即した医療スタッフの協働と連携のあり方について，看護

師が休日や夜間の救急医療で診療の優先順位の判断を行うこと[*1]，薬剤師が医師に薬剤の種類，投与量，投与方法，投与期間について積極的に処方を提案すること[*2]，管理栄養士が医師に特別治療食の内容や形態を提案すること[*2]，診療放射線技師が放射線検査に関する説明と相談を行うこと[*2]，事務職員が医師の補助者として書類等を作成すること[*1]，看護補助者が医療施設内の物品の運搬や補充，患者の検査室等への移送を行うこと[*1]，などの例を各都道府県へ通知している.

　クライエントおよび家族を支えるチーム医療の提供には，快適な職場環境の整備を行いながら，各医療スタッフ（事務職員なども含む）の専門性を十分に活用する必要がある．そのためには，各医療スタッフの資格および知識および技能等の現状を把握し，その責任の所在を明確にしたうえで，具体的な連携や協力方法を決定することが求められており，看護職者にはチーム医療を効果的に遂行するうえで中心的な役割が期待されている.

＊1　平成19年（2007）「医師及び医療関係職と事務職員等との間等での役割分担の推進について」（厚生労働省医政局長通知）.
＊2　平成22年（2010）「医療スタッフの協働・連携によるチーム医療の推進について」（厚生労働省医政局長通知）.

4

医療提供体制の改革

　生命と健康に対する国民の安心を確保し，急速な少子高齢社会に対応すべく，平成15年（2003）に厚生労働省は，①患者の視点を尊重した医療に関する情報提供，②質が高く効率的な医療の提供などをめざす「医療提供体制の改革ビジョン」を示した.

　ここで提唱された「患者本位の医療」を効率的に提供するため，平成18年（2006），医療法の第五次改正がなされた. この趣旨は，良質な医療提供体制を確立するため，①都道府県を通じた医療機関に関する情報の公表制度の導入など，医療に関する適切な選択を支援するための情報提供の推進，②医療の安全を確保するための体制整備，③医療計画制度の拡充・強化等を通じた医療提供体制の確保の推進，④地域における医療従事者の確保の推進，⑤行政処分を受けた医師，看護師等に対する再教育制度の創設など，医療従事者の資質の向上等の措置を講ずる内容である.

1 地域連携パス

　図Ⅴ-8 の地域連携パスは，住民を主体とした，急性期および慢性期の医療が必要な場合の，各関係機関・施設との情報交換や相談のあり方を示したものである. また，一次予防，二次予防も含むパスである. このように，地域保健・健康増進体制と医療提供体制，さらに介護福祉提供体制との連携を充実・強化していくことが求められている.

　平成18年度診療報酬改定の基本方針として，①患者からみてわかりやすく，患者の生活の質（QOL）を高める医療を実現する視点，②質の高い医療を効率的に提供するために医療機能の分化・連携を推進する視点などがあげられた. 地域連携パスは，①の患者が情報にアクセスしやすいように，②の医療機能の分化と連携を，効果的および効率的に行うために必要とされる.

　都道府県の地域医療計画の 4 疾患（がん，脳卒中，急性心筋梗塞，糖尿病）のうち，「脳卒中」の医療連携体制の例を図Ⅴ-9 に示す. まず，脳卒中の予防活動が大切であるが，これは一次予防で行う. 脳卒中が発生した場合には，専門的治療を来院後 2 時間以内に開始できる急性期病院に搬送される必要がある. この急性期病院では 2 週間程度の入院が予定されるが，診断のためにMRI・CT検査等が実施でき，呼吸管理，循環器管理，栄養管理を行い，合併症の予防や診療，セルフケアの早期自立のためのリハビリテーションが可能な24時間体制のチーム医療の実施が求められる.

　症状が安定した後，再発を防止し，リハビリテーションを集中的に行う回復期医療を提供する．この場合，リハビリテーションを専門とする医療施設等で，機能障害の改善やADL向上のためにリハビリテーションを実施する．在宅医療が可能となった場合には，生活機能の維持・向上のための継続的支援を，居宅介護サービスや訪問看護ステーション等を利用して行う．在宅療養においても，脳卒中の再発防止，基礎疾患や危険因子の管理を十分行い，抑うつ状態へ対応する[8]．

❷　プライマリーケアの推進

　プライマリーケアは，今後，わが国においてもますます重要視される．一次予防である疾病予防も含め，住民が身近で容易にアクセスでき，適切に診断処置がされ，それ以後の療養の方向について正確な指導が与えられる，プライマリーケアを積極的に推進する必要がある．

　日本プライマリ・ケア学会*は次の**プライマリーケアの5つの理念**を提示する[9]．

①**近接性（accessibility**：地理的，経済的，時間的，精神的）

②**包括性（comprehensiveness**：予防から治療・リハビリテーションまで，全人的医療，全科的医療，小児から老人までを対象とする）

③**協調性（coordination**：専門医との密接な関係，チーム・メンバーとの協調，住民との協調，社会的医療資源の活用）

④**継続性（continuity**：「ゆりかごから墓場まで」，病気の時も健康な時も，病気の時は外来―病棟―外来へと継続的に）

⑤**責任性（accountability**：医療内容の監査システム，生涯教育，患者への十分な説明）

　日本では，かかりつけ医（診療所・一般病院など）制度は定着していないが，超高齢社会においては，日常的な医療の利用を基盤とすることが求められる．住民の医療に対する意識改革に加え，医療専門職および関係施設・機関も，住民がその必要度に応じた適切な医療を受けられるよう，地域の医療資源を最大限に生かした医療機能の分化と連携を，より一層推進することが期待されている．

＊　日本プライマリ・ケア学会は，日本家庭医療学会，日本総合診療医学会と合併し，2010年4月に日本プライマリ・ケア連合学会として発足した．

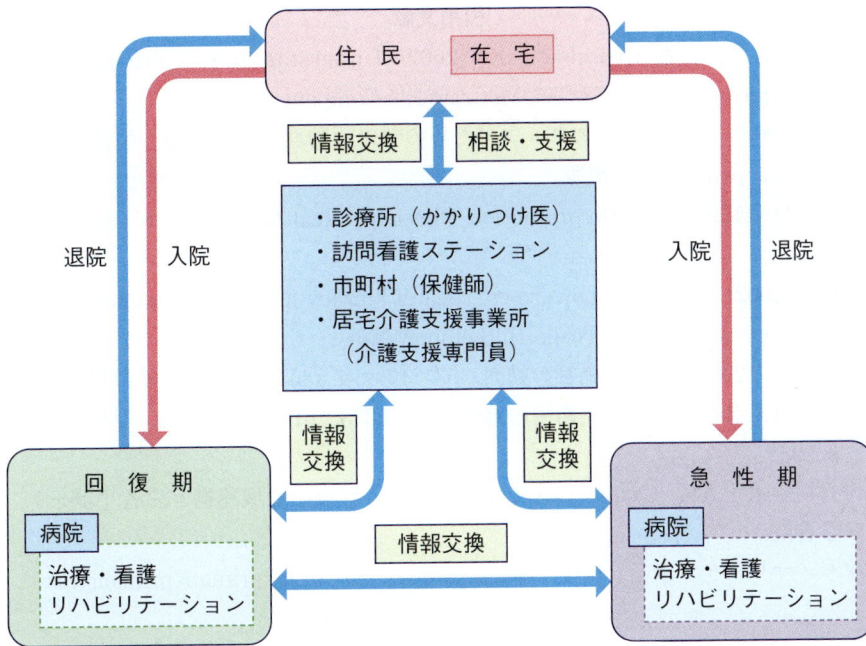

図Ⅴ-8　地域連携パス

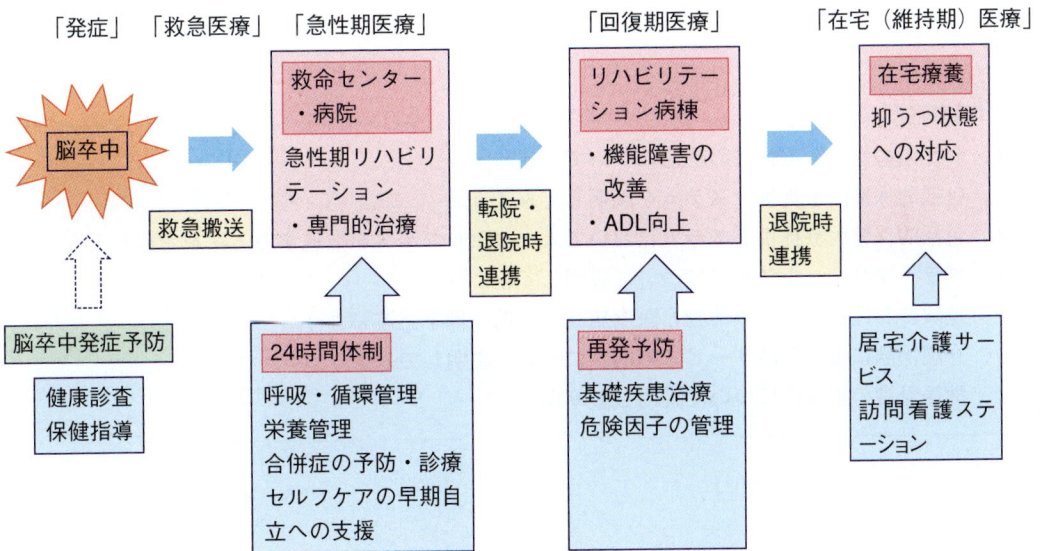

図Ⅴ-9　脳卒中発症後の在宅療養までの医療体制の変化

引用文献

1）Bodenheimer, T. S. & Grumbach, K.（2002）Understanding health policy: A clinical approach, Third edition, p. 53－55, McGraw-Hill Companies

2）松本千秋（2002）医療・保健スタッフのための健康行動理論　実践編―生活習慣病の予防と治療のために，p. 3，医歯薬出版

3）Nutbeam, D.（1998）Health promotion Glossary, Health Promotion International, 13, p. 349－364

4）Hubley, J.（2002）Health empowerment, health literacy and health promotion-putting it all together, http://www.hubley.co.uk/1hlthempow.htm

5）厚生統計協会（2006）国民の福祉の動向，53（12），p. 145－149，厚生統計協会

6）厚生労働統計協会（2014）国民衛生の動向2014／2015，61（9），p. 32，厚生労働統計協会

7）同上，p. 198

8）岡田晋吾，谷水正人編（2009）パスでできる！がん診療の地域連携と患者サポート，p. 21－22，医学書院

9）日本プライマリ・ケア学会，http://www.primary-care.or.jp/priman/priman.htm.

参考文献

1．良村貞子（2002）アメリカにおける医療過誤と看護婦の責任，北海道大学図書刊行会

2．良村貞子（2001）保健婦助産婦看護婦法と医療法にみる看護婦の業務と責任―他のコ・メディカル職に関する法律との比較を通して，旭川医科大学研究フォーラム，2（1），p. 36－43

学習課題

1．わが国の保健医療提供の理念について記述しよう．
2．包括的保健医療提供システムを説明してみよう．
3．包括的保健医療提供システムにおいて人々のセルフケアを推進する方法を考察しよう．
4．プライマリーヘルスケアについて説明してみよう．
5．地域における保健医療活動と医療施設の連携の例を記述しよう．
6．介護保険による介護サービスの内容について説明してみよう．
7．継続看護の重要性について説明してみよう．

VI

看護の機能と業務

学習目標

　第6章では，看護の機能と業務について学習する．まず看護の機能と役割について法的側面，医療チームの中での役割分担，および総合看護における看護機能を認識する．その上で，法的面と実際面から具体的な看護業務を知る．さらに，この看護業務の能力的機能分化と近年制度化された専門看護師などの上級看護実践についても理解しよう．

① 看護の機能と役割

① 法的規定

〔1〕 社会と法

　人は社会を形成し，その中で生活を営んでいる．社会はその規模も種類も多様であるが，社会集団の中で最も強力なものが国家である．社会の秩序と安寧を維持するためには個人の行動にある程度の歯止めが必要になってくる．これが規範である．社会的規範には慣習，道徳，宗教などもあるが，規範のうち最小限のものを国家の権力によって遵守することを求めたものが法である．法には一定の手続きによって制定され，成文化された成文法と，社会生活の中で法として守ることを強いられている不文法とがある．わが国の法はほとんどが成文法であり，この成文法を法規という．

　法規は，国が定めるものと都道府県や市町村などの地方公共団体が定めるものに大別できる．国の法規は憲法・法律・命令（政令や省令・府令）などであり，地方公共団体の法規は条例・規則である．

　憲法が最高の法規であり，国の組織や活動に関する基本を定めている．**法律**は憲法の定める一定の手続きで，国会の議決を経て法律として制定される．国民の権利・義務に関する重要なものはほとんど法律が制定されている．政令は憲法や法律の規定を実施するため，または法律の委任によって内閣が制定する命令をいう．また，**省令・府令**は法律や政令を実施するため，または委任に基づいて各省または内閣府の長が制定する命令をいう．

　看護制度や看護職員の資格・業務などの基本的法規である保健師助産師看護師法は国会の議決を経る法律であり，保健師助産師看護師法施行令は政令，保健師助産師看護師法施行規則は厚生労働省令である．

〔2〕 看護と法的規定

　わが国では看護制度と看護職者の基本法は前述のとおり，**保健師助産師看護師法**（通称 保助看法）である．ここで看護職者と表現している場合は，この保健師助産師看護師の3者をさす．

　保助看法は第2次世界大戦後の昭和23年（1948）に制定され，昭和26年（1951）に一部改正された．その後長期間改正もなく経過していたが，平成13年（2001）にこれまでの保健婦助産婦看護婦という名称を，現在の保健師助産師看護師の名称に改正するため一部改正が行われた．この名称改正の動機は，社会の変化にともなう男女平等の考えから両性に通用する名称へというものであった．

　この保助看法では，免許は保健師，助産師，看護師とそれぞれ別々ではあるが，法律では1つにまとめられている．したがって，それぞれの資格，免許に関する規定から，業務についての規定，さらには業務にともなう権利，義務のことまで規定している．しかし保健師，助産師は，看護師の資格の上に重ねて得た資格であり，免許の規定にもこのことが明記されている．そのため，保健師，助産師は，看護師の資格ももつ．また，これら3者の資格を合わせもつ者もいる．

　そのためだけではないが，看護は近年，広義では看護・保健・助産を包含して使用されている．そして狭義の看護は看護師の活動と解釈される．しかしながら，北米などの国々では免許が看護師免許に統一されているので，働く場所は異なっても看護は広義にとらえられる．

　保健師助産師看護師という職種の名称はその根拠が保健師助産師看護師法にあり，免許を得ていない者が法定名称を使用してはいけないことになっている．このことを**名称独占**というが，医師やその他の保健医療関連職種も同様である．

　また，保健医療関連職種に関する法律はそのほとんどが業務法であり，保助看法も同様である．名称独占と並んで看護職者は一定の資格，免許を得た上で，業務につくことになっており，助産師，看護師，准看護師はそれぞれの職種ごとに**業務独占**が規定されている．保助看法によるそれぞれの業務は次のとおりである．

　　保健師：保健指導に従事*
　　助産師：助産または妊婦・じょく婦もしくは新生児の保健指導
　　看護師：傷病者もしくはじょく婦に対する療養上の世話または診療の補助
　　准看護師：医師・歯科医師・看護師の指示を受けて傷病者もしくはじょく婦に対する療養上の
　　　　　　　　世話または診療の補助

　このように，看護師は看護独自の機能としての療養上の世話とともに，法的には医師に裁量権がある診療についても協力することになっている．なお，診療行為については，保助看法の次に示す第37条項による規制がある．

[第37条]　保健師，助産師，看護師又は准看護師は，主治の医師又は歯科医師の指示があった場合
　　　　　を除くほか，診療機械を使用し，医薬品を授与し，医薬品について指示をしその他医
　　　　　師又は歯科医師が行うのでなければ衛生上危害を生ずるおそれのある行為をしてはな
　　　　　らない．ただし，臨時応急の手当てをし，又は助産師がへその緒を切り，浣腸を施しそ
　　　　　の他助産師の業務に当然に付随する行為をする場合は，この限りではない．

　そのため，看護師の診療行為については実際には複雑な問題が内包されている．
　さらに，広義の看護にはこれらの他に保健師・助産師による保健指導と助産が包含されている．
　その他，実際活動にあたっては医療法，健康保険法，地域保健法，老人保健法など関連法規とともに，ともに働く医師や関連職種の法律も知っておく必要があろう．特に，看護業務の診療の補助についてその範囲を明らかに逸脱する場合は医師法違反に問われるであろう．医療事故をその結果引き起こした場合は，医療過誤の責任も問われるであろう．

② 医師はキュア，看護師はケア

　一般に，「医師は**キュア**（cure），看護師は**ケア**（care）」という表現で役割を二分化してみることは，よくある社会的認識である．しかし，実際場面では医師はキュアに主眼があるけれどもケアもしている．また，看護師も法的規定のようにケアとともにキュアにもかかわっている．この関係について，ジョンソンとマーチンは医療チームを1つの社会システムととらえ，各々の役割特性を明確にした．

　彼らは，このシステムが効果的に機能するには，システムの目標達成のための**手段的**

＊　保健指導は業務独占ではない

(instrumental) **役割**と調整的・情緒的支えとなる**表出的** (expressive) **役割**行動を必要とするというパーソンズの役割理論を活用し, 医師・看護師そして患者からなる社会システムを分析した. その結果, 第一義的に, 医師はシステムの目標である「治療」に対する手段的役割をとり, 看護師はシステムの治療的環境を整えるという表出的役割をとる. そして, 第二義的には, 医師は表出的役割を, 看護師は手段的役割をとるとするものである.

もともと, 医師が提供する治療は回復には非常に効果があると予測し処方されるが, 例えば, 薬物の副作用のように, 患者には一時的にストレスになるものが多い. そのため, システムの目標である治療効果を上げるには同時に表出的支えが患者には必要であることからも, 十分うなずけることである.

では, **看護の第一義的役割**である「治療的環境を整える」とはどのようなことであろうか.

これには, 療養上の世話ともいえる患者の日常生活上の援助が大きく含まれている. それとともに, 患者に説明したり, 安心させたり, 安楽にしたり, 理解を示したり, 支えたり, 受け入れたりといったさまざまな行動がある. したがって, 表出的役割行動は前節の「ケア」といってもよいもので, 患者の緊張をほぐし, 直接的・情緒的満足を与え, また具体的に生活行動を支えていく.

このように, 保健医療システム全体が円滑に機能し効果を上げるためには, これら両者の役割が重要なのである.

❸ 総合看護の視点からみた看護の機能

総合医療 (comprehensive health care) 提供には, 健康の保持・増進, 疾病の予防, 疾病の治療, リハビリテーションという一連の保健医療経過過程にそった機能が含まれている. これら機能にそって総合看護の視点から機能をみることも可能であろう.

1987年の国際看護師協会 (ICN) の「**看護師の定義**」には, 次のように総合的ヘルスケアにおける総合看護の視点で, 看護と看護師について述べられている[1].

看護師は「健康の増進, 疾病の予防, そしてあらゆる年齢およびあらゆるヘルスケアの場および地域社会における, 身体的, 精神的に健康でない人々および障害のある人々へのケアを含めた全体的な看護実践領域に従事する」.

この広い範囲のヘルスケアにおいて, 看護師にとって特に関心のある現象は, 個人, 家族および集団に「現にある, あるいはこれから起こるであろう健康上の問題に対する反応」(ANA, 2003) である. これらの人間の反応は, 個々の発病に対する健康回復の反作用から, ある地域住民の長期の健康促進のための政策開発まで広範囲にわたっている.

病気または健康な人をケアするにあたっての**看護師の独自の機能**とは, 彼らの健康状態に対する反応を査定し, 彼らがもし必要な力, 意思あるいは知識をもっていれば, 援助されなくても行えるであろう健康あるいは回復, または尊厳ある死に資するこれらの行為の遂行を援助すること, そして, 彼らができるだけ早期に部分的あるいは全面的な自立を得るのを援助するというやり方でそれを行うことである (ヘンダーソン, 1977). 看護師は, 包括的ヘルスケア環境*において, 他の専門職者や他の公共部門サービスの人々とともに, 健康増進, 疾病予防, および病気と障害

---

* 包括的ヘルスケア環境：総合保健医療制度においてそのサービスが実施される環境

ICN看護師の定義（1987，国際看護師協会）

The nurse is a person who has completed a program of basic, generalized nursing education and is authorized by the appropriate regulatory authority to practice nursing in his/her country. Basic nursing education is a formally recognized program of study providing a broad and sound foundation in the behavioral, life, and nursing sciences for the general practice of nursing, for a leadership role and for post-basic education for specialty or advanced nursing practice. The nurse is prepared and authorized（1）to engage in the general scope of nursing practice, including the promotion of health, prevention of illness, and care of physically ill, mentally ill, and disabled people of all ages and in all health care and other community settings;（2）to carry out health care teaching;（3）to participate fully as a member of the health care team;（4）to supervise and train nursing and health care auxiliaries; and（5）to be involved in research.

看護師とは，基礎的で総合的な看護教育の課程を修了し，自国で看護を実践するよう適切な統制機関から権限を与えられている者である．看護基礎教育とは，一般看護実践，リーダーシップの役割，そして専門領域あるいは高度の看護実践のための卒後教育に向けて，行動科学，生命科学および看護科学における広範囲で確実な基礎を提供する，正規に認定された学習プログラムである．看護師とは以下のことを行うよう養成され，権限を与えられている．（1）健康の増進，疾病の予防，そしてあらゆる年齢およびあらゆるヘルスケアの場および地域社会における，身体的，精神的に健康でない人々および障害のある人々へのケアを含めた全体的な看護実践領域に従事すること;（2）ヘルスケアの指導を行うこと;（3）ヘルスケア・チームの一員として十分に参加すること;（4）看護およびヘルスケア補助者を監督し，訓練すること;（5）研究に従事すること．

（日本看護協会訳，日本看護協会ホームページより転載）

のある人々のケアのための保健制度の妥当性を確保する計画立案，実施，評価という機能をともに遂行する．

　この定義に引用されているヘンダーソンは看護の働きをニード充足とみており，そのニードは前述した14の基本的要素であったが，それは，看護師の独自の機能は健康・不健康を問わず各個人を手助けするという総合看護提供を目標としたニード充足であった．

　その他ニード充足を看護の機能とみる理論家は，アブデラ，ジョンソン，ロイなど数多く，その表現は第1章で記述したように根拠理論によって，多様ではあるがいずれも総合看護提供の視点に立つ．筆者も，第1章で述べたように，同様な視点からその人の全体的統合を促す働きが看護の機能ととらえて，看護の守備範囲を明確にした．

　そのうち，アブデラは看護の機能について次のように定義し，4つの直接的看護機能と2つの間接的看護機能が存在するとしている．

看護の機能：患者のニード充足のための同一特性をもつ看護活動

直接的看護機能
　①扶助的看護：酸素，食事，排泄などの本質的ニードにこたえる
　②治療的看護：損傷を正常にもどす用意をし，その治療を援助
　③回復的看護：新しい目標をつかませ，新しい自助能力水準で生活していくための援助
　④予防的看護：治療の結果でてくる好ましくない反応を避けることによって患者の自助能力
　　　　　　　　の増進を援助

間接的看護機能
　⑤評価：アセスメントと効果測定のための情報収集と評価
　⑥計画：情報の分析，ニード確定，看護計画の作成

　アブデラのこの記述は，総合医療の観点を意識した健康疾病レベルから現実の看護を整理した
ものととらえることができよう．
　さらに，総合看護を実現する**具体的看護の働き**（機能）を，何を援助するかの視点で整理する
と，次のようになろう．
A．直接看護活動
　①傷病者もしくはじょく婦のニードに基づいた身の回りの世話
　②患者に対する医師の診断と治療的処置の協力
B．健康を保持し，疾病を回復するために必要な生理的・心理的・社会的環境の保持
C．健康教育ならびに疾病の予防のための教育活動
D．保健医療チームの活動と看護活動の調整

② 看護業務

❶ 看護業務

　看護職者が行っている職務を一般に看護職務または看護業務とよんでいる．
　では，具体的な看護業務はどのようなものがあるだろうか．
　保健師・助産師はそれぞれ保健指導や助産および妊婦・じょく婦もしくは新生児の保健指導を
業務とするが，一般には看護師の教育も受け免許ももつので，彼らは看護師業務も可能である．
では，実際に看護師が行っている保健師助産師看護師法のいう療養上の世話と診療の補助にはど
のような業務が包含されているであろうか．それらは，次のように整理できる．

〔1〕療養上の世話
①患者の身の回りの世話：病室の環境の整備，病床の整理，食事の世話，身体の清潔，排泄の世
　話，汚物の処理
②病状観察：症状や徴候の観察と判断，記録報告
③患者の指導と慰安：療養の指導，健康教育，慰安，学童の教育
④家族との関係：病状について看護上の説明，面会への配慮，急変の連絡，教育・訓練・相談，
　社会資源への調整

〔2〕診療の補助

①病状の報告

②診療の介助：診察の介助，手術の介助，治療と検査の介助

③治療指示に基づく業務：与薬，注射，処置，医療機器の操作

④救急処置

　診療の補助業務は，第1節の「法的規定」で述べたように，きわめて複雑な内容をはらんでいる．特に上記③の治療指示に基づく業務のうち，注射について最近の見解を加えておこう．

　注射のうち，看護師による**静脈注射**は昭和26年（1951）国立鯖江病院における誤薬注射死亡事件後の厚生省医務局長通知によって，「看護師の業務の範囲を超え，医師または歯科医師が自ら行うもの」との解釈がなされていた．そのため，看護師が実施している場合でも，「してはいけないものをしている」という消極的位置づけであった．

　しかし，厚生労働省は平成14年（2002），少子高齢化，医療技術の進歩，国民の意識の変化，看護教育水準の向上などに対応して，新たな看護のあり方を検討することを目的に「新たな看護のあり方に関する検討会」を設置した．その中間まとめが9月に公表されたが，9月末それを受けた厚生労働省医務局長通知は看護師による静脈注射の実施は「業務の範囲を超えるもの」から「**診療の補助行為の範疇として取り扱うもの**」とし，行政解釈が変更された．

　この解釈は「看護師の業として行う」という積極的な位置づけへの変更ととられている．日本看護協会は安全に静脈注射を実施する体制を整備するために指針を作成した．また，厚生労働，文部科学省でも基礎教育における技術教育のあり方の検討会を設置し，教育などの整備を始めている．

〔3〕施設管理・運営上の業務

　さらに，病院やその他保健・医療施設または家庭などの保健医療の活動の場が全体的に効果的に機能するために，次のような管理・運営上の業務が加わるであろう．

　①医療機器・設備・物品などの管理

　②活動の場の運営に対する協力：場の秩序，場の経済

　また，**WHO**は，**看護業務**を活動内容と技能レベルの2つに分け，表Ⅵ-1のように分類している[2]．患者中心の看護業務以外に，実際には種々の業務がシステム維持・運営のために実行されていることが理解できるであろう．

② 看護業務の能力的機能分化

　看護業務はその人に対する医療と生活上のサービスであるので，きわめて広範囲で多様な職務であることは上述した実際上の業務からも明らかであろう．それは，家庭で家族が日常的に育児や病人の世話をしているような業務から，高度な専門的判断や技術を必要とする複雑なものまで，幅広く専門性も深いものまで実に多様である．

　そして，現状ではさまざまな教育背景をもった看護職者が存在し，現実の看護業務を行っている．現実の看護にかかわっている者は免許上でも前述のとおり保健師，助産師，看護師，准看護師の4種があり，さらに実際には無免許の看護助手が採用されているところもある．わが国の場

表Ⅵ-1　WHO における看護業務の分類

活動の内容による分類	技能レベルによる分類
① 患者中心の活動（Patient centered） 　・直接看護 　・その他の直接活動 　・患者の教育 　・患者の情報交換 　・間接看護 ② 職員中心の活動（Personnel centered） 　・職員の職業人としての成長 　・人事・その他 　・看護学生プログラム ③ 看護単位中心の活動（Unit centered） 　・環境・材料・器具 ④ その他中心の活動（Other centered） 　・私用 　・待ち時間	A：管理（Administration） N：看護（Nursing） C：事務（Clerical） H：家事（Housekeeping） M：メッセンジャー（Messenger） U：分類外のもの（Unclassified） D：食事（Diet）

合は，看護師教育だけでも学士課程，短期大学課程，専修学校での養成が存在しており，学士課程養成は24％程度に増加したが，依然として専修学校養成が多い．

　一方，近年の保健医療はますます高度となり，看護も質的高度化が求められている．さらに，急激な老齢人口の増大で，看護と福祉における社会的需要は高く，また看護業務の質的深化とともに拡大への変化も要請されている．

　この広範囲で多様な職務をいかに組織し分担するかは，古くまた現在の課題である．特に1950年代から看護の専門性の追求とともに，この課題は検討・研究されてきたものでもある．1957年モントーグは看護機能のスペクトル分析を提出した．それによると，実際に行われている看護業務には，図Ⅵ-1のとおり看護機能はスペクトルのように多彩であるとして専門性によって分析し，非専門業務，準専門業務，専門業務に分類した．この考えは，看護師，准看護師，看護助手を採用している看護の場では準拠枠として活用されている．また，准看護師が採用されていないところでは非専門業務と専門業務に区別されている．

　非専門業務：一般的知識に基づく簡単な業務をいう．例えば，家族が病人の世話として実施できるような食事の配膳，患者の運搬，あるいは幾分の院内訓練で熟練できるような空きベッドや歩行可能な患者の病床づくりと病室環境の整備，セルフケアの可能な患者の入浴やシャワーの準備や片づけなどであり，一般に職員としては免許をともなわない看護助手（nurse's aide）または看護補助者で可能な業務である．

　準専門業務：看護に特有な知識や技術，そしてある程度の判断を要する中間的業務であり，すでにルーティン化*1した常例的業務である．つまり，例外的な複雑な判断は要求されない業務である．例えば，検温，通常の浣腸，罨法，新生児の入浴，洗髪，清拭などである．職種では，准看護師が主に担当する業務である．

　専門業務：専門的知識と技術を必要とし，専門的判断を行う業務である．看護の守備範囲にお

＊1　ルーティン routine：日課，日常業務のこと．

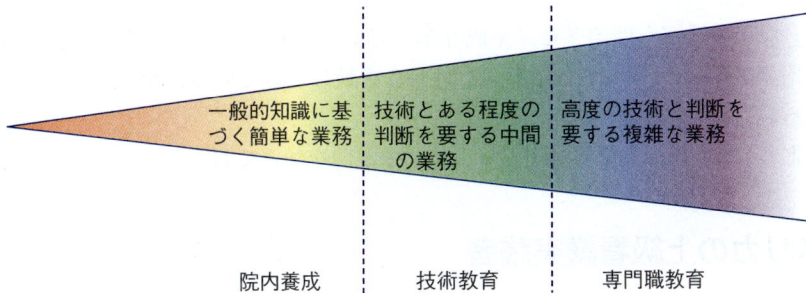

図Ⅵ-1　看護機能のスペクトル分析

図中：
一般的知識に基づく簡単な業務 ／ 技術とある程度の判断を要する中間の業務 ／ 高度の技術と判断を要する複雑な業務

院内養成　　技術教育　　専門職教育

いて自律して専門的判断を必要とするもので，看護診断に基づいてその人の看護治療を方向づけること，新しい技術や方法・手順・基準の開発などは，専門業務である．看護の責任領域の拡大とともにこの専門分野は拡大が予想されるので，図Ⅵ-1のスペクトルの右端は開かれており，この専門業務は専門職能教育を受けた看護師が担当すべきであると考えられている．

③ **上級看護実践**

　臨床看護における看護の開発と役割拡大のために，アメリカでは大学院で臨床看護の専門分野を深く追求するコースが1950年代から開始されている．それとともに継続教育としても臨床看護の専門分野において熟練看護師の養成が古くから実施されていた．それらは，1960年代以後臨床看護の専門分野における**エキスパートナース**[*2]として**クリニカルナーススペシャリスト**（clinical nurse specialist）[*3]とよばれ，上級の看護実践者（advanced nursing practice）として活動するようになった．また，プライマリーケア分野への教育を受け役割拡大した看護師は**ナースプラクティショナー**（nurse practitioner）[*4]として活躍するようになった．大学院教育が充実するにつれて，近年これら両者の教育は修士課程を中心にして行われるようになり，また，ナースプラクティショナーも臨床の専門分野をもって活動することから，これら両者と，従来からの麻酔看護師（nurse anesthetist）と助産師（nurse midwives）らの活動を合体して上級看護実践とよぶようになった．

　わが国でも1990年代にはいり，大学や大学院が次々と設立されるにつれて，臨床看護の開発のために専門分野のエキスパートを養成する気運が起こり，日本看護協会（JNA）は平成6年（1994）専門看護師資格認定制度を発足させた．平成8年（1996）に初めて専門看護師が誕生した．平成26年（2014）11月現在精神看護やがん看護などの11領域において1266名の専門看護師が登録している．そのため，次第にわが国でも上級看護実践が確立していくであろう．

　また，認定看護師制度も並行して発足しており，「救急看護」や「WOC（創傷・オストミー・

[*2]　エキスパートナース：臨床看護において優れた能力をもつ看護師．ナースプラクティショナーやクリニカルナーススペシャリストは特定の臨床分野のエキスパートナースである．
[*3]　クリニカルナーススペシャリスト：アメリカにおいて特定の臨床の専門分野をもち，上級看護実務を行う看護師．主として修士課程で養成される．
[*4]　ナースプラクティショナー：アメリカにおいてプライマリーケア分野に役割と責任を拡大させるよう養成された看護師．主として修士課程で養成される．

失禁）看護」などの講習も開始され，平成 9 年（1997）最初の両領域の認定看護師も誕生した．その後，専門分野も広がり，臨床看護の質向上に貢献してきている．平成26年11月現在21分野14,282名が登録している．

　そこで，北米とわが国の上級看護実践者について説明を加えておく．

❶ アメリカの上級看護実践者

〔1〕ナースプラクティショナー

　アメリカでは，1960年代において，当時の医師の専門医志向にともなう一般医の減少によるプライマリーケアの担当者の不足，医師の地域的偏在などによる医療アクセスの社会的問題が表面化した．その対策として，医師の一般医養成も強化されていったが，その他に1960年代後半には physician extender*5 の総称のもとに医師以外のプライマリーケアの担当者養成も行われるようになった．その 1 つとして，看護師からのphysician extenderとしてナースプラクティショナーの養成が1965年から開始され，養成の特定専門分野において看護とともに**プライマリーケアへ大きく役割拡張**して活動してきている．ちなみに，ANA（American Nurses Association：アメリカ看護師協会）の定義は以下のとおりである．

　「ナースプラクティショナーは，健康や発育歴の聴取や健康診断をすることによって，さまざまな場面における個人・家族・集団の身体的・心理社会的な健康—疾病状態の査定に熟練した技術をもつ」

　かれらの専門分野は家族，小児，成人，老人，精神，産科，救急，地域，がんなど多岐にわたっているが，一般医の従来もっていた健康診査技術と判断，および一般的に簡単な治療をプロトコールに基づき実施できるよう養成されている．そのため，適切なアセスメントの下で看護と保健指導，および一般的治療をも実践し，効果を上げ，現在では社会的評価も高い．

　初期においては，学士課程，継続教育，そして修士課程など多様な場で養成されていたが，90年代以降，養成課程のほとんどは修士課程である．

〔2〕クリニカルナーススペシャリスト

　ANA（アメリカ看護師協会）のクリニカルナーススペシャリストの定義は以下のとおりである．

　「本来的に臨床家であり，看護の専門分野において高度の知識と技術，能力をもっている．直接クライエントの看護ケアの管理をしたり，他の看護職員とともにケアのガイダンスや計画を行って間接的に役立つよう活動する．クリニカルナーススペシャリストは臨床看護における専門をもち，看護修士号をもつことがのぞましい」

　スペシャリストは，専門領域で科学的方法を使用して複雑な看護状況におけるケアの方向づけ，評価，指導，医療方針決定に参与したり，職員や学生の指導，ケア基準の改善，臨床研究などを行う．近年の教育プログラムでは，ナースプラクティショナーのもつ健康診査能力も教育するところが多くなっており，CNSとNPやRNとの間の役割に混乱がみられている．

＊5　physician extender：専門的な訓練を受けて，従来一般医が行っていた医療行為を医師の指示を受けて行う者．ナースプラクティショナーや医師助手（physician's assistant：P. A.）など．

　そのため，NCSBN（National Council of State Boards of Nursing）は，上級看護実践について検討し，2006年これからの方向に関する草案を提出した．これにより，これから幾分の変更が予測されている．

❷ わが国の上級看護実践者

〔1〕 専門看護師（certified nurse specialist）

　JNA（日本看護協会）は「専門看護師とは，本会専門看護師認定制度に合格し，複雑で解決困難な看護問題を持つ個人，家族及び集団に対して，水準の高い看護ケアを効率よく提供するための，特定の専門看護分野の知識及び技術を深めた者をいう．専門看護師は，実践・相談・調整・倫理調整・教育・研究の6つの役割を果たすことにより，保健医療福祉や看護学の発展に貢献する」[3]と，定義している．

　専門分野は平成26年（2014）現在，がん看護，精神看護，地域看護，老人看護，小児看護，母性看護，慢性疾患看護，急性・重症患者看護，感染症看護，家族支援，在宅看護の11分野が認定されている．

　JNAが認定審査と認定を実施している．認定審査の受験資格は日本国の保健師，助産師及び看護師のいずれかの免許を有した上で，以下の資格を必要とする．

　　　1．実務研修5年（3年以上は専門看護分野の実務研修，6ヶ月以上は修了後の実務研修）以上であること
　　　2．看護系大学大学院修士課程修了者で日本看護系大学協議会が定める専門看護師教育課程基準の所定の単位（総計26単位）を取得していること

　専門看護師教育課程は日本看護系協議会が認定しており，認定された教育課程が次第に増加しているので，今後専門看護師が増加しその活動が期待されている．

〔2〕 認定看護師（certified expert nurse）

　JNAの定義は，「認定看護師とは，本会認定看護師認定審査に合格し，ある特定の看護分野において，熟練した看護技術と知識を用いて，水準の高い看護実践のできる者をいう．認定看護師は，看護現場において実践・指導・相談の3つの役割を果たすことにより，看護ケアの広がりと質の向上を図ることに貢献する」[3]である．

　認定看護分野は平成26年11月現在，①救急看護，②皮膚・排泄ケア，③集中ケア，④緩和ケア，⑤がん化学療法看護，⑥がん性疼痛看護，⑦感染管理，⑧糖尿病看護，⑨不妊症看護，⑩新生児集中ケア，⑪透析看護，⑫手術看護，⑬訪問看護，⑭乳がん看護，⑮摂食・嚥下障害看護，⑯小児救急看護，⑰認知症看護，⑱脳卒中リハビリテーション看護，⑲がん放射線療法看護，⑳慢性呼吸器疾患看護，㉑慢性心不全看護（⑳㉑は平成24年に誕生）の21分野である．

　認定には日本国の保健師，助産師，看護師のいずれかの免許をもち，実務経験5年以上（うち3年以上は認定看護分野の経験）の上で，看護協会などの実施する認定看護師教育課程（6ヶ月・615時間以上）の修了を要する．その上で，JNAの行う認定審査を受けて認定されることになる．認定教育機関，認定看護師の分野と数は増加してきている．現場では彼らの活動が期待されている．

〔3〕認定看護管理者

JNAの認定看護管理者に対する目的には，「多様なヘルスケアニーズを持つ個人，家族及び地域住民に対して，質の高い組織的看護サービスを提供することを目指し，看護管理者の資質と看護の水準の維持及び向上に寄与することにより，保健医療の福祉に貢献します」[3] と，記述されている．

日本看護協会が資格認定をしており，平成11年（1999）に誕生している．平成26年 6 月現在2,362名が登録している．教育は日本看護協会などがファーストレベル，セカンドレベル，サードレベルのものを実施しており，ファーストレベルの教育機関は平成26年 7 月現在61機関で実施している．

認定審査の受験には，看護職としての実務経験 5 年以上，管理者研修修了，管理者としての実務経験や大学院修士課程看護管理専攻修了などの条件が付与されているので，詳細は日本看護協会から資料を得られたい．

引用文献

1）ICN（1987）看護師の定義，会員代表者会議において採択
2）松下和子，井上幸子（1966）WHO 主催「看護職員の配置に関する第 1 回地域会議」に出席して，看護学雑誌，30（1）p. 23，医学書院
3）日本看護協会ホームページ

参考文献

1．小島喜夫（1996）関係法規系統看護学講座専門基礎10，医学書院
2．日本看護協会（2003），静脈注射の実施に関する指針
3．日本看護系大学協議会，平成10・11年度事業活動報告書
4．Abdellah, F. G. ほか著，千野清香訳（1963）患者中心の看護，医学書院
5．Henderson, V. 著，湯槇ます・小玉香津子訳（1973）看護の基本となるもの改訂版，日本看護協会出版会
6．Jhonson, D. E. ほか著，稲田八重子ほか訳（1967）看護学翻訳論文集「看護の本質」，現代社
7．Lambertsen, E. C. 著，村上登美，吉武香代子訳（1962）チームナーシング　その組織と機能，医学書院
8．National Council of State Boards of Nursingホームページ（2006）

学習課題

1．保健師助産師看護師法で規定されている保健師，助産師，看護師それぞれの機能について記述しよう．
2．ジョンソンとマーチンによる看護師の第一義的役割と第二義的役割を説明してみよう．
3．総合看護を実現するための具体的看護の働きを説明してみよう．
4．保健師助産師看護師法における看護師の機能である療養上の世話について，具体的な業務を記述しよう．
5．わが国の上級看護実践者である専門看護師と認定看護師について評価しよう．
6．アメリカのナースプラクティショナーについて，社会における意義を考察しよう．

VII

看護活動

学習目標

　第7章では，看護活動について学習していこう．まず，最初に看護目標と看護活動の関連，およびこれまで学習してきた看護モデルと看護活動のステップである看護過程との関係を振り返って認識する．その上で，さらに詳細な看護過程のステップについて学習し，その過程で使用する看護モデルや理論，診断分類，実践分類の活用を理解する．さらに，看護過程の記録である看護記録についてその目的や型を学習しよう．

1

看護活動とは

① 看護活動とは

　第1章ですでに「看護とは何か」を学習してきた．この課題を説明する著名な看護モデルについても学んだ．

　看護活動は**看護目標**を達成する活動である．看護目標については，各モデルによっていささか表現が異なっているであろうが，筆者は「医療チームとともに人と人々に対して一層の健康と平和な終末のために健康の維持・増進，回復・復帰，および良質な生命と生活の維持をめざして生活行動を整える」ものと考えている．

　そして，**看護活動**は，「クライエント―看護師関係を通じて看護の守備範囲を示す枠組みをアセスメントの枠組みとしてアセスメントし，その人のもつ力，問題や強化ニードとその要因を見出し，問題解決とニード充足の計画を策定し，実践，そしてその成果を評価する過程」である．したがって，端的にいえば，**全体論的看護モデル**の枠組みをアセスメントの枠組みとした**看護過程**ということができる．筆者の枠組みは生活行動様式である．

　看護活動をするには，看護の目標，看護の専門領域とする守備範囲，そして看護活動の方法を理解し熟知する必要がある．看護活動の方法としては，その人の看護方法を見出し実践していく知的工程としての看護過程が使用される．この思考過程では，知識や概念が活用されていくことは明白であるが，それとともに複雑な現象を批判的に評価して看護診断し，看護治療を決定するという臨床判断が重要となってきている．そのためこの批判的思考力（critical thinking）は，近年は専門職としての看護実践に必要なものとして重要な基礎教育の要素となってきた．さらに看護師に必要な臨床能力としての人間関係技術や看護の専門的技能やその人の感性が入り込んでいき，初めて看護過程は動いていくのである．ここでは主として看護活動の工程にそって活動をとらえていこう．

　なお，日本看護協会（JNA）は1995年に発表したその**業務基準**において，表Ⅶ-1に示す看護実践の基準を示しているが，機能や業務，そして看護のプロセスを包含した内容となっている．

表Ⅶ-1 看護実践の基準*

---

1 看護実践の責務
1—1 すべての看護実践は，看護職の倫理綱領に基づく．
1—2 人の命および尊厳を尊重する立場に立って行動する．
1—3 安全で，安心・信頼される看護を提供する．
1—4 チーム医療におけるメンバーの専門能力を理解し，協働する．
1—5 専門職として，看護学生，看護職である後輩および同僚に，学習資源を提供
　　　するとともに，役割モデルを示す．

2 看護実践の内容
2—1 看護を必要とする人に，身体的，精神的，社会的側面から支援を行う．
2—2 看護を必要とする人が変化によりよく対応できるように支援する．
2—3 看護を必要とする人を継続的に観察し，問題を把握し，適切に対処する．
2—4 緊急事態に対する効果的な対応を行う．
2—5 主治の医師の指示に基づく医療行為を行い，反応を観察する．

3 看護実践の方法
3—1 専門知識に基づく判断を行う．
3—2 系統的アプローチを通して個別的な実践を行う．
3—3 看護実践の内容および方法とその結果は記録する．

（看護業務基準集（2007日本看護協会編）看護業務基準（2006年度改訂版）より抜粋）

② 看護と経済性

　この章で検討する看護活動は，個々のクライエントに対する看護活動に主眼を置いている．そのため，その看護活動の詳細な過程を中心に記述していると了解されたい．

　各クライエントの看護の目標を設定するとき，従来看護者を含む医療従事者はその実践に対するクライエントの臨床的効果や満足に中心を置いていた．そして，行われる看護活動は目標達成の方略の実践であり，そして評価は行われた看護の成果に対するものであった．

　しかし，看護は人，もの，情報，場所，時間を使用して実施され，それぞれ費用がともなっている．看護の代価として看護料が支払われ，施設は運営されているのである．わが国の場合，医療については国民皆保険であるので大部分は保険から支払われるが，一部自己負担をともなっている．近年高齢者人口の増加とともに国民の医療費が高騰し，健康保険の維持に危惧がでており，しばしば自己負担分の改定が行われていることは多くの承知していることである．また，施設自体の機能が円滑に運営されるためには，経済的に経営管理されることが重要である．

　近年，看護者を含む医療従事者に，**経済的成果**にも目を向けることが要請されるようになった．そのため，その人に適した必要で**効果的な看護**を計画し，実践にあたっては不必要なものやエネルギーの浪費を避け，患者負担や保険負担を考慮していくことも重要になってきている．これからの看護職者は，看護の経済的成果にも目を向け，そして実際的活動にあたって，ものやエネルギーの代価，さらに健康保険上の負担についても幾分の知識をもつ必要があろう．

---

* JNAの看護実践の基準：日本看護協会の業務委員会が1995年に提出した看護業務基準に含められている看護実践の基準．

2

看護過程

　看護過程は，英語の"nursing process"の邦訳であり，看護は process（過程）との考えから端を発した用語で，看護を行う工程（ステップ），つまり看護師が看護をするステップをいう．歴史的には，1961年，オーランドは表Ⅶ-2 に示すように看護師の行為の要素の視点に基づき「看護過程」という用語を使用したが，その他の理論家たちは初期のジョンソンを含めて，看護師のとる看護を行うステップの視点で「看護過程」を記述してきている．そのため，今日では，「看護過程」は表Ⅶ-2 に示すとおり，クライエントのニード充足に看護師がとるステップと考えられている．

　それは，初期の3つのステップから4つのステップ，そして5つのステップへ変化して，今日では図Ⅶ-1 のとおりアセスメント，看護診断，看護目標，看護計画，実施，評価の6つのステップが一般的となった．

　わが国においても，1960年代，1970年代においては「看護過程」という用語に対して，オーランドが示した人間関係の過程である看護師の行為の要素か，問題解決法の構造を取り入れた過程

表Ⅶ-2　看護過程のステップの発達過程

著　者	発表年	視　点	ステップ
ジョンソン	1959	看護問題の分析過程	アセスメント，決定，行為
オーランド	1961	看護師の行為の要素	患者の行動，看護師の反応，看護師の患者の利益のために計画した行為
ウィーデンバック	1963	患者の要請の充足に看護師のとるステップ	患者援助ニーズの確認，援助の実施，援助の評価
ユラとウォルシュ	1967	同上	アセスメント，計画，実施，評価
ブロッコ	1974	同上	データ収集，問題の明確化，計画，評価
ロイ	1975	同上	データ収集，看護診断，看護行為の計画，実施，評価
マンディンガーとジョーロン	1975	同上	データ収集，看護診断，計画，実施，評価
ANA（米国看護協会）	1991	同上	アセスメント，診断，成果確認，計画，実施，評価

（松木光子（1996）看護診断，1（1），p. 45，医学書院より転載）

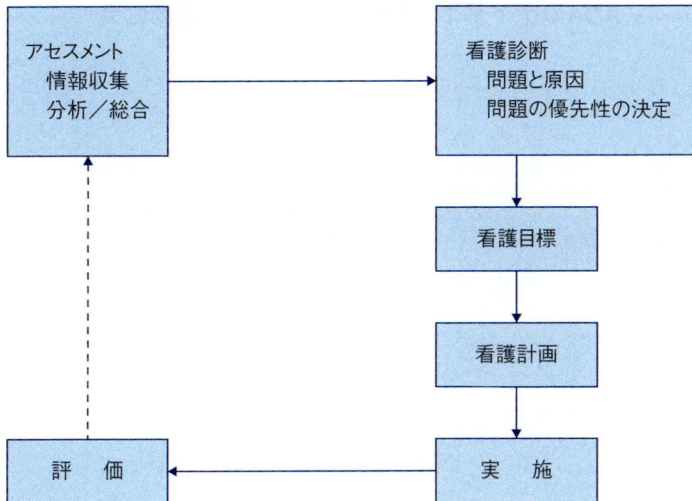

図Ⅶ-1　看護過程のステップ

表Ⅶ-3　「看護過程」に対する用語委員会の見解

> 　「看護過程」とは，看護を実践するものが，独自の知識体系に基づき対象の必要に
> 的確に応えるために，看護により解決できる問題を効果的に取り上げ，解決してい
> くために系統的，組織的に行う活動である．
> 　この活動は，看護に必要な情報収集，解釈，問題の予測・確認・明確化，計画立
> 案，実施，評価を構造とし，実践される．
> 　実践には，具体的理論に裏づけされた技術と，人間尊重の思想を基盤とした態度
> を必要とする．これらは，患者・看護師関係の中で成立し展開される．
> 　わが国における「看護過程」の主たる混乱は，「人間関係の過程」と「問題解決法
> の構造を取り入れた過程」との混同が多い．本学会では前者の過程は，実践の内容
> に包含されることとし，後者を中心に定義づけた．

（日本看護科学学会，1989）

　か，の混乱があった．それに対して**日本看護科学学会用語委員会**は1989年，この混乱を防ぐ意図
から**用語委員会**の最初の活動として，「看護過程」に対して表Ⅶ-3のような**見解**を公表している．
それによると，人間関係の過程は実践の内容に包含されるとして，「看護過程」は，問題解決法
の構造を取り入れた過程としての見解を示した．これにより，看護過程に関するわが国における
長年の混乱は一応の整理ができたと考えてよいであろう．
　このようにして，看護過程はsee, plan, do（観察，計画，実施）を基本とする問題解決アプロ
ーチとなっているが，このことについて，ロイは次のように述べている[1]．
　「看護が**問題解決過程**に基づいた**看護過程を使う**のは，2つの主要な**理由**からである．1つの
理由は，看護のクライエント中心の目標である．2つ目は，サービス志向型である科学的学問分
野としての専門職の責務である．」つまり，クライエント中心の看護を行うにはその人に見合う
看護を熟慮するために問題解決の過程をたどり，また科学的責務のために科学的過程である問題

━━━━ ANAのケア基準（1991，アメリカ看護師協会）━━━━

基準Ⅰ．アセスメント
看護師は，クライエントの健康に関するデータを収集する．

測定基準
1．データ収集の優先順位は，クライエントの当面の状態または必要度によって決められる．
2．関連データは，適切なアセスメント技術を用いて収集される．
3．データ収集には，妥当ならば，クライエント本人，重要他者，保健医療提供者を参加させる．
4．データ収集過程は体系的で継続している．
5．関連データは，検索できる方式で文書化する．

基準Ⅱ．診断
看護師は，診断の決定に際しアセスメントデータを分析する．

測定基準
1．診断はアセスメントデータから引き出される．
2．診断は，できれば，クライエント本人，重要他者，保健医療提供者の確認を得る．
3．診断は，期待される成果とケア計画についての決定がしやすいように文書化する．

基準Ⅲ．成果確認
看護師は，個々のクライエントに合わせて期待される成果を明確にする．

測定基準
1．成果は診断から引き出される．
2．成果は，測定可能な目標に基づいて文書化される．
3．成果は，できれば，クライエントと保健医療提供者が合意のうえで公式化する．
4．成果は，クライエントの現在の能力および潜在的能力との関連から現実に即している．
5．成果は，クライエントが利用できる資源との関連から達成できるものである．
6．成果には，達成に至るまでの時間的見積もりも含まれる．
7．成果は，ケアの継続のための方向を示す．

基準Ⅳ．計画
看護師は，期待される成果を達成するため，介入を指示するケア計画を立てる．

測定基準
1．計画は，個々のクライエントの状態や必要性に合わせて考える．
2．計画の立案は，妥当ならば，クライエント，重要他者，保健医療提供者がともに行う．
3．計画は現在の看護業務を反映している．
4．計画は文書化される．
5．計画は，ケアの連続性を配慮したものとなっている．

基準Ⅴ．実施
看護師は，ケア計画の中で確認された介入を実施する．

測定基準
1．介入は決められたケア計画に沿っている．
2．介入は，安全かつ適切な方法で実施される．
3．介入は文書化される．

基準Ⅵ．評価
看護師は，成果の達成を目指すクライエントの進歩を評価する．

測定基準
1．評価は，体系的に継続して行われる．
2．介入に対するクライエントの反応は文書化される．
3．介入の有効性を，成果との関連で評価する．
4．継続中のアセスメントデータは，必要に応じて，診断，成果，ケア計画について修正するときに用いられる．
5．診断，成果，ケア計画について修正した場合は，それを文書化する．
6．評価過程には，妥当ならば，クライエント，重要他者，保健医療提供者が参加する．

American Nurses Association : Standards of clinical nursing practice, Washington, DC, 1991, The Association.

解決の過程を使用しているのである.

　ANA（American Nurses Association：アメリカ看護師協会）も**系統的アプローチ**として次に示す看護活動の基準を1991年に提出しているが[2]，これは看護過程に対応する形で作成され，さらに各基準に対する測定基準があるので，評価に活用できる.

　これらステップからなる看護過程をさらに大まかに表現するならば，看護診断を導くまでのステップを包含した**看護診断過程**と，診断に基づき看護を実践していくステップを包含した**看護実践過程**に大別できよう.

　これら双方の過程において，知識体とともに批判的思考力が必要なことは前述したが，このような言葉が使用されるようになったのは近年のことなので，少し説明を加えておく. **批判的思考**は英語の**critical thinking**の邦訳であり，そのまま**クリティカルシンキング**と表現される場合もある. その定義はまだ固まったものにはなっていないが，意図的な目標志向型の考え方であり，技術を基本とした思考能力とクリティカルに思考を進める態度で構成される. それは科学の原理と方法を基盤に，憶測ではなく証拠に基づいて判断を下す思考をいう. 具体的には①探求的態度を保つ，②系統立った方法に従って発見する，③情報の信頼性を確認する，などを基本とする. さらに，ものごとに対して思慮深い内省的思考，新しい仮説や可能性を検討する能力を含む認識過程である. こうして，諸定義には証拠に基づいて議論したり，立場を示すという考えがこめられているようである.

　能力の面からいえば，状況の説明，論理的分析，現象の意味・原因を説明させるもので，記述，分析，説明，推論，抽象の能力を必要とする. 看護者がクライエントに意図的介入するとき，このような思考能力が問題解決的アプローチを可能にするのである. 看護実践においてはつねに診断的，治療的，そして倫理的臨床判断が必要であり，クリティカルシンキングは看護過程の診断と実践過程に使用され，これら臨床判断に深くかかわってくるのである.

3

看護モデルとアセスメント分析

　看護の専門領域とする守備範囲は何かがわからなければ，看護を行うために何をみるかもわからず，看護が始まらない．つまり，何をアセスメントするかがわからないことになる．近年の全体論的看護モデルではそれぞれサブシステムとして看護の守備範囲が提出されている．これをアセスメントの枠組みとして看護過程を動かして活動していくのである．

　アセスメント（assessment）とは，「いろいろ調べて結論をだす」ことであるが，情報収集と評価の上で結論をだすことをいう．このアセスメントの結論が看護診断である．したがって，アセスメントというステップの中に結論を包含しても誤りではないが，結論が看護診断として次の看護行為を導く重要なステップであることから，近年はステップとしてとりだしていく傾向があるようである．

　枠組み（framework）については，骨組みとか構成という意味であり，情報収集や評価の骨組み，あるいはカテゴリーと理解されたい．

　したがって，入院時のデータベース作成と初期計画の段階では，そのクライエントを全体的にアセスメントするので，全体論的看護モデルの看護の守備範囲を示すカテゴリーをアセスメントの枠組みとするのである．幾分，特定の問題領域に焦点を置くようになると，それに応じた中範囲理論や小範囲理論を活用していくことになろう．

　例えば，すでに第1章で学習したヘンダーソン看護論では，14の看護の基本的要素がクライエントの全体的アセスメントの枠組みまたはカテゴリーとして活用できる．また，ジョンソンの行動系モデルでは7つの行動系が，同様に，ロイ看護モデルでは4つの適応様式が，全体的アセスメントの枠組みである．また，ゴードン（Gordon, M.）の11の機能的健康パターンやNANDA（北米看護診断協会）インターナショナルの13の看護領域も診断分類を系統立てるものではあるが，傘概念*または第1レベルの診断分類として全体的アセスメントの枠組に活用できる．そして松木の統合体モデルでは10の生活行動様式が全体的アセスメントの枠組みとして，臨床や基礎教育の場で活用されているが，その詳細は前述している．

　そこで，これら著名な全体的アセスメントの枠組みとしてすでに活用されているものを表Ⅶ-4に整理した．

---

*　傘概念：umbrella concept，つまり上位概念をいう．

表Ⅶ-4　アセスメントカテゴリー*

ヘンダーソン	14の看護の基本的要素	呼吸 飲食 排泄 適切な姿勢 睡眠・休息 衣服の選択と着脱 体温の保持 皮膚の清潔 有害物の除去 伝達 信仰 仕事 レクリエーション 学習	松　木	10の生活行動様式	健康認識―健康管理 呼吸―循環―体温 栄養―代謝 排泄 活動と休息 防衛 感覚―知覚―伝達 性―生殖 自己像―自己実現 役割―関係
オレム	3領域のセルフケア要件	普遍的セルフケア要件 　空気，水，食物摂取，排泄，活動と休息，孤独と社会的相互作用，生命と安寧に対する危険予防，正常であること 発達的セルフケア要件 　個人の発達過程において必要とされるセルフケア 健康逸脱セルフケア要件 　疾病，傷害，およびそこから生じる傷害に関連し必要とされるセルフケア	NANDA-Ⅰ	13の看護領域	ヘルスプロモーション 栄養 排泄 活動／休息 知覚／認知 自己知覚 役割関係 セクシュアリティ コーピング／ストレス 　耐性 生活原理 安全／防御 安楽 成長／促進
ロイ	4つの適応様式	生理的機能 　酸素化 　栄養 　排泄 　活動と休息 　防御 　感覚 　体液と電解質 　神経学的機能 　内分泌機能 自己概念 役割機能 相互依存	ゴードン	11の機能的健康パターン	健康認識―健康管理 栄養―代謝 排泄 活動―運動 睡眠―休息 認知―知覚 自己知覚 役割―関係 性―生殖 コーピング―ストレス 　耐性 価値―信念

（松木光子（1993）様々な全体的アセスメントカテゴリー，クリニカルスタディ，14（11），p. 38-39，メヂカルフレンド社より転載，一部改変）

---

*　アセスメントカテゴリー：アセスメントの際の枠組み，つまり情報収集の枠組みとなる分類項目．

4

看護診断過程

　その人に必要な，その人の問題を解決させるような，その人に見合う看護を実施するためには，まずはその人を知らねばならない．また，その人が好む，その人が可能な方法を知り，効果的な看護が提供できなければならない．そして，実施した看護の効果を評価しなければならない．そのため，その人を知る目的は以下のように整理できよう．

　①健康に対するその人の状態を知り，ニーズや問題の性質と程度の確認
　②その人のニーズや問題に対処する力または強さ，および方法の確認
　③その人のニーズや問題に関係する関連因子の確認
　④看護の効果の確認

　この，その人を知り，看護が働きかけるニーズや問題を明確にしていく過程，つまり看護診断を明確にしていく過程を看護診断過程という．詳細な過程は図Ⅶ-2のとおり，データ収集，分析／総合，診断仮説の決定，診断仮説のテスト，診断の記述と優先順位の決定の過程を包含している．

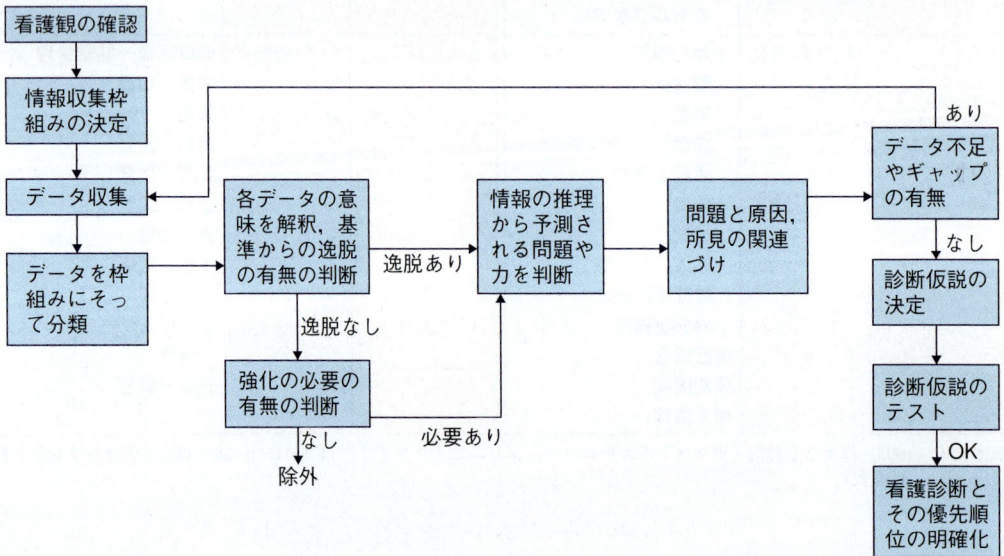

図Ⅶ-2　看護診断過程のフローチャート
（松木光子編，松木光子（2004）看護の考えを実践に活かす，看護診断・実践・評価の実際，p.19，南江堂より転載）

① 系統的情報収集

　看護においては，データ収集とその評価から何らかの結論をだすことを，通常，アセスメントとよんでいる．このアセスメントの結論が看護診断に相当する．

　したがって，アセスメントは看護の守備範囲におけるその人の健康に関する情報収集とそのデータの評価という行為を含み，さらに，看護の守備範囲における健康に対するその人の状態の確認と，その状態の関連因子を推論することである．

　しかしながら，その人の状態はつねに変化するものなので，アセスメントは常時実施される性質をもつ．例えば，計画を実施しようとするとき，実施予定の看護方法でよいかどうかを判断するために，今のその人の状態は計画時点の状態かどうかアセスメントする必要がある．

　特に，近年の医療は総合医療を心がけ，看護も総合看護を心がけているので，その人を知るには，単に身体的情報だけでなく精神的・社会的な全体論的情報収集が，特に初診時のデータベース作成にあたっては必要となってくる．看護過程におけるアセスメント過程または診断過程の詳細な流れを図Ⅶ-2に示したが，系統的にデータを収集する場合は図のように，看護観に基づいて看護モデルを決定し，その情報収集の枠組みに基づいて，データを収集するのである．この枠組みについては前項ですでに検討した．

　初診時または入院時などに系統的に収集されるデータベースとはどのような意味であろうか．データベースとはコンピュータ用語であり，後でまた関連従事者間で活用し合うことを意図してあらかじめ入力しておく基線データをいう．医師はデータベースに主訴，既往歴，現病歴，家族歴，問診，理学検査，臨床検査，X線検査などを含めており，看護はその役割から生活歴や生活像を中心とした看護歴と看護観察を含める．この看護歴については，生活歴や生活プロフィールとよばれることがある．こうして，系統的看護データは，これら両者を看護モデルの枠組みで収集していく．表Ⅶ-5に，松木の生活統合体モデルに基づくデータベースの指針を提示した．

② データ収集方法

　看護の情報収集方法は観察，測定，およびクライエントとの相互作用から得られる．通常，医療の世界ではクライエントの訴えを主観的データ（subjective data）[*1]，医療従事者の観察や測定で得たデータを客観的データ（objective data）[*2]という．主観的データはクライエントの主観的反応であり，痛い，熱っぽい，だるいなどの自覚症状，寂しいとか悲しいなどの感情，考え方などである．他方，客観的データは身体検査所見，顔面の紅潮，頻回にトイレに行くなどの観察・行動所見，体温や血圧の測定所見，臨床検査やX線所見などの検査所見などである．データベースの看護歴はクライエントとの面接による相互作用から得られるもので，主観的データの把握のために行われる．一方，看護観察は看護師の観察や測定をいい，客観的データの把握のために行われる．

　データ源はクライエントが大きなデータ源であることはいうまでもないが，クライエントと密接なかかわりのある家族，古い診療や看護の記録などもデータ源として役立つ．

［*1］　主観的データ（subjective data）：診断のためのクライエントの自覚的所見・訴え．
［*2］　客観的データ（objective data）：診断のためのクライエントの他覚的所見，観察や検査などに基づいて医師や看護師が
　　　収集するデータ．

表Ⅷ-5　データベースの指針と看護診断類型（松木の生活行動様式に基づく）

	看護歴（主観的データ）	観察・測定（客観的データ）	診断類型
健康認識・健康管理	・最近の一般的健康状態はどうか ・今回の病気や入院について気がかりや苦痛は ・病気の原因をどう思っているか ・今回の入院で大切だと思っていることは ・看護師にどんなことをしてほしいか ・今まで健康を保つために医療従事者からどんなことを受けた注意や指導は容易に守れたか ・この1、2年生活上に大きな変化があったか ・いつも大きな問題があったときはどう処理しているか、その方法は有効だったか ・いつも相談できる人は誰か ・家族は大きな問題があったときどう対応しているか	・体格 ・外観 ・身づくろい ・衛生	非効果的健康維持 非効果的自己健康管理 自己健康管理促進準備状態 非効果的家族治療計画管理 成人危険力体力減退 成長不均衡リスク状態 成長発達遅延 成長発達遅延リスク状態 防御的コーピング 非効果的コーピング無力化 家族コーピング無力化 家族コーピング安協化 家族コーピング促進準備状態 適応障害 非効果的地域社会コーピング ノンコンプライアンス 術後回復回復遅延
呼吸・循環・体温調節	・喫煙の有無と量、喫煙に関する知識 ・咳、痰、息切れなどの症状の有無、程度 ・血圧が高いといわれたことは ・手足の冷感は ・胸部痛の経験は ・最近発熱の経験は	・体温、熱型 ・呼吸（数、深さ、リズム、呼吸音など） ・脈拍（数、リズム、緊張度など） ・血圧 ・出血斑の有無 ・呼吸困難の有無	ガス交換障害 非効果的気道浄化 非効果的呼吸パターン 自発換気障害 人工換気離脱困難反応 窒息リスク状態 誤嚥リスク状態 心拍出量減少 非効果的組織循環 （特定のタイプ：腎・脳・心肺・消化管・末梢血管） 体液量平衡異常リスク状態 体液量過剰 体液量不足 体液量不足リスク状態 高体温 低体温 体温平衡異常リスク状態 非効果的体温調節異常
栄養・代謝	・食欲の有無 ・嚥下可能能力か ・水分／食物の摂取量 ・食事時間／回数 ・偏食の有無、嗜好品、常用薬 ・嘔気／嘔吐の有無 ・最近の体重の変化	・身長／体重 ・義歯、欠損の有無・本数 ・食事摂取内容 ・消化・吸収能力 ・非経口的栄養（種類） ・臨床検査所見：TP, Alb, Hb	栄養摂取消費バランス異常：必要量以下 栄養摂取消費バランス異常：必要量以上 栄養摂取消費バランス異常リスク状態：必要量以上 嚥下障害
排泄	・排便障害は ・排便習慣、回／日 ・排尿障害は ・排尿習慣、回／日	・便の性状、量 ・尿の性状、量	下痢 便失禁 便秘 便秘リスク状態 知覚的便秘 腹圧性尿失禁 反射性尿失禁 切迫性尿失禁 切迫性尿失禁リスク状態 悪心
活動・休息	・日常生活動作の自立度：食事、入浴、排泄、床上での動作、家事、買い物、その他 ・身づくろい、家事のすごし方 ・1日のすごし方 ・運動の習慣や趣味 ・睡眠パターン、睡眠障害の有無	・姿勢、歩き方 ・身体欠損、関節可動域 ・装具使用状況 ・日常生活動作：食事、入浴、用便、更衣 ・身づくろい、更衣 　レベル1 セルフケア可	移乗能力障害 身体可動性障害 床上移動障害 車椅子移動障害 気分転換活動不足 更衣／整容セルフケア不足 不使用性シンドロームリスク状態 活動耐性低下 活動耐性低下リスク状態 睡眠剥奪 睡眠パターン混乱 不眠

領域	質問項目	観察項目（診療所見）	看護診断
		2 器具装具によりセルフケア可 3 一部介助や監督が必要 4 全面的に介助が必要	排泄セルフケア不足 摂食セルフケア不足 入浴／清潔セルフケア不足
防衛	・常用薬の有無、種類、量 ・皮膚・粘膜の損傷と症状 ・清潔習慣：入浴、洗髪、口腔の清潔、衣服	・皮膚の色、乾燥、損傷の部位 ・皮膚の汚れ、分泌物 ・粘膜（口腔）の色、乾燥、程度 ・衣服の材質、汚染	口腔粘膜障害 身体外傷リスク状態 身体損傷リスク状態 転倒リスク状態 組織統合性障害 中毒リスク状態 感染リスク状態 ラテックスアレルギー反応 ラテックスアレルギー反応リスク状態 皮膚統合性障害 皮膚統合性障害リスク状態
性・生殖	・月経の起始と型　閉経の時期 ・妊娠と出産の経験 ・必要時：性的関係の満足度 ・必要時：避妊具（薬）の使用と問題状況	診療所見	性的機能障害 非効果的セクシュアリティパターン
感覚・知覚・伝達	・印刷物は読めるか、眼鏡・コンタクトの使用の有無 ・会話は聞こえるか、補聴器使用の有無 ・疼痛や不快感の部位、程度、常用薬の有無 ・記憶の変化 ・麻痺、しびれ、掻痒感の有無	・視力、聴力 ・発話状況、使用言語、語彙 ・意識 ・理解力、記憶力	急性混乱 慢性混乱 思考過程混乱 状況解釈性シンドローム 徘徊 知識不足（特定の） 感覚知覚混乱（特定の：視覚・聴覚・運動覚・味覚・触覚・嗅覚） 片側無視 急性疼痛 慢性疼痛 言語的コミュニケーション障害 記憶障害
自己像・自己実現	・自分自身の感じ方に関する変化は ・自分の身体や身体の変化をどう感じるか ・不安、恐怖、悩み、抑うつ、無力を感じるか、どんな援助を求めるか ・人生設計はほぼ達成できたか ・これからの計画は ・入院してできないことは ・決定は容易にできるほうか、困難か ・信仰している宗教は	・声の調子、話し方 ・姿勢、視線、注意の範囲 ・態度（積極的か、受動的か、マイペースか、従順か） ・情緒状態	恐怖 意思決定葛藤 霊的苦悩 霊的苦悩リスク状態 霊的安寧促進状態 レイプ外傷シンドローム 心的外傷後シンドローム 心的外傷後シンドロームリスク状態 自己傷害 自殺リスク状態 自傷リスク状態 対他者暴力リスク状態 対自己暴力リスク状態 ボディイメージ混乱 自己尊重慢性的低下 自己尊重状況的低下 自己尊重状況的低下リスク状態 自己同一性混乱 絶望 無力 無力リスク状態 慢性悲哀 悲嘆 非適応的悲嘆 死の不安
役割・関係	・住居とその環境（連絡先と連絡人） ・家族構成と関係 ・その人の持つ役割は ・家族のことで病気や入院により心配になることは ・家族は通常問題が起きたときどのように処理しているか ・職場のことで気になることは、収入はどうなるか ・家族以外に支えになる人や交流している人はあるか	・屋内気候、採光、騒音 ・病室の位置、広さ、同室者の有無 ・家族、同室者との人間関係 ・医療費支払い区分	社会的相互作用混乱 孤独感リスク状態 社会的孤立 非効果的役割遂行 ペアレンティング障害 ペアレンティング障害リスク状態 ペアレンティング促進準備状態 愛着障害リスク状態 家族機能破綻 家族機能障害 親役割葛藤 家族介護者役割緊張 家族介護者役割緊張リスク状態

・その他質問したいことはないか

③ 分析／総合

　収集したデータは**分析／総合**され，診断仮説を生み出していく．まず，収集したデータは分類記録されるが，この場合の分類枠は情報収集枠組みがそのまま使用される．

　データが活用されるためには，そのデータの意味が知識を使って解釈できなければならない．まず分析では，各データをのぞましい健康指標や行動の知識に照らして解釈し，データを流れ図のとおり統合の状態か逸脱または強化の必要なものかのふるい分けをして，看護として継続して管理する枠組みのデータに焦点を置く．

　そして，総合では，データの解釈から引き出された手がかり特性（指標）を中心に関連データを集め，その関連データ群の意味を推論し，看護の焦点とするクライエントの状態や問題を仮説していく．それとともにこれら関連データ群があらわしているクライエントの状態や問題の原因や関連因子も推論・仮説していく．この総合の段階では，枠組みを越えた関連づけと推論が必要であることはいうまでもない．このクライエントの状態や問題の仮説とその原因や関連因子の仮説を一般に**診断仮説***という．

　例として，収集データを分析／総合して診断仮説を考えていく過程を表Ⅶ-6に示した．つまり，この過程は収集データの意味を推論しデータを構造化していく過程といいかえることができ，その産物が**診断仮説**なのである．

　診断仮説は，**検証**されなければならない．それには次の質問をすることにより確認し，さらに診断基準と照合し，診断を決定するのである．診断の表現は共通用語としての診断基準の表現を使用することになる．

　①データベースは正確であり，ある看護モデルの枠組みから引き出されているか
　②確認した問題／状態特性を決める指標（症状や徴候）はあるか
　③診断仮説は科学的知識に基づいているか
　④診断仮説は看護の扱い得る範囲か
これら質問が肯定されれば，次の質問を行う．
　⑤診断仮説は一般的診断基準に合致しているか

④ 診断の表現

　診断は一般に「**原因／関連因子に関連した問題／状態**」の形で記述される．その理由は診断は看護介入の必要な事態の本質と原因を推測することであるからである．例えば，騒々しい環境に関連した睡眠パターンの障害と記述される．この場合の診断名は睡眠パターンの障害であり，関連因子は騒々しい環境であり，両者を──に関連したなどの接続詞を用いてつないでいく．

　実在の看護診断の場合はその構成要素が，**P**（problem：問題），**E**（etiology：原因），**S**（sign&symptom：症状と徴候）であり，これら各々をすべて書くとする**PES形式**をゴードンは主張しているが，患者記録から調査データを得られるので，よい方法であろう．その例を以下に示しておく．

---

*　診断仮説：アセスメント過程に基づき推論・仮説した診断をいうが，仮説を診断基準と照合して診断する必要がある．

表Ⅶ-6　データの構造化過程の例：高血圧の75歳女性

分　析		総　合			看護診断
データ分類	解釈と健康逸脱または強化の必要の有無	力と問題特性	関連因子（原因）	データ不足・ギャップ	
生理的 ■呼吸―循環―体温 T 36.2℃，P 72／分，R 20／分 胸部清明 BP 200／100mmHg 四肢触れると冷たい，下肢浮腫 "2週間薬を飲んでいない"	TPRは正常，呼吸機能は正常 血圧が非常に高い，下肢浮腫は逸脱反応であり，四肢の冷たいのも関係があろう．薬を飲んでいないことと関係があるのかもしれない 循環が不十分である	循環の変化 体液量の増加	高血圧 薬を飲んでいない	過去の病歴と病識 水分摂取量 塩分摂取量	高血圧に関連した循環の変化 薬を飲んでいないことに関連した体液量過剰
■栄養―代謝 身長160cm 体重73kg 歯がない	身長に比し体重が標準より19kg多い 歯がないと咀嚼が十分にいくだろうか この領域は逸脱として注意していく必要がある	体重過多 咀嚼不十分予測	不明 歯がない	24時間の食習慣 食事内容 口腔の観察	栄養摂取消費バランス異常：必要量以上原因不明 歯のないことに関連した口腔粘膜障害予測
社会的 ■役割―関係 事務員をしていたが退職している 孫に靴下を編んでいる	年齢に応じた役割となっていて，祖母として対応している	発達ニードを充足する力がある			

（松木光子編（1994）看護診断の考え方とその診断過程，看護診断の実際，p. 32，南江堂より転載）

P：栄養摂取バランス異常：必要量以上

E：1日の必要カロリーと栄養食品やカロリーの低い食物に関する知識不足

S：20kg太り過ぎている．食事のとき炭水化物の多い食物をとり，食間にはお菓子とカロリーの高い飲み物を摂取

⑤　優先順位の決定

　各ステップで優先順位はたえず考慮されるべき課題である．何からデータを収集するか，どのデータから分析するか，どの問題から計画を考えるか，どの計画から実施するかなど，実行の前には必ずつきまとう課題である．優先順位の決定はいつの場合も，そのクライエント全体にとっ

て**重要性**と**緊急性**は何かが判断されて決定される．クライエントの全体性で判断されるので，きわめて全体論的（ホリスティック）なアプローチであり，各ステップで考慮されねばならないことである．

　看護問題（看護診断*）がいくつか確認された段階でも，計画に先立って診断の優先序列を決定する．重要性と緊急性を何を根拠に判断するかについては，その人の知識や経験が準拠枠になっているであろう．よく使用されている準拠枠は**マズローの基本的欲求階層**である（図Ⅲ-15参照）．マズローは，①生理的欲求，②安楽・安全の欲求，③所属・愛情の欲求，④自尊の欲求，⑤自己実現の欲求の順で優先性を置いている．①と②を基本的欲求と考え，これらが充足して，上位の欲求が発動すると考えた．

　マズローと同様な面をもつが，筆者は臨床的視点から次の番号の順で問題序列を考えている．
　①生存を脅かす問題
　②苦痛をともなう問題
　③回復と予防にともなう問題
　④成長・発達にともなう問題
　これらは基本的考えであるが，実際には①と②が同時に充足されることもあろう．

＊　看護診断：看護の根拠とするために，アセスメントの結論として看護の守備範囲における実在または潜在的現象に関する要約または概念．

5

看護診断の共通用語と
診断基準の開発

① 看護診断の定義

診断（diagnosis）とは，「どの種類に属するかの科学的識別」と，ウェブスターの辞書ではまず記述されている．語源はギリシア語の"diagi-gnosko"であり，「区別して知る」という意味である．第2の意味として記述されているのは，「症状や特徴から疾患を識別すること」とする医分野のものである．これは，従来，診断という用語は医分野の核概念であったことによるであろう．しかし，近年は「企業診断」とか「環境診断」とかいわれているように，医分野以外の多くの場で使用されるようになった．

したがって，**看護診断**は，看護分野の診断である．その定義については近年多くの理論家や専門職能団体が定義を提出してきている．その主要なものを表Ⅶ-7に整理した．このうち，シューメーカーのものはデルファイ法*による調査結果であり，NANDAのものは長年にわたる学会活動の所産である．また，ANAのものは1991年の「臨床看護基準」の改定時のもので，看護協会の公式声明と受け取ることができる．これらの**共通項**は次のように整理できよう．

①アセスメントの要約を示したもの
②データ収集と分析の結論
③看護行為を導く根拠を示したもの
④看護専門職固有のもの

筆者の定義も表Ⅶ-7に整理してあるが，看護診断の目的は看護治療の根拠を提供することであり，能力定義は看護師が責務をとる領域であり，そして概念定義はアセスメントの結果得られた，実在または潜在的現象に関する要約または概念ということができよう．

② 看護診断分類法の開発

専門職能看護には看護過程の臨床的推論の能力が必要であることは前述のとおりである．この能力を近年では**クリティカルシンキング**（critical thinking）とよんでいる．それとともに，識別

---

*　デルファイ法（Delphi technique）：同一内容の質問を同一対象者に対して数回くり返すことによって，回答者集団の意見の収斂をはかる調査方法．

表Ⅶ-7　代表的な看護診断の定義

著者（発表年）	定　　義
全米看護診断分類会議協議会の看護理論家グループ（1978）	統合体としての人間の諸パターンを示す，一群の経験や観察から得られた指標を要約した，簡潔な節または語句
シューメーカー（1984）	データ収集・分析という慎重な系統的過程を経て引き出された，個人・家族・コミュニティに関する臨床判断である．それは看護師が責務を負う治療処方の決定の根拠となるもので，わかっている場合は状態の原因を含めて簡潔に表現する
北米看護診断協会（NANDA）*（1990）	実在または潜在する健康問題／ライフプロセスに対する個人，家族，およびコミュニティの反応に対する臨床判断である．それは，看護師が責務を負う結果の達成に対して，治療の根拠を明確に提供するものである
アメリカ看護師協会（ANA）（1991）	現にある，あるいはこれから生じるであろう健康上の状態ないしニードに対するクライエントの反応についての臨床判断である．診断は期待成果の達成に対するケア計画決定の根拠となる
ゴードン（1991）	看護診断は本来的に看護方法によって解釈される状態（conditions）であり，看護師は治療の成果に責務を負う
松木（1994）	看護実践の明確な根拠とするために，アセスメントの結論として看護の守備範囲における実在または潜在的現象に関する要約または概念（名前）

（松木光子（1997）看護診断の現在，p.5，医学書院より転載）

でき，コミュニケーションを効果的に行うためには共通用語である診断名の使用が必要である．診断用語についても知識は必要であるが，診断過程技術をともなわない用語は不正確な臨床判断につながる．また，同様に，用語をもたない診断技術は言語をもたないコミュニケーション能力のようなものであろう．つまり，看護診断を可能にするにはカテゴリーとしての看護診断と批判的思考活動としての看護診断の統合が必要なのである．

　看護診断という用語は1950年代から使用されてはいたが，共通の診断用語も基準も開発されていなかった．各看護師がおのおの自分の言葉で表現していたのであった．

　このような混沌とした中で，診断結果を表現する用語開発に対する努力を最初に表明したのは，1973年に開催された第1回全米看護診断分類会議であった．この会議の公式目的は，看護師が診断し治療する健康状態をはっきり規定し分類することであった．分類つまりカテゴリー化とは，多様な実態を明確に規定し，名づけ，それらの関係性に基づいて系統的に区分することである．診断カテゴリーつまり区分をもつことの意義は，評価データを診断カテゴリーに整理することによって，そのデータの説明が可能となり，メモリーに保存されているカテゴリーについてのあらゆる臨床情報を引き出すことができる点にある．

　この会議はその後，北米看護診断協会（NANDA）*となり，さらに2002年，グローバル化にともないNANDAインターナショナル（NANDA-I）に改称し，看護診断の分類法を開発し続けている．分類法の最新版は「NANDA-I看護診断 2012-2014」（表Ⅶ-8）で，現在国際的に使用されている．筆者も生活行動様式の枠組みで再整理し使用しているが，表Ⅶ-5に示すとおりである．

　また，この用語開発が契機となって，アメリカとカナダから1989年，国際的看護用語開発が提

---

*　北米看護診断協会（NANDA）：North American Nursing Diagnosis Associationをいう．1973年に始まった全米看護診断分類会議を母体として，1982北米の看護診断用語の審議・選定を目的に設立された看護師の職能団体．2002年NANDA Internationalと改称した．

案され，**ICN**（International Council of Nurses：**国際看護師協会**）は現在看護診断，看護介入，看護成果を含む**看護実践国際分類**（International Classification of Nursing Practice：**ICNP®**）を開発中である．すでに2005年ICNP®初版が提出されている．

　わが国においても，1991年日本看護診断研究会（Japan Association of Nursing Diagnosis：JAND）が設立され，その後1995年**日本看護診断学会**（Japan Society of Nursing Diagnosis：JSND）に発展，2000年には第18期学術会議に登録し，研究活動が行われている．

表Ⅶ-8　NANDA-I看護診断（2012-2014）

分類法Ⅱ：領域・類・看護診断

領域（ドメイン）1　ヘルスプロモーション
▼類（クラス）1　健康自覚
00097　気分転換活動不足
00168　坐位中心ライフスタイル
▼類（クラス）2　健康管理
00215　コミュニティヘルス不足
00188　リスク傾斜健康行動
00099　非効果的健康維持
00186　免疫能促進準備状態
00043　非効果的抵抗力
00078　非効果的自己健康管理
00162　自己健康管理促進準備状態
00080　非効果的家族治療計画管理

領域（ドメイン）2　栄養
▼類（クラス）1　摂取
00216　母乳分泌不足
00107　非効果的乳児哺乳パターン
00002　栄養摂取消費バランス異常：必要量以下
00001　栄養摂取消費バランス異常：必要量以上
00003　栄養摂取消費バランス異常リスク状態：必要量以上
00163　栄養促進準備状態
00103　嚥下障害
▼類（クラス）2　消化
▼類（クラス）3　吸収
▼類（クラス）4　代謝
00179　血糖不安定リスク状態
00194　新生児黄疸
00230　新生児黄疸リスク状態
00178　肝機能障害リスク状態
▼類（クラス）5　水化
00195　電解質平衡異常リスク状態
00160　体液量平衡促進準備状態
00027　体液量不足
00026　体液量過剰
00028　体液量不足リスク状態
00025　体液量平衡異常リスク状態

領域（ドメイン）3　排泄と変換
▼類（クラス）1　泌尿器系機能
00020　機能性尿失禁
00176　溢流性尿失禁
00018　反射性尿失禁
00017　腹圧性尿失禁
00019　切迫性尿失禁
00022　切迫性尿失禁リスク状態
00016　排尿障害
00166　排尿促進準備状態
00023　尿閉
▼類（クラス）2　消化器系機能
00011　便秘
00012　知覚的便秘
00015　便秘リスク状態
00013　下痢
00196　消化管運動機能障害
00197　消化管運動機能障害リスク状態
00014　便失禁
▼類（クラス）3　外皮系機能
▼類（クラス）4　呼吸器系機能
00030　ガス交換障害

領域（ドメイン）4　活動／休息
▼類（クラス）1　睡眠／休息
00095　不眠
00096　睡眠剥奪
00165　睡眠促進準備状態
00198　睡眠パターン混乱
▼類（クラス）2　活動／運動
00040　不使用性シンドロームリスク状態
00091　床上移動障害
00085　身体可動性障害
00089　車椅子移動障害
00090　移乗能力障害
00088　歩行障害
▼類（クラス）3　エネルギー平衡
00050　エネルギーフィールド混乱
00093　消耗性疲労
00154　徘徊
▼類（クラス）4　循環／呼吸反応
00092　活動耐性低下

00094　活動耐性低下リスク状態
00032　非効果的呼吸パターン
00029　心拍出量減少
00202　非効果的消化管組織循環リスク状態
00203　非効果的腎臓組織循環リスク状態
00033　自発換気障害
00204　非効果的末梢組織循環
00200　心臓組織循環減少リスク状態
00201　非効果的脳組織循環リスク状態
00228　非効果的末梢組織循環リスク状態
00034　人工換気離脱困難反応
▼類（クラス）5　セルフケア
00098　家事家政障害
00182　セルフケア促進準備状態
00108　入浴セルフケア不足
00109　更衣セルフケア不足
00102　摂食セルフケア不足
00110　排泄セルフケア不足
00193　セルフネグレクト

領域（ドメイン）5　知覚／認知

▼類（クラス）1　注意
00123　半側無視
▼類（クラス）2　見当識
00127　状況解釈障害性シンドローム
▼類（クラス）3　感覚／知覚
▼類（クラス）4　認知
00128　急性混乱
00129　慢性混乱
00173　急性混乱リスク状態
00222　非効果的衝動コントロール
00126　知識不足
00161　知識獲得促進準備状態
00131　記憶障害
▼類（クラス）5　コミュニケーション
00157　コミュニケーション促進準備状態
00051　言語的コミュニケーション障害

領域（ドメイン）6　自己知覚

▼類（クラス）1　自己概念
00124　絶望感
00174　人間の尊厳毀損リスク状態
00054　孤独感リスク状態
00121　自己同一性混乱
00225　自己同一性混乱リスク状態
00167　自己概念促進準備状態
▼類（クラス）2　自尊感情
00119　自尊感情慢性的低下
00224　自尊感情慢性的低下リスク状態
00153　自尊感情状況的低下リスク状態
00120　自尊感情状況的低下
▼類（クラス）3　ボディイメージ
00118　ボディイメージ混乱

領域（ドメイン）7　役割関係

▼類（クラス）1　介護役割
00104　非効果的母乳栄養
00105　母乳栄養中断
00106　母乳栄養促進準備状態
00061　介護者役割緊張
00062　介護者役割緊張リスク状態
00056　ペアレンティング障害
00164　ペアレンティング促進準備状態
00057　ペアレンティング障害リスク状態
▼類（クラス）2　家族関係
00058　愛着障害リスク状態
00063　家族機能障害
00060　家族機能破綻
00159　家族機能促進準備状態
▼類（クラス）3　役割遂行
00223　非効果的パートナーシップ
00207　パートナーシップ促進準備状態
00229　非効果的パートナーシップリスク状態
00064　親役割葛藤
00055　非効果的役割遂行
00052　社会的相互作用障害

領域（ドメイン）8　セクシュアリティ

▼類（クラス）1　性同一性
▼類（クラス）2　性的機能
00059　性的機能障害
00065　非効果的セクシュアリティパターン
▼類（クラス）3　生殖
00221　非効果的出産育児行動
00208　出産育児行動促進準備状態
00227　非効果的出産育児行動リスク状態
00209　母親／胎児二者関係混乱リスク状態

領域（ドメイン）9　コーピング／ストレス耐性

▼類（クラス）1　身体的／心的外傷後反応
00141　心的外傷後シンドローム
00145　心的外傷後シンドロームリスク状態
00142　レイプ-心的外傷シンドローム
00114　移転ストレスシンドローム
00149　移転ストレスシンドロームリスク状態
▼類（クラス）2　コーピング反応
00199　非効果的行動計画
00226　非効果的行動計画リスク状態
00146　不安
00074　家族コーピング妥協化
00071　防衛的コーピング
00073　家族コーピング無力化
00069　非効果的コーピング
00077　非効果的地域社会コーピング
00158　コーピング促進準備状態
00076　地域社会コーピング促進準備状態
00075　家族コーピング促進準備状態
00147　死の不安

00072　非効果的否認
00101　成人気力体力減退
00148　恐怖
00136　悲嘆
00135　悲嘆複雑化
00172　悲嘆複雑化リスク状態
00187　パワー促進準備状態
00125　無力感
00152　無力感リスク状態
00210　レジリエンス障害
00212　レジリエンス促進準備状態
00211　レジリエンス低下リスク状態
00137　慢性悲哀
00177　ストレス過剰負荷
▼類（クラス）3　神経行動ストレス
00115　乳児行動統合障害リスク状態
00009　自律神経反射異常亢進
00010　自律神経反射異常亢進リスク状態
00116　乳児行動統合障害
00117　乳児行動統合促進準備状態
00049　頭蓋内許容量減少

領域（ドメイン）10　生活原理

▼類（クラス）1　価値観
00185　希望促進準備状態
▼類（クラス）2　信念
00185　希望促進準備状態
00068　スピリチュアルウェルビーイング促進準備
　　　　状態
▼類（クラス）3　価値観／信念／行動の一致
00184　意思決定促進準備状態
00083　意思決定葛藤
00175　道徳的苦悩
00079　ノンコンプライアンス
00169　信仰心障害
00171　信仰心促進準備状態
00170　信仰心障害リスク状態
00066　スピリチュアルペイン
00067　スピリチュアルペインリスク状態

領域（ドメイン）11　安全／防御

▼類（クラス）1　感染
00004　感染リスク状態
▼類（クラス）2　身体損傷
00031　非効果的気道浄化
00039　誤嚥リスク状態
00206　出血リスク状態
00048　歯生障害
00219　ドライアイリスク状態
00155　転倒転落リスク状態
00035　身体損傷リスク状態
00045　口腔粘膜障害
00087　周手術期体位性身体損傷リスク状態
00086　末梢性神経血管機能障害リスク状態

00205　ショックリスク状態
00046　皮膚統合性障害
00047　皮膚統合性障害リスク状態
00156　乳児突然死症候群リスク状態
00036　窒息リスク状態
00100　術後回復遅延
00220　熱傷凍傷リスク状態
00044　組織統合性障害
00038　身体外傷リスク状態
00213　血管外傷リスク状態
▼類（クラス）3　暴力
00138　対他者暴力リスク状態
00140　対自己暴力リスク状態
00151　自己傷害
00139　自己傷害リスク状態
00150　自殺リスク状態
▼類（クラス）4　危険環境
00181　汚染
00180　汚染リスク状態
00037　中毒リスク状態
▼類（クラス）5　防御機能
00218　ヨード造影剤有害作用リスク状態
00217　アレルギー反応リスク状態
00041　ラテックスアレルギー反応
00042　ラテックスアレルギー反応リスク状態
▼類（クラス）6　体温調節
00005　体温平衡異常リスク状態
00007　高体温
00006　低体温
00008　非効果的体温調節機能

領域（ドメイン）12　安楽

▼類（クラス）1　身体的安楽
00214　安楽障害
00183　安楽促進準備状態
00134　悪心
00132　急性疼痛
00133　慢性疼痛
▼類（クラス）2　環境的安楽
00214　安楽障害
00183　安楽促進準備状態
▼類（クラス）3　社会的安楽
00214　安楽障害
00183　安楽促進準備状態
00053　社会的孤立

領域（ドメイン）13　成長／発達

▼類（クラス）1　成長
00113　成長不均衡リスク状態
00111　成長発達遅延
▼類（クラス）2　発達
00112　発達遅延リスク状態
00111　成長発達遅延

（T. ヘザー・ハードマン編，日本看護診断学会監訳（2012）NANDA-I看護診断　定義と分類 2012-2014，p. 28〜37，医学書院
より転載，一部抜粋）

6

看護実践過程

　診断とその診断の優先序列も診断過程で決定した．診断過程は実践過程のために存在しているので，実践過程では診断で明確になった手がかり指標（cues），関連因子を活用して実践計画を設定し，実践し，その効果を評価する過程である．

① 計画・実施

❶ 目標設定

　看護目標は確認された診断（問題／状態）の改善，向上，修正，予防，補強をめざす．したがって，看護の成果としてクライエントがどのような反応や行動を示すか，どのような状態になるかを評価できる形で示すものである．つまり，看護の結果を予測し，その状況や反応を示していく．そして，その結果に到達する日時目標も設定する．それにより，目標達成の計画を設定していくので，長期目標だけでなく短期目標を設定することが肝要である．

　目標設定の根拠は，その診断の手がかり指標である．その手がかり指標の改善，向上，修正，予防，補強が目標となろう．

　例として前出の「栄養摂取消費バランス異常：必要量以上」では，例えば以下のように設定できる．

長期目標：60kgの標準体重になるまで週1kg減量する
短期目標：
 a．規定食で指定されている飲み物と低カロリーの軽食だけを摂取，評価日・2011年8月25日
 b．看護師の指導のもとで1500kcalの食事献立を3日分計画できる

---

❷ 計　画

①看護計画

　目標達成のための具体的対策を計画する．その計画の根拠は診断の原因や関連因子であり，それは診断の原因や関連因子の管理計画となろう．このように，診断で明確になったものを実践に活用していくのであるが，実施結果を予測して可能な方策決定を選定することになる．

　また，実施計画なので，行為を計画する場合の基本である**４Ｗ１Ｈ**を明確にすると実行に移しやすい．つまり，４Ｗは誰が（who），いつ（when），どこで（where），何を（what）であり，１Ｈはどのように（how）である．また，クライエントが主体であるので，クライエントと家族を巻き込んだ計画を立てることが肝要である．

　前出の「栄養摂取消費バランス異常：必要量以上」では，知識不足が原因であったので，例えば以下のように計画できよう．

看護計画：
- a. 2011年８月25日午後２時にクライエントと家族とともに1500kcalの食事を調べる
- b. 2011年８月26日に許可されている食物と避けるべき飲み物についてクライエントの記憶を確認する
- c. ８月25・26・27日３日間の献立を選択させ，毎日の援助ニードを評価する
- d. 摂取食物と飲み物をすべて記録させ，毎日リストを点検する
- e. 毎火・金の朝食前に体重を測定・記録する
- f. 2011年８月31日の退院時カンファレンスで看護診断と目標を討議して，フォローアップ計画を設定する

---

②医療計画とクリティカルパス

　医療はチーム活動で行われることは前述のとおりである．保健医療の質の向上と経済効率を上げるために，看護を含めた医療チームによる**共同ケア**と**マネージドケア**（managed care）のための道具として開発されたクリティカルパス（critical paths）が近年使用されてきている．それは，タイプ別医療管理計画の指針である．

　マネージドケアは，タイプ別に適切な医療資源を使った組織的ケア提供をいう．クリティカルパスは，その医療資源を使う指針であり，ほかに**クリティカルパスウェイ**（critical pathways），クリニカルパス（clinical paths），クリニカルパスウェイ（clinical pathways）などの呼び方，およびザンダーらのケアマップ（care map）などの呼び名もあり，いずれも同様な意味である．

　これは，医療チームが開発し活用するもので，例えば「肝臓移植後の多職種による**クリティカルパス**」などのように，タイプ別に一定期間に資源を使って成果を上げる指針をいう．したがって，それは決められた入院期間中に毎日どんな治療，検査，看護，指導，退院計画を行うかの医療チームのルーティンの取り決めである．

　わが国も共同ケアと医療費を抑えるという経済効率の面から一部で試みられてきているが，アメリカにおける極端なマネージドケアについては否定的な見方も存在しているのが現状である．

　看護がこのクリティカルパスを使用するにしても，詳細な看護計画はさらに必要になるであろ

う．また，これはあくまでもタイプ別ルーティンであるので，アセスメントの上で個々に応じたバリアンス（varians）*1を考慮することが必要である．

❸ 実 施

　計画に基づいて安全・安楽に配慮し実施するが，計画時点での状況と実施時点での状況が変化している可能性も考えられるので，つねにクライエントの状況をみて計画どおり実施できるかどうかの判断が要請されよう．

　実施手技は**安全・安楽**の視点からも，科学的に責任のもてる熟練技術と資源の適切・有効な利用が肝要である．

　なお，看護治療（看護介入）についても診断同様，共通用語をこれまで開発してこなかったという事情があるが，アメリカではアイオワ大学のマクロスキーとブルーチェック（McCloskey & Bulechek）らのプロジェクトが看護介入分類（NIC）を提出しており，アメリカ国会図書館のデータベースに含められている．また，ICNの国際看護業務分類においても看護介入分類*2を収集していることは前述したとおりである．

② 　　　　　　　　　　　　　　　　　　　　　　　　　　　　　　評 価

　看護過程の最後のステップは評価である．クライエントに行った看護の効果評価であり，看護の成果または結果（outcome）としてあらわれる反応や行動によって判断される．したがって，評価方法はアセスメントの方法を使用する．観察・測定・クライエントとの相互作用によりデータを収集し，分析／総合し，成果を記述している看護目標に示されている反応や行動が示されているかどうか，目標が達成されているかどうか判断するのである．例えば，前出の「栄養摂取消費バランス異常：必要量以上」では退院時点で2つの短期目標に照らして評価されよう．

　なお，成果（目標）分類についても，アイオワ大学のジョンソンとマス（M. Johnson, M. Maas, S. Moorhead）らのプロジェクトでは**成果分類**（NOC）開発を手がけており，また，ICNも国際看護業務分類において成果分類を含めて開発する予定であるが，ICNP®初版では成果分類は含まれていない．

＊1　バリアンス：クリティカルパスは前もって決められたケア計画であり，バリアンスはこのケア計画からのはずれをいう．つまり，予測できなかった事象である．
＊2　看護介入分類：nursing intervention（看護介入）に関する分類．看護の実践について共通用語の必要から看護実践（介入）に関する分類が開発されてきている．

7

記　録

　看護過程をとおして行った各クライエントの看護活動は看護記録に記載される．この看護記録は患者記録の一部として看護師が記載するものである．

① 記録の意義と目的

⓵ 記録の意義

　記録とは，広辞林によると，「のちのちに伝える必要から事実を書き記すこと，またはその文書」とある．そこで，個人の備忘録または限られた他者との伝達の意義があるが，それだけでなく，記録物は目的によっては範囲を広げ，学問・社会的資源として役立つこともある．しかし，記録の活用範囲はその記録の目的，内容と形態に依存している．

　そこで，記録の意義は，①備忘録，②伝達，③個人的・社会的・学問的資源に要約できよう．

⓶ 患者記録の目的

　患者記録は保健医療チームが記述・活用する患者のヘルスケア情報の系統的記録である．

　看護記録（nursing record）は，看護師の書く患者記録であり，個々の患者とその看護について記録すること，また記録したものをいう．患者記録の目的は次のとおりである．

①患者ケアの資料：患者の主観的・客観的データ，実施した看護，その結果や反応が記述され，疾病の診断や治療，ならびに看護診断，計画，評価の資料となる．

②連絡・調整：勤務形態が交替制であるため看護者間の伝達・連絡・調整はたえず必要である．また，医療活動自体がチーム活動であるので，各専門職者間の連絡・調整が重要である．記録を連絡・調整の場として活用すれば，直接対面しなくても伝達が可能であり，一貫した継続看護や医療が可能となる．

③監査の資料：患者記録は個々の患者の医療や看護が記述されているはずであるから，医療や看護の質監査の資料として役立つ．

④教育・研究の資料：患者記録は個々の患者の個人記録であるので，医療や看護の研究と学

習・教育の資料となる.

⑤法的証拠書類：患者記録は法的公式文書であり，法律上の問題が起きた場合の証拠書類として利用されている.

❸ 看護過程と看護記録

　従来，医師は診療記録，看護師は看護記録というように，各専門職がそれぞれ各患者の記録を保持していた．現在でもこの専門家中心型（source oriented system）はまだまだ多いようである．そして，この伝統的叙述式の看護記録は，主として時間を追った観察事項と実施事項中心の雑然とした記述であった．そのため，後で読み返しても観察したものをどのように判断し看護が行われたのかよくわからないという実情があった．近年はウィード（Weed, L. L.）の問題志向型医療記録（problem oriented medical record：POMR）が，医療チームの包括的患者記録として，そして問題志向の医療過程のステップにそった記述を提唱していることから，看護記録においても看護過程の各ステップが後で読み返しても理解できるように，看護過程のステージで起こったことをすべて正確に記述するよう指導されてきている.

　記録システムの型は，したがって，現在では前述の①叙述型記録，②問題志向型記録，③フォーカスチャーティング，④コンピュータ化された記録などがある．これらについて簡単に説明を加えておく.

❹ 記録システムの型

①叙述型記録

　古くからある記録システムで，経験者にはなじみのあるものであり，今でもかなり使用されている．各専門職それぞれの記録なので，記録が分散し，コミュニケーションがとりにくい．記述法は事象に関連した項目で整理される必要はなく，時間をもとに叙述していく.

②問題志向型記録

　ウィードは1969年，包括的医療を効果的に導くために，患者記録こそコミュニケーションシステムの中心であるとし，患者記録をルールに根ざして整理し，医療従事者のコミュニケーションの情報機関としてのシステム（problem oriented system：POS）を提唱した.

　POS自体はPOMR（問題志向型医療記録）の作成，その監査，修正の3段階で構成されている．POMR，つまり患者ケア記録は医療過程のステップを記したものととらえ，記録システムにこれらステップをそのまま適用していった．医療過程は情報収集，問題の明確化，問題解決の計画，計画の実行のステップであり，看護過程と基本的に同様な過程である．そこで，これらステップに基づき，図Ⅶ-4のとおり，データベース，問題リスト，初期計画，経過記録でまとめられる.

　経過記録は，図Ⅶ-4のとおり，患者の行動記録であるフローチャート（流れ図），問題ごとにSOAPの構成要素で記述する経過記録，および経過に関する中間と退院時の要約で構成される．この経過記録の記述方法と要約が，POMRの特徴である．ちなみに，SOAPは，次に示す事項に相当する.

S：subjective data　主観的データ
O：objective data　客観的データ
A：assessment　解釈・評価・判断
P：plan　計画

　このシステムの長所は，医療チーム全体がいち早くケア計画に反映するデータを得ることができ，他部門の活動がわかり，お互いの認識が深まり，問題に焦点づけたアプローチが可能である，などが指摘できる．一方，問題に焦点が集中し，患者の重要な反応を見逃してしまうのではとの

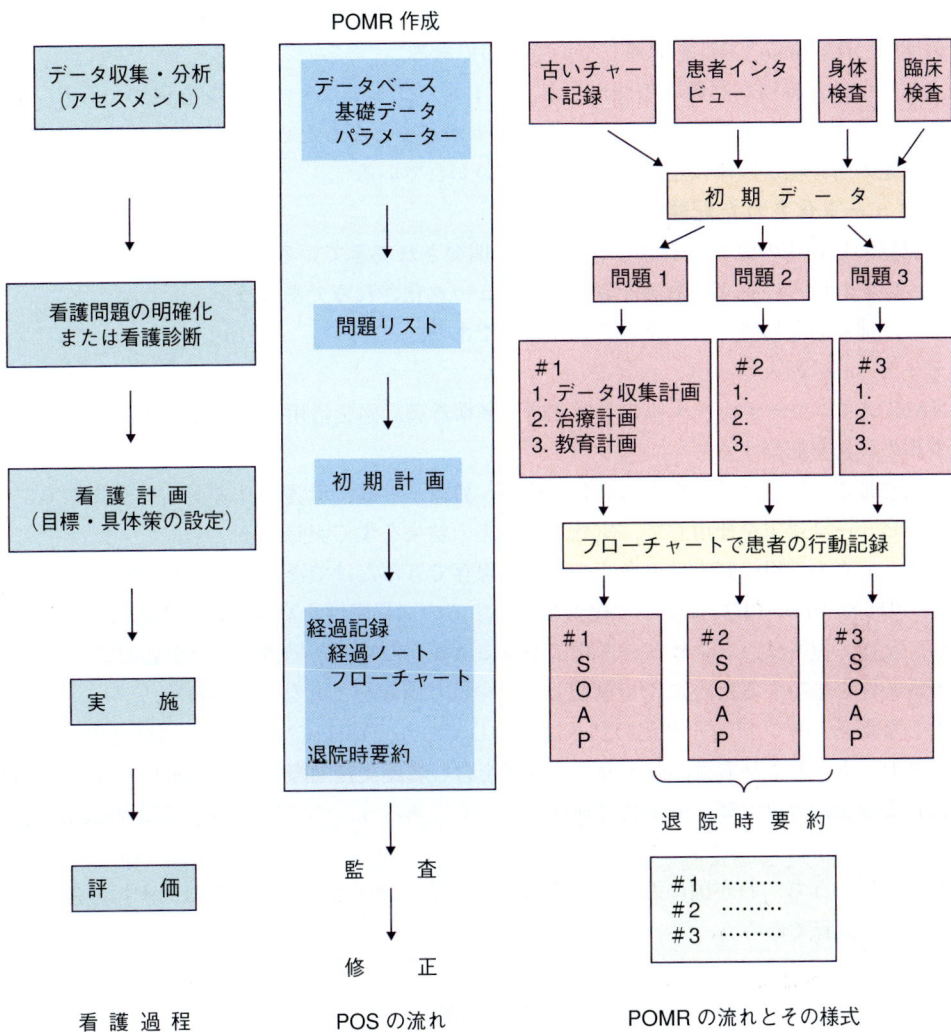

図Ⅶ-4　看護過程とPOS

（岡安大仁，岩井郁子編，松木光子（2000）POS-看護過程と看護記録，図説・臨床看護医学18，看護の展開，p. 132，同朋舎より転載）

懸念もある．

　現実にはPOMRを医療チーム全体の共有として活用している施設はまだ少なく，看護部門だけがこの記述形式を採用し，**PONR**（problem oriented nurse's record：**問題志向型看護記録**）として記述しているところが多い．

③フォーカスチャーティング（焦点方式記録）

　フォーカスチャーティング（focus charting）は，POSの経過記録におけるSOAP形式は使いにくいと考えた看護師たちによって開発されたものである．この形式では経過記録において，焦点となる**キーワード**をリストにあげることによってデータを収集する．キーワードには，症状や徴候（例えば疼痛），看護診断（例えばセルフケアの不足：口腔），動作，状態，重要な出来事，患者の状態の急性変化などが用いられる．その経過記録は**DRA形式**によって記述されていく．DRAは，キーワードに一致する患者の観察から得られたデータ（data：D），看護行為（action：A），患者の反応（response：R）を記述していくものである．

　利点としては，特別な問題の情報がわかりやすく，コミュニケーションを促す．一方，欠点としてはたくさんのフローシートやチェックリストが必要となるため，首尾一貫しない記録になったり，問題の明確化が困難になったりするともいわれている[2]．

④コンピュータ化された記録

　医療記録の自動化の流れは看護を巻き込んで開発されてきている．まだ導入されていないところでも，いずれは近い将来，看護記録もコンピュータ化されるであろう．

　すでに，進歩的な施設では以下のことが可能である．

・データベースの入力
・NANDAインターナショナルの看護診断別標準看護計画を活用して看護計画の立案をする
・看護の経過を記録する
・各勤務帯ごとに受け持ち患者に必要な検査，処置，与薬，看護のリストを引き出す
・コンピュータ端末を使用して，実施した看護の結果をすぐ記録する

　コンピュータの活用の利点は，多くの情報を保存できるだけでなく，すばやく情報を利用でき，またID（身分証明コード）によって提供を制限するので秘密性を高め，記録の過程を早めるのに役立つ．反面，短所は，コンピュータ化に至るには多大の時間と経済的投資が必要であり，また，情報の機密性を維持するためにIDで制限してもやはり困難をともなうであろう．

　しかしながら，コンピュータ化の動きは加速しており，特にICN（国際看護師連盟）がミニマムデータセット，および看護診断・介入・成果を含む**看護実践国際分類**を開発してきているので，国際的に看護記録のコンピュータ化は進展していくであろう．すでに2005年ICNP初版が公表されている．

　これらの型のうち，わが国において現在最も一般的に使用されているのは，やはり叙述型記録と問題志向型記録であろう．

引用文献

1 ）Roy, S. C., 松木光子監訳（1981）ロイ看護論－適応モデル序説，p. 25，メヂカルフレンド社
2 ）日本看護協会国際部訳（1979）ANA看護業務の基準，日本看護協会出版会

参考文献

1．小笠原知枝，松木光子監訳（1997）ベタードキュメンテーション，看護過程に沿った看護記録，南江堂
2．フランク・ゴーブル著，小口忠彦監訳（1972）マズローの心理学，産能大学出版部
3．岡安大仁，岩井郁子編，松木光子（2000）POS－看護過程と看護記録，図説・臨床看護医学18　看護の展開，同朋舎
4．松木光子編（1994）看護診断の考え方とその診断過程，看護診断の実際，南江堂
5．松木光子（1996）我が国における看護診断の発達と課題，看護診断　1（1），p. 43－49
6．松木光子（1995）看護診断入門，JJNブックス，医学書院
7．松木光子（1997）看護診断の現在，医学書院
8．松木光子（2004）看護診断・実践・評価の実際－看護実践の系統的アプローチ－，南江堂
9．T. ヘザー・ハードマン編，日本看護診断学会監訳（2012）NANDA-I 看護診断　定義と分類2012-2014，医学書院

学習課題

1．看護活動の過程について記述しよう．
2．看護モデルと看護過程との関連を言及してみよう．
3．看護診断とは何かについて説明しよう．
4．看護診断を実践過程にどのようにいかすか言及してみよう．
5．看護記録の目的を述べてみよう．
6．生活行動様式をデータ収集の枠組みとして，自分自身についてのアセスメントを記述しよう．

VIII

看護管理

学習目標

　社会保障制度の抜本的な改革が進行するなかで看護職への期待はますます高まり，看護実践力とともに管理的な視点をもつことが求められている．

　本章では「看護管理」の目的とその過程，関連する法制度，看護サービスにおけるマネジメントのあり方，チーム医療，医療安全などを学びながら，多様化する看護活動の場と機能について理解する．

1

看護管理の目的と過程

① 管理とは

　「看護管理」の用語を分解すると，「看護」と「管理」になる．「看護」の議論は別に譲るとして，「管理」について考えてみよう．

　大辞泉には，「①ある基準などから外れないよう，全体を統制すること．②事が円滑に運ぶよう，事務を処理し，設備などを保存維持していくこと．③法律上，財産や施設などの現状を維持し，また，その目的にそった範囲内で利用・改良をはかること」とある．

　一方，「管理」の英訳は，［経営］management，［経営．運営］administration，［統制］control，［監督］supervisionである．

　看護管理の概念は，歴史的には「統制」や「監督」の意味合いで用いられてきたが，本章では，「マネジメント」に根ざした看護管理について解説する．

　「マネジメント」は，経営管理とよばれる現象を示す用語である．経営管理の具体的な活動とは，他人を通じて仕事を完遂することや資源の有効活用にかかわる活動といわれている．このような活動は文明の黎明期から存在していた．巨大なピラミッドや古墳をみると，多くの人々が働いてつくり上げた仕事であることが推測できる．大規模工事は緻密な計画が立案され，多くの人々が集められ，分業化した仕事が組織化され，号令のもとに仕事が進められ，工事の進み具合によっては人数や労働時間を調整しながら，図面どおりの工事を仕上げていったと思われる．

　近代においてマネジメントの一般性を指摘し定義づけたのは，フランス人のアンリ・ファヨール（1841〜1925）である．彼は下記の14個の「マネジメントの基本原則」を開発し，普遍的な特徴として説明した．

- ●分業
- ●権限と責任
- ●規律
- ●命令の一本化
- ●指揮の一元化
- ●全体利益の優先
- ●従業員への報酬

- ●集権化
- ●階層組織
- ●秩序
- ●公正
- ●組織メンバーの安定性
- ●自発的努力
- ●結束

　14の原則が効果的に実行されるためには，管理者は①計画し，②組織化し，③命令し，④調整し，⑤統制する必要があると述べた．この①から⑤のプロセスを管理過程という．

　20世紀はマネジメントの世紀といわれ，「科学的管理法」，「組織的思考」，「品質管理」，「マーケティング」，「戦略」など多くの研究の成果が報告され，企業で実際に活用されている．

　看護に経営管理が導入されたのは，1959年にケロッグ財団の後援で行われた米国の看護管理プロジェクトで「マネジメントプロセス」を用いることが強調されたことに始まる．日本では1961年に「看護管理の原則」として翻訳され，紹介されたのが始まりである．

② 看護管理とは

　看護管理の目的は，有限の資源を機能させて，最適・最良・最善の看護を提供することであり，この目的自体はいつの時代にも変わることはない．

　しかしながら，医療の高度化や患者や家族の価値観の変化，さらに診療報酬といった医療サービスの経済評価の変更に対応するために，看護サービスを適切に提供していくには，看護管理について速やかに点検する必要がある．

　看護管理の定義として，代表的な定義を紹介する．

①1961年に開催されたWHO西太平洋地区看護管理ゼミナール（開催地：東京・聖路加看護短期大学）で用いられた定義：

　「看護管理とは，看護婦の潜在能力や関連分野の職員及び補助的職員，あるいは設備や環境，社会の活動等を用いて，人間の健康向上のためにこれらを系統的に適用する過程である．看護は医学的診断・治療等に助力し，病人やその他援助の必要な人の世話をし，健康の保持・増進のために指導・相談，あるいは家庭，病院，学校，工場，地域社会等の環境を健康的に改善する等の貢献をすることである．管理の目的は，要求される看護の仕事を，最小限度の時間，エネルギー，経費，人員をもって一般に承認されている程度の看護内容で実行することである」

②1986年（原著は1982年発刊）に翻訳出版された「看護管理：システムアプローチ」の中で示されている定義：

　「看護管理とは，患者にケア，治療，そして安楽を与えるための看護スタッフメンバーによる仕事の過程である」

③1995年に日本看護協会看護婦職能委員会が編纂した「看護婦業務指針」（管理に関する業務）の中で示されている定義：

　「臨床における看護管理とは，患者や家族に，看護ケア，治療への助力，安楽を与えるために看護職員が行う仕事の過程である．看護管理者は最良の看護を患者や家族に提供するために，

表Ⅷ-1　看護管理の定義

	WHO看護管理 （1961）	看護管理：システム アプローチ（1982）	看護婦業務指針 （1995）
定　　義	看護婦の潜在能力や関連分野の職員及び補助的職員，あるいは設備や環境，社会の活動等を用いて，人間の健康向上のためにこれらを系統的に適用する過程である	看護スタッフメンバーによる仕事の過程である	看護職員が行う仕事の過程である 計画し，組織化し，指示し，調整し，統制を行うことである
目　　的	要求される看護の仕事を，最小限の時間，エネルギー，経費，人員をもって，一般に承認されている程度の看護内容で実行する	患者にケア，治療，安楽を与える	最良の看護を患者や家族に提供する
対　　象	病人 援助の必要な人 家庭，病院，学校，工場，地域社会等の環境	患者	患者 家族
資　　源	看護職 関連分野の職員 補助的職員 設備や環境 社会の活動	看護スタッフメンバー	看護職員
看護内容	医学的診断・治療等に助力する 病人の世話 健康の保持・増進のための指導・相談 環境を健康的に改善する	ケア 治療 安楽	看護ケア 治療の助力 安楽を与える
成　　果	一般に承認されている程度の看護内容		最良の看護

　計画し，組織化し，指示し，調整し，統制を行うことである」

　上記の3つの定義を概観すると（表Ⅷ-1），看護管理は過程としてとらえられており，「**マネジメントプロセス**」に準拠している．WHOの定義では，看護の概念を基盤に広がりのある看護内容となっている．しかも，効率について的確な表現を盛り込んでおり，成果として「一般に承認されている程度の看護」という現実主義に立つ看護内容の記述，さらに看護管理の資源を看護職に限定しない一般市民をも含めた「社会の活動」のくだりから，半世紀を経ても看護管理の定義として確固たる内容である．

③　　　　　　　　　　　　　　　　　　　　　　　　　　　**看護管理過程**

　看護管理は，看護職による仕事の過程であると定義されているので，「**看護管理過程**」を概念化している**ギリーズ**（Gillies, D. A.）の文献をもとに説明してみる．

　看護師が患者に看護ケアを提供するときに，一般的には，アセスメントを行い計画を立案して実践し評価を行うといった看護過程の段階を経た科学的な方法を用いている．看護過程を実施するためには，看護実践の基盤となる病態生理学の基礎や治療方法への理解などの科学的知識の学習や，患者の状態を把握する技術を習得すること，看護問題を明確にするために患者のもとに何度も訪れては思索する看護師の内発的動機づけが重要である．看護専門職としての責務をはたそうとする看護師の仕事を実現するために，看護専門職である看護管理者も科学的に管理をする上

インプット	プロセス						アウトプット

データ
人
設　備
物　品

患者ケア
職員研修
研　究

データ収集	計画立案	組織化	職員配置	指　導	統　制
以下に関する 情報 　施設 　クライエント 　従業員 　資源	目的 システム 基準 方針 手順 予算	組織図 業務評価 業務規定 グループワーク 　とチーム形成	患者分類 スタッフニード 　の決定 募集 選考 オリエンテー 　ション 勤務計画表 割当て 欠勤の最小化 転職の縮小化 職員研修	力の利用 問題解決 意思決定 効果のある 　変化 葛藤の処理 コミュニケー 　ションと 　交流分析	質保証 患者監査 業務評価 懲戒 労務関係 コンピュータ 　情報システム

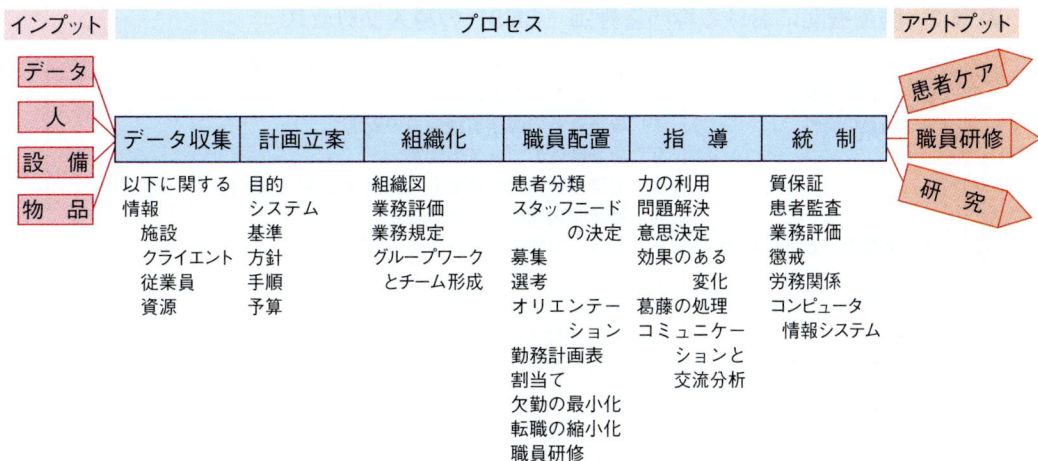

図Ⅷ-1　看護管理過程

(Gillies, D. A.著，矢野正子監訳（1986）看護管理－システムアプローチ，p. 3，図B，へるす出版より転載)

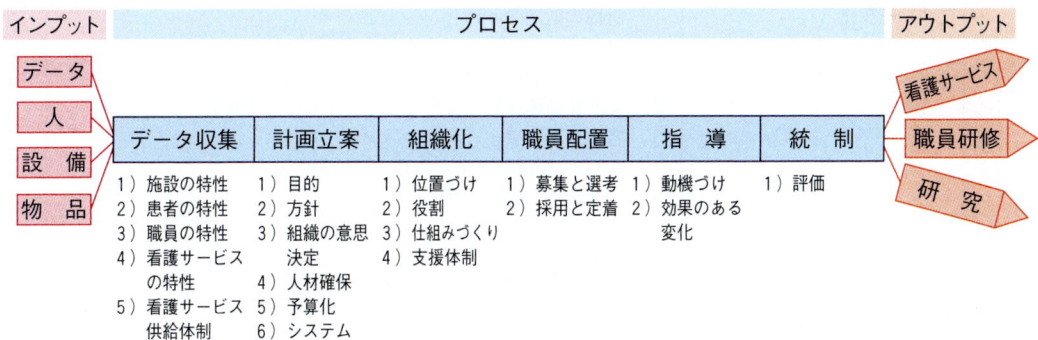

インプット	プロセス						アウトプット

データ
人
設　備
物　品

看護サービス
職員研修
研　究

データ収集	計画立案	組織化	職員配置	指　導	統　制
1）施設の特性 2）患者の特性 3）職員の特性 4）看護サービス 　の特性 5）看護サービス 　供給体制	1）目的 2）方針 3）組織の意思 　決定 4）人材確保 5）予算化 6）システム	1）位置づけ 2）役割 3）仕組みづくり 4）支援体制	1）募集と選考 2）採用と定着	1）動機づけ 2）効果のある 　変化	1）評価

図Ⅷ-2　専門看護師導入のシステムモデル

(図Ⅷ-1 をもとに筆者作成)

で「マネジメントプロセス」を用いる必要がある．

　ギリーズは看護管理過程を，「マネジメントプロセス」に準拠した①データ収集，②計画立案，③組織化，④職員配置，⑤指導，⑥統制の6段階に分けている．さらに，看護管理は部分ではなく全体をとらえる必要があることからシステムアプローチを用いており，看護管理過程をプロセスとして構造化している（図Ⅷ-1）．

　例として，専門看護師を導入する場合の看護管理過程を紹介する．

　看護管理者が専門看護師を導入するときに，システムモデルを参考にできるように，インプットとプロセスとアウトプットの項目を専門看護師の導入に合わせて修正した図（図Ⅷ-2）と，看護管理過程を具体的に説明した表（表Ⅷ-2）を示す．専門看護師を導入するときに看護管理者が取り組むべき課題のリストであり，マネジメントプロセスにそった看護管理者の思考が見えてくるようである．看護管理過程とは看護管理の設計図といえるものである．

　筆者が看護管理者として仕事をしていたときには，つねに看護管理過程の枠組みにそって，現

表Ⅷ-2　医療機関における専門看護師（CNS）の導入プロセス

1 データ収集	（1）施設の特性	1）組織ニーズ（医療サービス・経営等）の査定
	（2）患者の特性	1）患者ニーズの査定
	（3）職員の特性	1）看護職員の臨床実践能力の査定
		2）看護職員のニーズの査定
		3）看護師長等の管理能力（職員育成等）の査定
		4）看護師長等のニーズの査定
	（4）看護サービスの特性	1）苦情・事故・在院日数等の査定
		2）求められる看護サービスの明確化
	（5）看護サービス供給体制	1）看護サービス供給体制の査定
		2）CNSの導入の必要性の査定
		3）求められるCNSの領域の査定
2 計画立案	（1）目的	1）CNSの導入目的の明確化
	（2）方針	1）CNSの導入計画の策定（準備〜試行〜導入）
	（3）組織の意思決定	1）経営者と相互理解
		2）診療部門や他部門の管理者と相互理解
		3）CNSの導入に関して組織で将来構想を策定
	（4）人材確保	1）大学院等との連携（実習指導・臨床講義・共同研究等）
		2）中長期的な育成（大学院進学制度の確立）
	（5）予算化	1）CNSの処遇を明確化
		2）CNSの給与体系の将来構想の策定（〜定年まで）
	（6）システム	1）CNSの役割を発揮できる体制の検討
		2）柔軟な勤務体制（フレックスタイム他）の検討
		3）名称やユニフォーム等のパフォーマンス 　（従来の看護システムにはない役割にみえる）
		4）机や面談室等の確保
3 組織化	（1）位置づけ	1）スタッフ機能とライン機能の検討
		2）兼務か独立（CNSの領域によっても違いがある）
	（2）役割	1）役割規定の明確化（CNSと管理者で共同して作成）
	（3）仕組みづくり	1）アクセスの方法
	（4）支援体制	1）プロモーション（職員，患者・家族）
		2）スーパービジョン
		3）看護師長とCNSの相互理解
4 職員配置	（1）募集と選考	1）募集計画の策定
		2）選考方法の明確化
	（2）採用と定着	1）CNSの採用用件と手続き
		2）CNSの採用法
		3）新採用のCNSへのオリエンテーション
5 指導	（1）動機づけ	1）管理者はCNSの活動に関心を払う 　（評価・報告・定期的な管理者との会合）
	（2）効果のある変化	1）コンサルテーション記録の義務づけ
6 統制	（1）評価	1）CNS利用者（看護師・患者・他職種）からのフィードバック
		2）実績報告の提出と開示

状分析に基づいたマネジメントプロセスを実行していた．看護師が看護過程を文章でたどりながら成長していくように，看護管理過程を文章にして，看護管理の設計図を描きながら看護管理を行ってきた．看護管理過程は，失敗の原因も後で検証できることから，看護管理者の能力開発に有効であると考えられる．

引 用 文 献

1 ）永野貞ほか編（1963）WHO看護管理ゼミナール記録，p. 5，日本看護協会出版部

2 ）日本看護協会看護婦部会編（1973）看護婦業務指針，p. 27，日本看護協会出版会

3 ）Gillies, D. A. 著，矢野正子監訳（1986）看護管理システムアプローチ，へるす出版

4 ）日本看護協会看護婦職能委員会編（1995）看護業務指針，日本看護協会出版会

参 考 文 献

1 ．Fayol, H. 著，佐々木恒男訳（1972）産業ならびに一般の管理，未来社

2

看護関連の法と制度

① 看護職と法

　看護に関連した法律には，看護職のための法律のほかに，医事に関するもの，薬事に関するもの，保健予防に関するもの，医療保険・介護保険に関するもの，社会福祉に関するもの，環境衛生に関するもの，労働に関するものがある（図Ⅷ-3）．

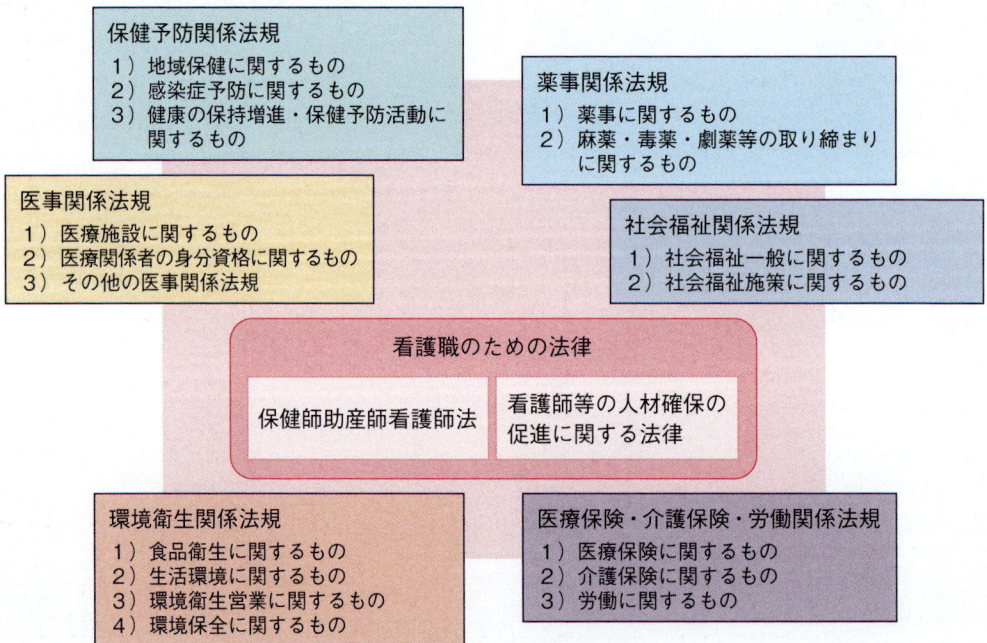

保健予防関係法規
1）地域保健に関するもの
2）感染症予防に関するもの
3）健康の保持増進・保健予防活動に
　　関するもの

薬事関係法規
1）薬事に関するもの
2）麻薬・毒薬・劇薬等の取り締まり
　　に関するもの

医事関係法規
1）医療施設に関するもの
2）医療関係者の身分資格に関するもの
3）その他の医事関係法規

社会福祉関係法規
1）社会福祉一般に関するもの
2）社会福祉施策に関するもの

看護職のための法律

保健師助産師看護師法

看護師等の人材確保の
促進に関する法律

環境衛生関係法規
1）食品衛生に関するもの
2）生活環境に関するもの
3）環境衛生営業に関するもの
4）環境保全に関するもの

医療保険・介護保険・労働関係法規
1）医療保険に関するもの
2）介護保険に関するもの
3）労働に関するもの

図Ⅷ-3　看護を取り巻く法律

1 看護職のための法律

〔1〕保健師助産師看護師法

《保健師助産師看護師法の変遷》

　保健師助産師看護師法は昭和23年（1948）7月に制定され公布された法律であり，看護師等の身分について規定したものである．関連する法律や制度の改正による法改正を今までに22回行っており，平成になってからは，平成5年（1993）に「保健士」を創設し男性も保健師になることができるようになり，平成13年（2001）には「欠格事由の適正化」としての条項の変更，「守秘義務の規定」の追加，さらに，「婦（士）」を「師」に変更して現行の「保健師・助産師・看護師」という名称とした．平成18年には「良質な医療を提供する体制の確保を図るための医療法等の一部を改正する法律案」の成立にともない，「保健師・助産師・看護師・准看護師の名称独占」「保健師・助産師の免許登録要件の変更」「行政処分を受けた看護師の再教育」が加わった．平成21年（2009）には，看護師国家試験受験資格の1番目に「大学」を明記したこと，保健師・助産師教育の教育年限の変更，卒後臨床研修の努力義務を追加した．

　このように，保健師助産師看護師法は制定後60年を超える歴史の中でも，ここ数年は大きな変更が行われてきている．

《保健師助産師看護師の定義》

　看護職については次のように定義されている．保健師は「厚生労働大臣の免許を受けて，保健師の名称を用いて，保健指導に従事することを業とする者（第2条）」，助産師は「厚生労働大臣の免許を受けて，助産又は妊婦，じょく婦若しくは新生児の保健指導を行うことを業とする女子（第3条）」，看護師は「厚生労働大臣の免許を受けて，傷病者若しくはじょく婦に対する療養上の世話又は診療の補助を行うことを業とする者（第5条）」とされており，准看護師は「都道府県知事の免許を受けて，医師・歯科医師又は看護師の指示を受けて，前条（第5条）に規定することを行うことを業とする者（第6条）」とされている．

《免許・試験・業務》

　試験実施者および免許権者は，保健師・助産師・看護師の場合には厚生労働大臣であり，准看護師の場合には都道府県知事となる．また，保健師・助産師免許は看護師国家試験に合格した者にのみ与えられることとなっている（表Ⅷ-3）．

表Ⅷ-3　看護職の免許と要件

	法　令	学校または養成所への入学および入所資格（　）内は修業期間	試　験実施者	免許権者	定　　義
看護師	保健師助産師看護師法	大学卒，高校卒（3年），3年以上准看護師業務に従事している者または高校卒の准看護師（2年）	厚生労働大　臣	厚生労働大　臣	傷病者もしくはじょく婦に対する療養上の世話または診療上の補助を行うことを業とする者
保健師		看護師国家試験受験資格保有者等（1年）			保健師の名称を用いて保健指導に従事することを業とする者
助産師		看護師国家試験受験資格保有者等（1年）			助産または妊婦，じょく婦もしくは新生児の保健指導を業とする女子
准看護師		中学卒以上（2年）	都道府県知　事	都道府県知　事	医師，歯科医師または看護師の指示を受けて，看護業務を行うことを業とする者

　保健師・助産師・看護師国家試験および准看護師試験は少なくとも毎年1回行うこととなっており，受験資格としては，保健師・助産師は1年以上の教育，看護師は3年以上の教育が必要とされている．

　業務については，名称独占と業務独占を明記している．保健師業務については「保健師でない者は，保健師又はこれに類似する名称を用いて，第2条に規定する業をしてはならない（第29条）」とされていることから，名称独占であり，助産師，看護師，准看護師については，「助産師でない者は，第3条に規定する業をなしてはならない（第30条）」（看護師については第31条，准看護師については第32条）とされていることから，業務独占である．

　さらに，平成19年（2007）4月からは「42条の3　保健師でない者は，保健師又はこれに紛らわしい名称を使用してはならない．2　助産師でない者は，助産師又はこれに紛らわしい名称を使用してはならない．3　看護師でない者は，看護師又はこれに紛らわしい名称を使用してはならない．4　准看護師でない者は，准看護師又はこれに紛らわしい名称を使用してはならない．」が加わり，保健師の名称独占の明確化とともに，助産師・看護師・准看護師にも名称独占が加わることとなった．

　第37条には「医療行為の禁止」の項目があり，「主治の医師又は歯科医師の指示があった場合を除くほか，診療機械を使用し，医薬品を授与し，医薬品について指示をし，その他医師又は歯科医師が行うのでなければ衛生上危害を生ずるおそれのある行為をしてはならない」とあり，「診療の補助行為」は医師の指示のもとに行うことが明確にされている．一方，「療養上の世話」については，「新たな看護のあり方に関する検討会」において「療養上の世話については，行政解釈では医師の指示を必要としないとされているが」と報告書に記載がされており，「医師の指示」を求める必要はないことが明らかとなった．ただし，本検討会においては，医師の意見を求めるかどうかについては，適切に判断できる看護師等の能力や専門性を養うことが重要とされている．

《守秘義務》

　保健師，看護師，准看護師には守秘義務が保健師助産師看護師法に明記されており，条文は次のとおりである．「第42条の2　保健師，看護師又は准看護師は，正当な理由がなく，その業務上知り得た人の秘密を漏らしてはならない．保健師，看護師又は准看護師でなくなった後においても同様とする」

　助産師の守秘義務については刑法第134条に「……これらの職にあった者が，正当な理由がないのに，その業務上取り扱ったことについて知り得た人の秘密を漏らしたときは，6月以下の懲役又は10万円以下の罰金に処する」とされている．

《保健師助産師看護師法施行令（政令）》

　政令とは，法律の規定を実施するためや法律の委任に基づき内閣が制定する命令をいい，保健師助産師看護師法施行令には，免許の申請・登録・登録抹消等に関すること，学校または看護師等養成所の指定・申請・取り消し等に関すること，保健師助産師看護師試験委員に関することなどが定められている．

《保健師助産師看護師法施行規則（省令）》

　省令は，法律または政令を実施するために，行政の長である各省大臣または内閣府の長である内閣総理大臣が制定する命令であり，保健師助産師看護師法施行規則は，免許の手続き，試験の

告示や試験科目・手続きの方法等，助産録の記載事項等について定めている．

では，看護学生が実習において看護行為を行うことは違法ではないのか．

法律の規定から考えた場合，免許をもたない看護学生が看護行為を行うことは違法と考えられるが，このことについては厚生労働省により，次のような考え方が述べられている．

学生の臨地実習にかかる保健師助産師看護師法の適用の考え方

看護師等の資格を有しない学生の看護行為も，その目的・手段・方法が，社会通念から見て相当であり，看護師等が行う看護行為と同程度の安全性が確保される範囲内であれば，違法性はないと解することができる．

すなわち，(1)患者・家族の同意のもとに実施されること，(2)看護教育としての正当な目的を有するものであること，(3)相当な手段，方法をもって行われることを条件にするならば，その違法性が阻却されると考えられる．

ただし，(4)法益侵害性が当該目的から見て相対的に小さいこと（法益の権衡），(5)当該目的から見て，そのような行為の必要性が高いこと（必要性）が認められなければならないが，正当な看護教育目的でなされたものであり，また，手段の相当性が確保されていれば，これらの要件は満たされるものと考えられる．

（看護基礎教育における技術教育のあり方に関する検討会（2003）看護基礎教育における技術教育のあり方に関する検討会報告書　厚生労働省ホームページより）

〔2〕看護師等の人材確保の促進に関する法律

急速な高齢化の進展および保健医療を取り巻く環境の変化等にともない，看護師等の需要が増加するとともに確保の重要性が著しく増大している．そこで看護師等の人材確保の促進に関する法律が，看護師等の確保を促進するための措置に関する基本指針を定め，看護師等の養成，処遇の改善，資質の向上，就業の促進などの措置をとり，必要な場所に高度な専門知識と技能を有する看護師等を確保し，国民の保健医療の向上に資することを目的として制定された．この法律の中には基本指針としては，①就業の動向，②養成，③処遇の改善，④資質の向上，⑤就業の促進，⑥確保の促進について定められている．また，これらを行うために，都道府県ナースセンターと中央ナースセンターの指定を厚生労働大臣と都道府県知事が行うことができるとしている．

この法律の中では，国および地方公共団体，病院等開設者，看護師等，国民，それぞれの責務が示されており，看護師等の責務は「保健医療の重要な担い手としての自覚の下に，高度化し，かつ，多様化する国民の保健医療サービスへの需要に対応し，研修を受ける等自ら進んでその能力の開発および向上を図るとともに，自信と誇りを持ってこれを看護業務に発揮するよう努めなければならない（第6条）」としている．

平成22年（2010）4月より新人看護職員の臨床研修が努力義務化され，第5条には医療機関の努力義務として「新たに業務に従事する看護師等に対する臨床研修その他の研修の実施，看護師等が自ら研修を受ける機会を確保できるようにするために必要な配慮」という言葉が加わり，さらに第6条には看護師自身の努力義務として「研修を受ける等自ら進んでその能力の開発および向上を図る」ことが加えられた．

② 看護に関連する法律

〔1〕 医事関係法規

医事関係法規には，医療施設に関する**医療法**や医療職の身分法の**医師法**，**歯科医師法**，**理学療法士及び作業療法師法**等がある．

①医療法

医療法とは　医療法は，病院，診療所および助産所の開設および管理に関して必要な事項，施設整備のために必要な事項を定め，医療を提供する体制の確保をはかり，国民の健康の保持に寄与することを目的とした法律であり，医療の基本的な事項について定めたものである．その内容は，医療提供の理念や医師等の責務，医療施設の業務や施設・設備，適切な人員の配置と管理・運営などについて規定している．

医療法の変遷　医療法は医療機関の量的整備が急務とされる中での医療水準の確保をはかるために，昭和23年（1948）に制定された．その後，昭和60年（1985）に第一次医療法改正，平成４年（1992）に第二次医療法改正が行われ，特定機能病院制度の創設が行われた．平成９年（1997）には第三次医療法改正が行われ，地域医療支援病院制度の創設，医療計画制度の充実がはかられた．平成12年（2000）には第四次医療法改正が行われ，病床区分の見直し，臨床研修の必修化，広告の規制緩和等がなされた．また，第二次医療法改正では医療提供体制の整備がなされ，**医療提供の理念**の文言中，「医療の担い手」として看護師が明記されることとなった．第三次医療法改正では**医師等の責務**の中に「医療を提供するに当たり，適切な説明を行い，医療を受ける者の理解を得るよう努めなければならない」という，インフォームドコンセントを意味する文が加わった．

これらの変遷の背景には，疾病構造の変化，高齢化の進展，医療施設の機能の体系化，医療の高度化・専門化，チーム医療の進展，国民の意識の変化がある．平成19年（2007）４月には第五次医療法改正が行われ，国民の医療に対する安心・信頼を確保し，質の高いサービスが適切に受けられる体制を構築することをめざしている．医療法改正の経緯を図Ⅷ-4に示す．

②医療職の身分や資格に関する法律

医療職の身分や資格に関する法律には，**医師法**，**歯科医師法**，**薬剤師法**，**理学療法士及び作業療法士法**，**栄養士法**，**診療放射線技師法**等があり，各々その任務や定義，業務，免許等を定めている．これらの法に基づき，試験を行い免許が交付され，その免許をもって法に定められた範囲の業務を行う（表Ⅷ-4）．

〔2〕 保健予防関係法規

保健衛生・予防に関する**地域保健法**，**母子保健法**，**精神保健及び精神障害者福祉に関する法律**，**感染症の予防及び感染症の患者に対する医療に関する法律**等がある．

①地域保健法

地域保健法は，地域保健対策の推進に関する基本指針，保健所の設置その他地域保健対策の推進に関して基本となる事項を定めることにより，**母子保健法**（昭和40年法律第141号）その他の地域保健対策に関する法律による対策が地域において総合的に推進されることを確保し，もって地域住民の健康の保持および増進に寄与することを目的とした法である．

②母子保健法

母性並びに乳児および幼児の健康の保持および増進をはかるため，母子保健に関する原理を明らかにするとともに，母性並びに乳児および幼児に対する保健指導，健康診査，医療その他の措置を講じ，もって国民保健の向上に寄与することを目的とした法である．

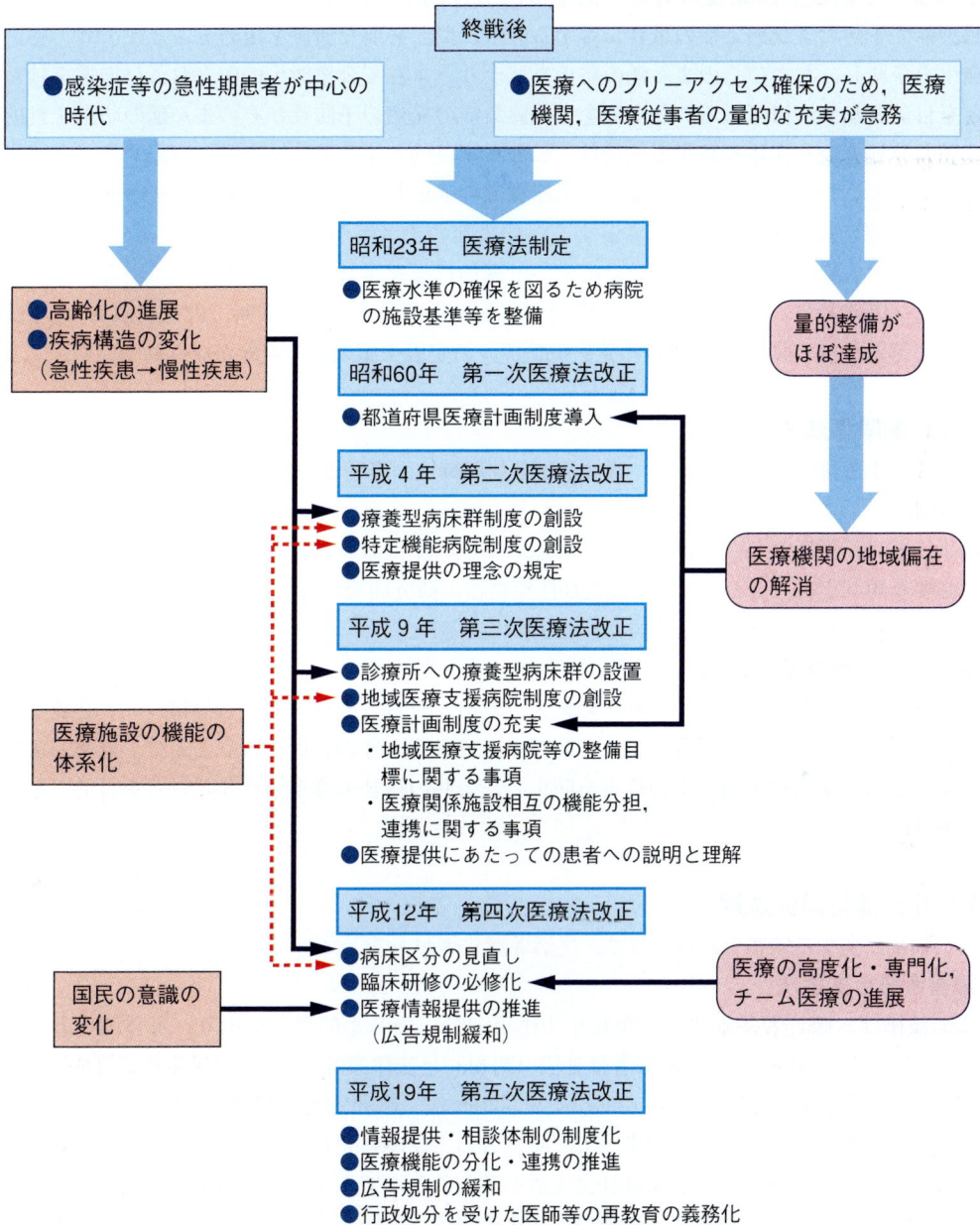

図Ⅷ-4　医療法改正の経緯

（厚生労働省ホームページ（2004）第1回社会保障審議会医療部会 配布資料1 医療提供体制の改革の経緯より転載，一部改変）

③精神保健及び精神障害福祉に関する法律

　精神障害者の医療及び保護を行い，障害者総合支援法（平成17年法律第123号）と相まってその社会復帰の促進およびその自立と社会経済活動への参加の促進のために必要な援助を行い，ならびにその発生の予防その他国民の精神的健康の保持および増進につとめることによって，精神障害者の福祉の増進および国民の精神保健の向上をはかることを目的とした法である．

④感染症の予防及び感染症の患者に対する医療に関する法律

　感染症の予防および感染症の患者に対する医療に関し必要な措置を定めることにより，感染症の発生を予防し，およびそのまん延の防止をはかり，もって公衆衛生の向上および増進をはかることを目的とした法律である．基本理念は「感染症の発生の予防及びそのまん延の防止を目的として国及び地方公共団体が講ずる施策は，これらを目的とする施策に関する国際的動向を踏まえつつ，保健医療を取り巻く環境の変化，国際交流の進展等に即応し，新感染症その他の感染症に迅速かつ適確に対応することができるよう，感染症の患者等が置かれている状況を深く認識し，これらの者の人権を尊重しつつ，総合的かつ計画的に推進されること」とされている．この法律の構成は，基本指針，感染症に関する情報の収集および公表，健康診断，就業制限および入院，新感染症等となっており，「感染症指定医療機関」の定義や感染症の定義がなされている．

〔3〕 薬事関係法規

　薬事に関する法律には，薬事法，毒物及び劇物取締法，麻薬及び向精神薬取締法等がある．

①薬事法

　薬事法とは，医薬品，医薬部外品，化粧品および医療機器の品質や有効性，安全性の確保のために必要な規制を行うことと，医薬品及び医療機器の研究開発の促進のために必要な措置を講じ，保健衛生の向上をはかることを目的とした法律である．

②麻薬及び向精神薬取締法

　麻薬及び向精神薬取締法は，これらの輸入，輸出，製造，製剤，譲渡し等について必要な取締りを行うとともに，麻薬中毒者について必要な医療を行う等の措置を行うことで，麻薬および向精神薬の濫用による保健衛生上の危害を防止し，公共の福祉の増進をはかることを目的とした法律である．

〔4〕 社会福祉関係法規

　社会福祉に関する障害者総合支援法，生活保護法等がある．

①障害者総合支援法

　この法律は，障害者基本法（昭和45年法律第84号）の基本的理念に則り，身体障害者福祉法（昭和24年法律第283号），知的障害者福祉法（昭和35年法律第37号），精神保健及び精神障害者福祉に関する法律（昭和25年法律第123号），児童福祉法（昭和22年法律第164号）その他障害者及び障害児の福祉に関する法律と相まって，障害者および障害児が基本的人権を享有する個人としての尊厳にふさわしい日常生活又は社会生活を営むことができるよう，必要な障害福祉サービスに係る給付，地域生活支援事業その他の支援を総合的に行い，もって障害者および障害児の福祉の増進をはかるとともに，障害の有無にかかわらず，国民が相互に人格と個性を尊重し安心して暮らすことのできる地域社会の実現に寄与することを目的とした法である．

表Ⅷ-4　医療関係職者の定義等

名　称	身分法	定　義	免許付与者
医師	医師法	医療及び保健指導を掌ることによつて公衆衛生の向上及び増進に寄与し，もつて国民の健康な生活を確保するものとする．	厚生労働大臣
歯科医師	歯科医師法	歯科医療及び保健指導を掌ることによつて，公衆衛生の向上及び増進に寄与し，もつて国民の健康な生活を確保するものとする．	厚生労働大臣
薬剤師	薬剤師法	調剤，医薬品の供給その他薬事衛生をつかさどることによつて，公衆衛生の向上及び増進に寄与し，もつて国民の健康な生活を確保するものとする．	厚生労働大臣
診療放射線技師	診療放射線技師法	厚生労働大臣の免許を受けて，医師又は歯科医師の指示の下に，放射線を人体に対して照射することを業とする者をいう．	厚生労働大臣
臨床検査技師	臨床検査技師等に関する法律	厚生労働大臣の免許を受けて，臨床検査技師の名称を用いて，医師又は歯科医師の指示の下に，微生物学的検査，血清学的検査，血液学的検査，病理学的検査，寄生虫学的検査，生化学的検査及び厚生労働省令で定める生理学的検査を行うことを業とする者をいう．	厚生労働大臣
理学療法士	理学療法士及び作業療法士法	厚生労働大臣の免許を受けて，理学療法士の名称を用いて，医師の指示の下に，理学療法を行うことを業とする者をいう．	厚生労働大臣
作業療法士	理学療法士及び作業療法士法	厚生労働大臣の免許を受けて，作業療法士の名称を用いて，医師の指示の下に，作業療法を行うことを業とする者をいう．	厚生労働大臣
言語聴覚士	言語聴覚士法	厚生労働大臣の免許を受けて，言語聴覚士の名称を用いて，音声機能，言語機能又は聴覚に障害のある者についてその機能の維持向上を図るため，言語訓練その他の訓練，これに必要な検査及び助言，指導その他の援助を行うことを業とする者をいう．	厚生労働大臣
臨床工学技士	臨床工学技士法	厚生労働大臣の免許を受けて，臨床工学技士の名称を用いて，医師の指示の下に，生命維持管理装置の操作及び保守点検を行うことを業とする者をいう．	厚生労働大臣
管理栄養士	栄養士法	厚生労働大臣の免許を受けて，管理栄養士の名称を用いて，傷病者に対する療養のため必要な栄養の指導，個人の身体の状況，栄養状態等に応じた高度の専門的知識及び技術を要する健康の保持増進のための栄養の指導並びに特定多数人に対して継続的に食事を供給する施設における利用者の身体の状況，栄養状態，利用の状況等に応じた特別の配慮を必要とする給食管理及びこれらの施設に対する栄養改善上必要な指導等を行うことを業とする者をいう．	厚生労働大臣
精神保健福祉士	精神保健福祉士法	精神保健福祉士の名称を用いて，精神障害者の保健及び福祉に関する専門的知識及び技術をもって，精神科病院その他の医療施設において精神障害の医療を受け，又は精神障害者の社会復帰の促進を図ることを目的とする施設を利用している者の社会復帰に関する相談に応じ，助言，指導，日常生活への適応のために必要な訓練その他の援助を行うこと（以下「相談援助」という．）を業とする者をいう．	厚生労働大臣
社会福祉士	社会福祉士及び介護福祉士法	社会福祉士の名称を用いて，専門的知識及び技術をもって，身体上若しくは精神上の障害があること又は環境上の理由により日常生活を営むのに支障がある者の福祉に関する相談に応じ，助言，指導，福祉サービスを提供する者又は医師その他の保健医療サービスを提供する者その他の関係者との連絡及び調整その他の援助を行うことを業とする者をいう．	厚生労働大臣
介護福祉士	社会福祉士及び介護福祉士法	介護福祉士の名称を用いて，専門的知識及び技術をもって，身体上又は精神上の障害があることにより日常生活を営むのに支障がある者につき心身の状況に応じた介護を行い，並びにその者及びその介護者に対して介護に関する指導を行うことを業とする者をいう．	厚生労働大臣

②生活保護法

　日本国憲法第25条に規定する理念に基づき，国が生活に困窮するすべての国民に対し，その困窮の程度に応じ，必要な保護を行い，その最低限度の生活を保障するとともに，その自立を助長することを目的とした法である．

❸ 看護職の法的責任

〔1〕 責任についての概観

　法的な責任には，犯罪に対する刑罰を意味する刑法上での責任としての刑事責任と契約違反や不法行為，事務管理によって生ずる民法上の債務としての民事責任があるが，その他，保健師助産師看護師法第14条に基づき，第9条のいずれかに該当した場合においては，免許の取消，業務停止，戒告となる．これを行政処分といい，この場合には，第15条に定められた手続きを行うこととなり，その手続きの1つとして医道審議会での審議が行われる．

〔2〕 行政処分について

①医道審議会とは

　医道審議会は，厚生労働省設置法第10条に，医療法，医師法，保健師助産師看護師法，看護師等の人材確保の促進に関する法律など10の法律の規定によりその権限に属された事項を処理することが明記されており，そのために厚生労働省に設置された審議会である．医道審議会の組織や分科会については医道審議会令に規定されており，保健師助産師看護師法については，保健師助産師看護師分科会が設けられている．さらにこの分科会の中には看護倫理部会が設けられており，ここで，看護師等の行政処分については，意見聴取等も含めて審議される．

②行政処分の考え方

　行政処分の考え方は，「保健師助産師看護師法第14条に規定する行政処分については，看護師等が罰金刑に処せられた場合等に際し，看護倫理の観点からその適正等を問い，厚生労働大臣がその免許を取り消し，または期間を定めてその業務の停止を命ずるものである（改正　保健師助産師看護師の行政処分の考え方について　平成17年7月22日）」とされている．また，行政処分に関する意見の決定にあたっては，生命の尊厳に関する視点，身体および精神の不可侵性を保障する視点，看護師等が有する知識や技術を適正に用いることおよび患者への情報提供に対する責任性の視点，専門職としての道徳と品位の視点を重視して審議していくとしている．

　事案としては，①身分法（保健師助産師看護師法）違反，②麻薬および向精神薬取締法違反，覚せい剤取締法違反および大麻取締法違反，③殺人および傷害，④業務上過失致死傷（医療過誤），⑤業務上過失致死傷（交通事犯），⑥危険運転致死傷，⑦わいせつ行為等（性犯罪），⑧詐欺・窃盗があげられている．

教育制度

1　看護基礎教育

　看護の基礎教育を行う教育施設には，厚生労働大臣が指定した養成所，文部科学大臣が指定した学校（大学および短期大学を含む）がある．また，准看護師の教育は都道府県知事の指定した養成所または高校の衛生看護科で行われている．国家試験受験資格としての教育年限は，保健師助産師看護師法第21条に，看護師は高校卒業後3年の教育課程とされ，准看護師として3年以上

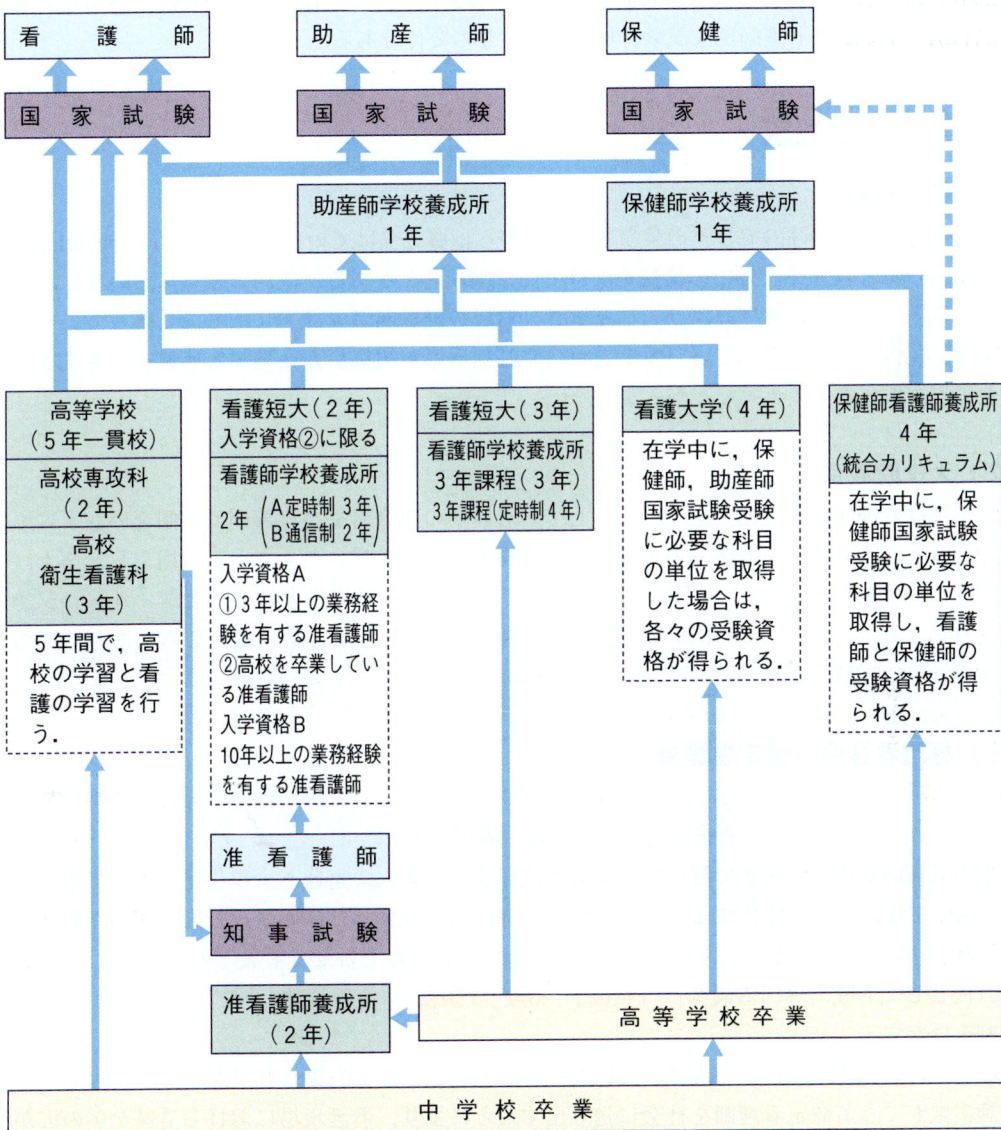

看護師	助産師	保健師
国家試験	国家試験	国家試験

| | 助産師学校養成所 1年 | 保健師学校養成所 1年 |

高等学校（5年一貫校） 高校専攻科（2年） 高校衛生看護科（3年）	看護短大（2年）入学資格②に限る 看護師学校養成所 2年（A定時制3年 B通信制2年）	看護短大（3年）看護師学校養成所 3年課程（3年）3年課程（定時制4年）	看護大学（4年）	保健師看護師養成所 4年（統合カリキュラム）
5年間で，高校の学習と看護の学習を行う．	入学資格A ①3年以上の業務経験を有する准看護師 ②高校を卒業している准看護師 入学資格B 10年以上の業務経験を有する准看護師		在学中に，保健師，助産師国家試験受験に必要な科目の単位を取得した場合は，各々の受験資格が得られる．	在学中に，保健師国家試験受験に必要な科目の単位を取得し，看護師と保健師の受験資格が得られる．

准看護師
知事試験

准看護師養成所（2年）	高等学校卒業

中学校卒業

図Ⅷ-5　看護教育制度

従事しているか，高校卒の准看護師の場合には2年の教育課程とされている．また，准看護師は中学卒で2年の教育課程である．このように看護基礎教育の養成課程は同じ資格に対しても多様かつ複雑となっている（図Ⅷ-5）．

　看護の基礎教育内容については保健師助産師看護師学校養成所指定規則に定められており，看護師教育（3年課程）では，基礎分野13単位，専門基礎分野21単位，専門分野Ⅰ13単位，専門分野Ⅱ38単位，統合分野12単位であり総計97単位（うち実習23単位）の教育課程となっている（図Ⅷ-6，Ⅷ-7）．時間数としては3,000時間以上の講義・実習を行うものとすると明記されている．このほかに，看護師・保健師統合カリキュラム，助産師・看護師統合カリキュラムもあり，複数の国家試験受験資格が得られる教育課程への対応もされている．保健師，助産師の各国家試験の免許を取得する者は看護師国家試験合格が免許付与の要件である．

② 専門性の追求

〔1〕継続教育

　継続教育としては院内で日々の業務を行いながら指導を受けていくOJT（on the job training）と，院内の集合教育や院外での研修を受けていくOff-JTとがある．院内の教育においては，入職後から段階を追った教育プログラムに基づき，職員の経験年数や能力に応じて受講していくものがある．院外の教育においては日本看護協会や都道府県看護協会が主催する研修や，さまざまな学会等が主催するセミナーなどがある．

〔2〕大学院教育

　大学院は看護基礎教育修了後の者に対して，看護学の研究者や高度専門看護師をめざすべく教育を行うところである．看護系の大学院は，看護系大学の急増にともない数を増やし，修士（博士前期）課程147課程，博士課程71課程となっている（日本看護系大学協議会ホームページ2012年9月アクセス）．また，修士課程では専門看護師教育課程をもっているところもあり，その数は78大学院195課程（2012年2月）となっている．

〔3〕専門看護師・認定看護師

　専門看護師制度および認定看護師制度は日本看護協会が，より専門性が求められる時代のニーズに応えるためにつくった資格認定制度である（表Ⅷ-5）．

　専門看護師制度は「複雑で解決困難な看護問題をもつ個人，家族および集団に対して水準の高い看護ケアを効率よく提供するための，特定の専門看護分野の知識および技術を深めた専門看護師を社会に送り出すことにより，保健医療福祉の発展に貢献し併せて看護学の向上をはかること」を目的としており，専門看護師は「実践」「相談」「調整」「倫理調整」「教育」「研究」の6つの役割をはたす．

　認定看護師制度は「特定の看護分野において，熟練した看護技術と知識を用いて，水準の高い看護実践ができる認定看護師を社会に送り出すことにより，看護現場における看護ケアの広がりと質の向上をはかること」を目的としており，認定看護師は「実践」「指導」「相談」の役割をはたす．

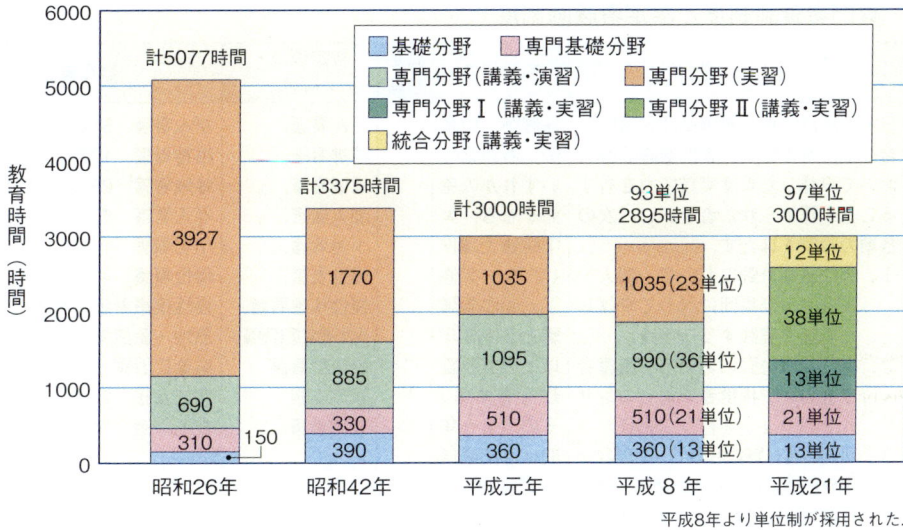

図Ⅷ-6　看護師 3 年課程　教育時間の推移

平成8年より単位制が採用された.

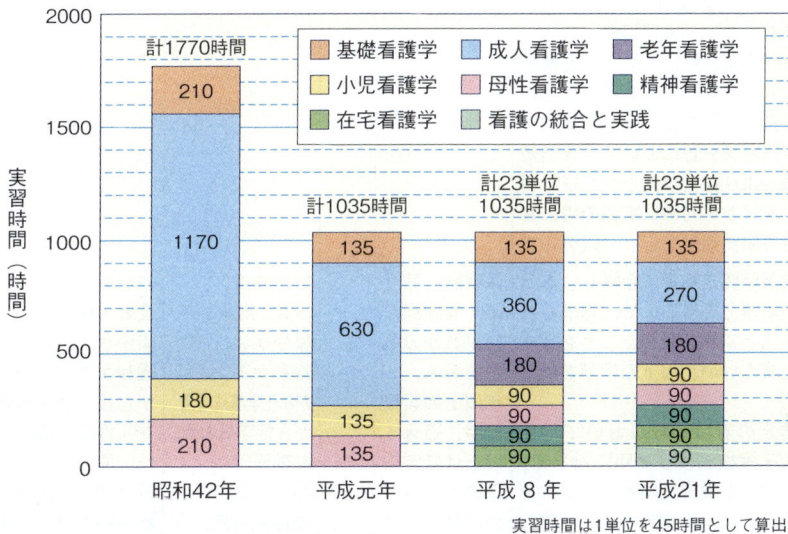

図Ⅷ-7　看護師 3 年課程　実習時間の推移

実習時間は1単位を45時間として算出.

〔4〕認定看護管理者

　認定看護管理者制度は「多様なヘルスケアニーズをもつ個人，家族および地域住民に対して，質の高い組織的看護サービスを提供することをめざし，一定の基準にもとづいた看護管理者を育成する体制を整え，看護管理者の資質と看護の水準の維持および向上に寄与することにより，保健医療福祉に貢献すること」を目的としている制度である（図Ⅷ-8）.

表Ⅷ-5　専門看護師制度と認定看護師制度

	定　義	受験資格	認定更新	特定領域・分野	登録者数
専門看護師	日本看護協会専門看護師認定試験に合格し，ある特定の専門看護分野において卓越した看護実践能力を有することが認められた者をいい，次の各項の役割をはたす． 1．専門看護分野において，個人・家族および集団に対して卓越した看護を実践する（実践） 2．専門看護分野において，看護者を含むケア提供者に対しコンサルテーションを行う（相談） 3．専門看護分野において，必要なケアが円滑に行われるために，保健医療福祉に携わる人々の間のコーディネーションを行う（調整） 4．専門看護分野において，個人・家族および集団の権利を守るために，倫理的な問題や葛藤の解決をはかる（倫理調整） 5．専門看護分野において，看護職に対しケアを向上させるために教育的役割をはたす（教育） 6．専門看護分野において，専門知識および技術の向上ならびに開発をはかるために実践の場における研究活動を行う（研究）	保健師・助産師・看護師のいずれかの免許をもち，大学院修士課程（2年）を修了，かつ看護職として5年以上の実務経験を有する．そのうち3年間は専門領域の経験があり，その経験のうち6ヶ月は修士課程修了後の実務研修であること	5年	がん看護，精神看護，地域看護，老人看護，小児看護，母性看護，慢性疾患看護，急性・重症患者看護，感染症看護，家族支援，在宅看護	がん看護　514人 精神看護　177人 地域看護　25人 老人看護　66人 小児看護　119人 母性看護　47人 慢性疾患看護　103人 急性・重症患者看護　147人 感染症看護　30人 家族支援　27人 在宅看護　11人 　　　　　　　　計1,266人 （2014年11月現在）
認定看護師	認定看護師認定審査に合格し，ある特定の看護分野において，熟練した看護技術と知識を有することを認められた者をいい，以下の役割をはたす． 1．特定の看護分野において，個人・家族および集団に対して，熟練した看護技術を用いて水準の高い看護を実践する（実践） 2．特定の看護分野において，看護実践を通して看護職に対し指導を行う（指導） 3．特定の看護分野において，看護職に対しコンサルテーションを行う（相談）	保健師・助産師・看護師のいずれかの免許をもち，5年以上の実務経験，通算3以上は特定の認定看護分野の経験を有すること．認定看護師教育課程（6ヶ月以上）を修了していること	5年	救急看護，皮膚・排泄ケア，集中ケア，緩和ケア，がん化学療法看護，がん性疼痛看護，訪問看護，感染管理，糖尿病看護，不妊症看護，新生児集中ケア，透析看護，手術看護，乳がん看護，摂食・嚥下障害看護，小児救急看護，認知症看護，脳卒中リハビリテーション看護，がん放射線療法看護，慢性呼吸器疾患看護，慢性心不全看護	救急看護　927人 皮膚・排泄ケア　2,057人 集中ケア　946人 緩和ケア　1,655人 がん化学療法看護　1,289人 がん性疼痛看護　749人 訪問看護　447人 感染管理　2,070人 糖尿病看護　674人 不妊症看護　139人 新生児集中ケア　344人 透析看護　186人 手術看護　316人 乳がん看護　247人 摂食・嚥下障害看護　522人 小児救急看護　208人 認知症看護　480人 脳卒中リハビリテーション看護　494人 がん放射線療法看護　177人 慢性呼吸器疾患看護　171人 慢性心不全看護　184人 　　　　　　　　計14,282人 （2014年11月現在）

教育および認定のシステム

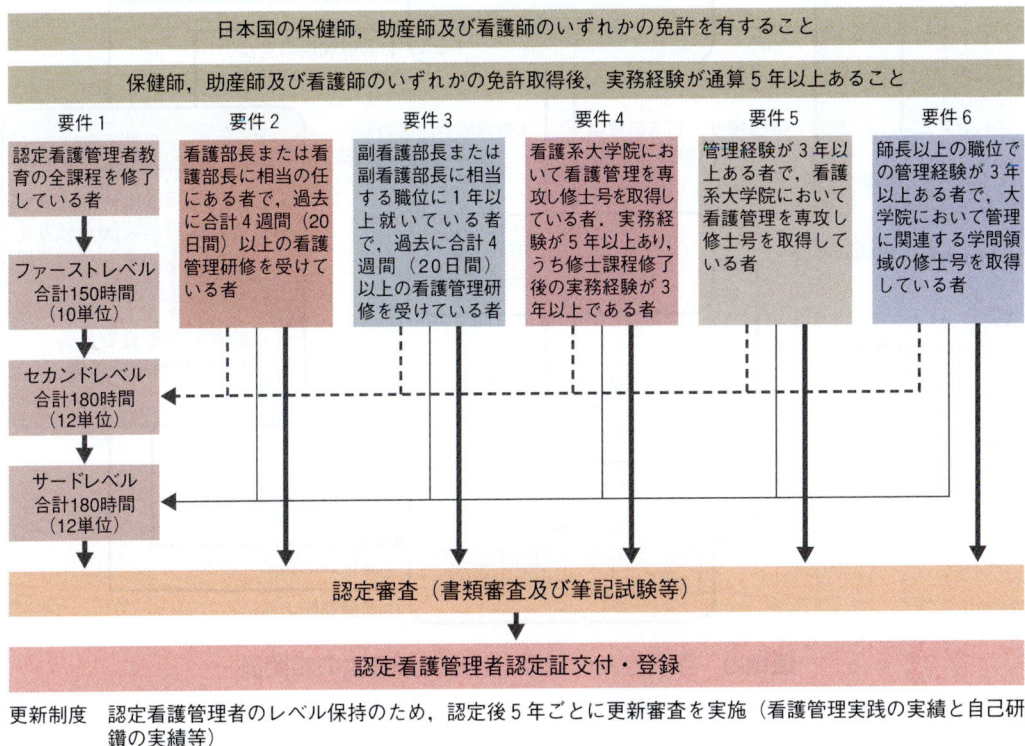

日本国の保健師，助産師及び看護師のいずれかの免許を有すること

保健師，助産師及び看護師のいずれかの免許取得後，実務経験が通算5年以上あること

要件1	要件2	要件3	要件4	要件5	要件6
認定看護管理者教育の全課程を修了している者	看護部長または看護部長に相当の任にある者で，過去に合計4週間（20日間）以上の看護管理研修を受けている者	副看護部長または副看護部長に相当する職位に1年以上就いている者で，過去に合計4週間（20日間）以上の看護管理研修を受けている者	看護系大学院において看護管理を専攻し修士号を取得している者．実務経験が5年以上あり，うち修士課程修了後の実務経験が3年以上である者	管理経験が3年以上ある者で，看護系大学院において看護管理を専攻し修士号を取得している者	師長以上の職位での管理経験が3年以上ある者で，大学院において管理に関連する学問領域の修士号を取得している者

ファーストレベル
合計150時間
（10単位）

↓

セカンドレベル
合計180時間
（12単位）

↓

サードレベル
合計180時間
（12単位）

認定審査（書類審査及び筆記試験等）

認定看護管理者認定証交付・登録

更新制度　認定看護管理者のレベル保持のため，認定後5年ごとに更新審査を実施（看護管理実践の実績と自己研鑽の実績等）

図Ⅷ-8　認定看護管理者　教育および認定のシステム

（日本看護協会ホームページより転載）

③　　　　　　　　　　　　　　　　　　　　　　　　　医療制度

1 医療制度の仕組み

　日本では**国民皆保険制度**であり，国民全員がいずれかの保険に加入しており，定期的に所属している保険者に保険料を支払っている．それにより，病気やけがで病院や診療所にかかった場合には，保険証を提示することで自身の支払いは本来の費用の一部だけとなり，残りは保険者の負担となる（図Ⅷ-9）．この一部負担金は，現在，健康保険，国民健康保険ともに3割負担，70歳以上は1割負担（一定以上所得者は3割）となっている．75歳以上の後期高齢者を対象とした医療制度については，平成22年（2010）12月現在，内閣により廃止が決定しており新しい制度を検討中であるが，現行では市町村が加入する後期高齢者医療広域連合が保険者となり，被保険者の一部負担金は1割となっている．

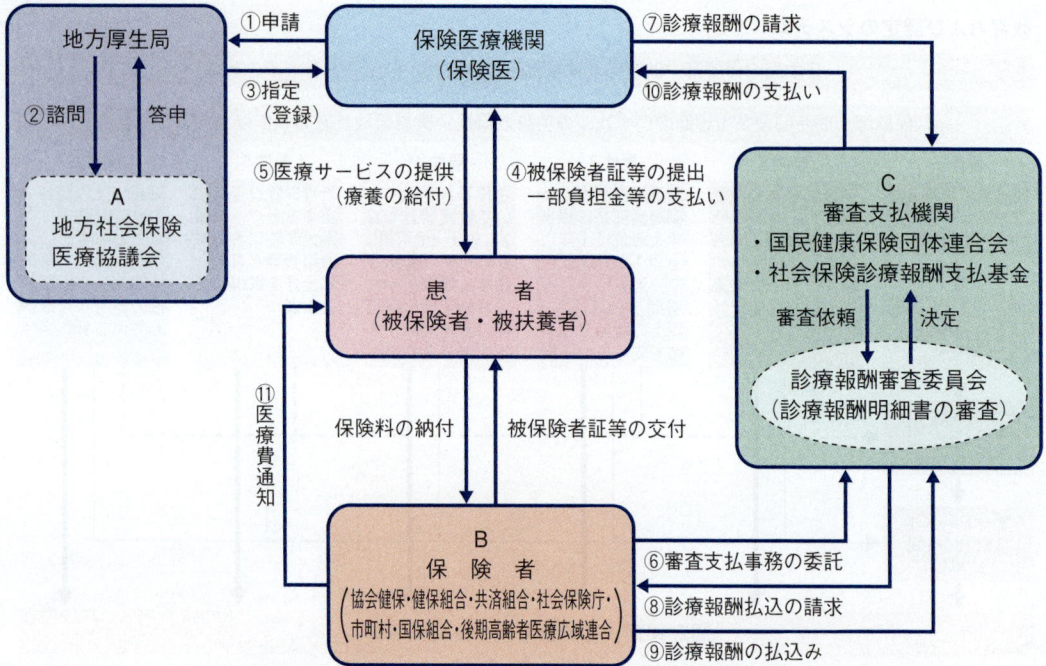

図Ⅷ-9　保険医療の機構と診療報酬請求の相関図
（大阪府健康福祉部国民健康保険課ホームページ，保険診療のしくみより転載）

② 診療報酬とは何か

〔1〕 医療機関の収入

　診療報酬とは，保険医療機関等が行った保険医療サービスの対価として，保険者から保険医療機関が受け取る報酬であり，薬や医療材料などの「物の対価」と診療や看護などの「人の技術サービスの対価」とがある．また，これらがそれぞれ外来における収入と，入院における収入とに分かれており，平成17年（2005）6月の医療経済実態調査によると，入院収入と外来収入を合わせて収入の97％であり，診療報酬が医療機関の収入であることがわかる（図Ⅷ-10）．

　これら診療報酬は図Ⅷ-9に示す通り，被保険者（患者）が医療機関に受診後支払った一部負担金を除く額を，医療機関が保険者に請求する仕組みとなっている．このときの請求の基準となるものが「診療報酬点数」であり，1点10円となっている．この診療報酬の点数はおおむね2年に1度，厚生労働大臣の諮問を受けた厚生労働省の中央社会保険医療協議会にて審議されることとなっている．

〔2〕 法律と診療報酬

　診療報酬については，健康保険法第76条に「療養の給付に関する費用」，第63条に「保険診療における給付の対象となる範囲」について記載されている．給付の範囲には「診療」「検査」「薬剤または治療材料の支給」「処置，手術その他の治療」「居宅における療養上の管理およびその療養に伴う世話その他の看護」「病院または診療所への入院およびその療養に伴う世話その他の看

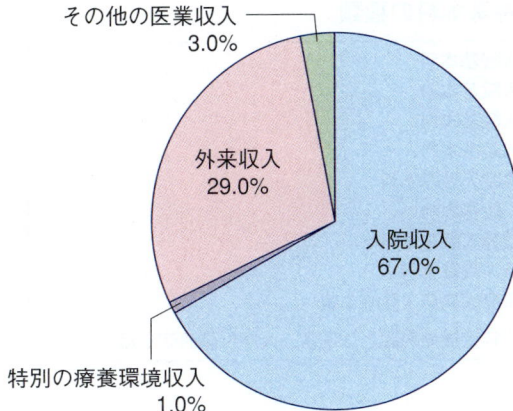

図Ⅷ-10　医療機関における収入の状況
（医療経済実態調査（医療機関調査）の概況　平成17年6月実施）

護」となっており，これらについては診療報酬として評価をして支払いが行われる．

〔3〕支払い方式

　支払い方式には，出来高払いと包括払いがあり，前者は入院基本料に検査や処置等の特掲診療料が積み上げられる方法で，後者は入院基本料と注射，検査等がすべてまとめられて点数が設定されているものである．

　平成15年（2003）4月以降，特定機能病院等においてDPC（diagnosis procedure combination）が導入された．この方法は，診断群分類ごとの点数をもとにした1日あたりの定額払い方式となっている．

❸ 診療報酬における看護の評価

　診療報酬における看護サービスの評価は，入院患者に対する療養上の世話などの基本的なケアに対するものと，入院および入院外の個々の患者へのケアを評価するものとがある．前者については入院基本料，入院基本料等加算，特定入院料により評価されており，後者は入院基本料等加算と特掲診療料がある．

〔1〕基本的なケアに対する評価

入院基本料　入院基本料は従来からの看護料，入院時医学管理料，入院環境料を平成12年（2000）4月に統合し新設した入院料であり，これにより基準看護（昭和33年から）および新看護体系（平成6年から）は廃止された．病院の入院基本料には一般病棟入院基本料，療養病棟入院基本料，精神病棟入院基本料，結核病棟入院基本料などの病棟種別のほか，患者の特殊性や病院の機能により障害者施設等入院基本料，専門病院入院基本料，特定機能病院入院基本料がある（表Ⅷ-6）．各々の入院基本料の中で看護職員配置，看護補助者配置，看護師比率，平均在院日数等により区分され，診療報酬点数が決められている．

表Ⅷ-6　入院基本料の種類

①一般病棟入院基本料
②療養病棟入院基本料
③結核病棟入院基本料
④精神病棟入院基本料
⑤特定機能病院入院基本料
⑥専門病院入院基本料
⑦障害者施設等入院基本料
⑧有床診療所入院基本料
⑨有床診療所療養病床入院基本料
このうち，⑤特定機能病院とは通常，大学付属病院を指す．

　また，入院基本料を算定するためには，病棟の概念，1病棟あたり60床以下，病棟ごとの交替制勤務，看護は看護要員のみによって行われること，看護の記録の実施が定められているが，さらに平成18年（2006）4月から，入院基本料等からの減算項目（入院診療計画未実施減算，医療安全管理体制未整備減算，院内感染防止対策未実施減算，褥瘡対策未実施減算）は，当然行われるものとして入院基本料の算定要件に位置づけられた．

入院基本料等加算　入院基本料等加算には，医療機関ごとに算定要件を満たしてすべての入院患者に対して算定するもの，病棟または治療室を単位として算定要件を満たして当該病棟等に入院する患者に対して算定するものがある．

　医療機関ごとに算定要件を満たすものとしては「医療安全対策加算」があり，これは，医療安全対策にかかる適切な研修を修了した専従の看護師，薬剤師等が配置されていることなどが要件とされており，このような基準を満たした医療機関に入院した患者全員がこの加算を算定されることとなる．

　病棟または治療室単位のものとしては，新生児入院医療管理加算があり，NICUでの必要なケアを脱したが一般病棟の新生児室より手厚いケアが必要な新生児を入院させる専用のユニットで，看護師の配置は常時6対1と決められている．

特定入院料　特定入院料は，集中治療，救命救急や緩和ケア，回復期リハビリテーションなどの治療の特殊性や患者の特殊性により設定された，治療室単位，病棟単位，病室単位，患者単位などで算定される点数である．看護の配置は患者の状態に応じて設定されているが，集中治療では常時2対1（患者2名に対して看護師1名）という手厚い配置となっている．

〔2〕個別の看護サービスに対する評価

　患者の必要性に応じた看護サービスの評価には，主なものとして入院では緩和ケア診療加算，外来においては在宅療養指導料，点滴注射の項目における外来化学療法加算がある．緩和ケア診療加算は平成14年（2002）4月に新設された点数であり，一般病棟に入院している悪性腫瘍患者や後天性免疫不全症候群の方を対象として，2名の医師（身体的症状と精神症状）と1名の看護師からなる専従の緩和ケアチームにより活動を行い，それを評価したものである．特徴としては対象を末期の悪性腫瘍に限らないこと，一般病棟に入院中の患者を対象としていることで，悪性腫瘍と診断された患者に対して早期からかかわることが可能となった．緩和ケアチームの看護師は5年以上の悪性腫瘍患者の看護に従事した経験と緩和ケア病棟等における研修を修了している

ことが要件となっており，その知識と技術を用いた患者へのケアとスタッフへの助言等の役割をになっている．在宅療養指導料は，在宅において気管カニューレやカテーテル類などの器具を用いたり，在宅での透析やインシュリンなどの自己注射管理を行っていたりする患者に対して，個々に30分以上指導を行った場合に算定できる点数であり，看護師の療養指導や相談機能を評価したものである．

　外来化学療法加算は，入院中以外の悪性腫瘍の患者に対して，外来にて化学療法を行う専用の治療室において，悪性腫瘍の治療の目的で抗腫瘍用薬等が投与された場合に加算される点数である．ここでは，治療室内に化学療法の経験を有する専任の看護師が勤務している必要がある．

〔3〕 訪問看護サービスの評価

　医療機関における訪問看護は，在宅患者訪問看護・指導料，精神科訪問看護・指導料により評価を行っている．

　在宅患者訪問看護・指導料は，在宅で療養中の通院が困難な患者に対して，診療に基づき，訪問看護の計画によって，保健師，助産師，看護師，准看護師が訪問し看護を行った場合の評価である．週3日を限度に算定されるが，厚生労働大臣が定める神経難病等の患者は4日以上の訪問も算定が可能である．

　精神科訪問看護・指導料は，精神科医の指示をもとに，保健師・看護師等が患者またはその家族が生活する場を訪問し，看護または社会復帰指導を行った場合の評価である．

〔4〕 在宅医療の評価

　看取りまでを含めた在宅医療の推進のために，地域における在宅医療の中心的な役割を担う医療機関として，**在宅療養支援診療所**について診療報酬上で評価されている．これは，在宅療養支援の24時間対応の窓口として，必要に応じて他の医療機関や訪問看護ステーションと連携し，24時間往診および訪問看護等ができる体制を整えた医療機関である．要件としては，保険医療機関たる診療所であること，24時間連絡を受ける医師または看護職員が配置され，その連絡先を患家に文書で提供していること，当該診療所の医師の指示に基づき，24時間訪問看護の提供が可能な体制であることなどが求められている．

④ 　　　　　　　　　　　　　　　　　　　　　　　　　　　　　　**介護保険制度**

❶ 介護保険法

　介護保険法は「加齢に伴って生ずる心身の変化に起因する疾病等により要介護状態となり，入浴，排せつ，食事等の介護，機能訓練並びに看護および療養上の管理その他の医療を要する者等について，これらの者が尊厳を保持し，その有する能力に応じ自立した日常生活を営むことができるよう，必要な保健医療サービスおよび福祉サービスに係る給付を行うため，国民の共同連帯の理念に基づき介護保険制度を設け，その行う保険給付等に関して必要な事項を定め，もって国民の保健医療の向上および福祉の増進を図ること」を目的としており，平成9年（1997）に制定され，平成12年（2000）4月1日に施行された．介護保険法の中には，介護保険の定義や保険者，

国民の努力および義務，国および都道府県の責務等が定められている．

② 介護保険制度の仕組み

　介護保険の保険者は市町村および特別区であり，被保険者は40歳以上の者となる．被保険者には第1号被保険者（当該市町村に住所をもつ65歳以上の者）と第2号被保険者（当該市町村に住所をもつ40歳以上65歳未満の者）が定められている．保険の給付は，被保険者が要介護状態または要支援状態になった場合に行われ，このような状態の判断は市町村の認定を受けることとなる．給付には**介護給付**と**予防給付**があり，介護給付の中には居宅サービス，地域密着型サービスと施設サービスがある（図Ⅷ-11）．

　要介護の区分は，要介護1〜5の5区分，要支援1〜2の2区分となっている．介護予防に重点が置かれている．

③ 介護サービス利用の手続き

　介護サービスを受けようとする者は，市町村に申請をして要介護認定を受けなければならない（図Ⅴ-4参照）．要介護認定は**介護支援専門員**（ケアマネジャー）により行われる．ケアマネジャーは医師，薬剤師，看護師等，厚生労働省令で定められた保健・医療・福祉分野の専門家であり，

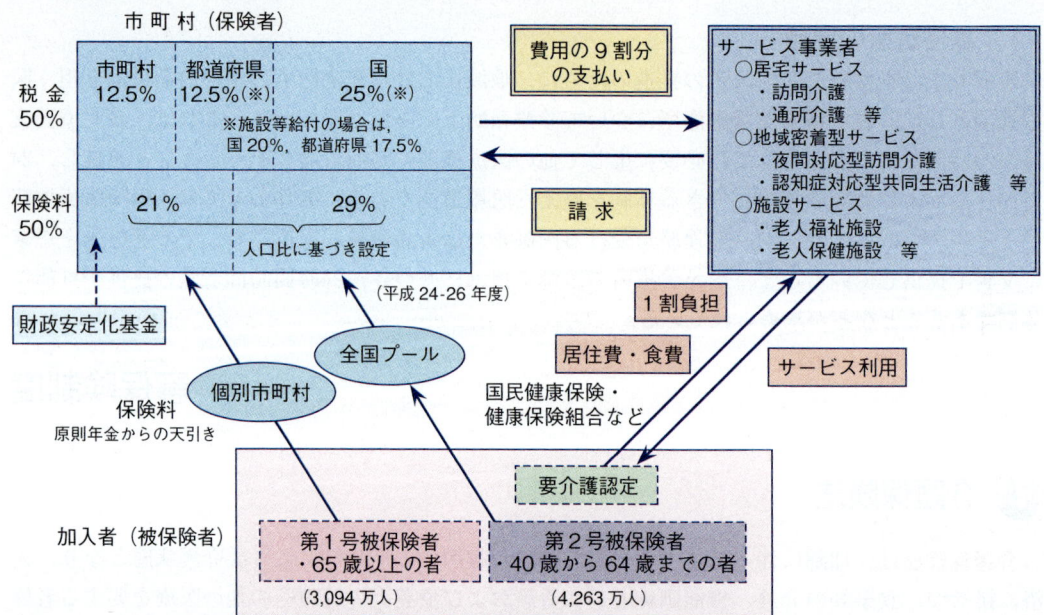

（注）第1号被保険者の数は，「介護保険事業状況報告（平成24年度末現在）」による．
　　　第2号被保険者の数は，社会保険診療報酬支払基金が介護給付費納付金額を確定するための医療保険者からの報告によるものであり，平成22年度内の月平均値である．

図Ⅷ-11　改正後の介護保険制度の仕組み

（厚生労働統計協会（2014）国民の福祉と介護の動向2014／2015，61（10），p.144より転載）

　実務経験および介護支援専門員実務研修受講試験に合格し，指定の研修を終えて登録された者である．

　認定された介護度と利用者の身体状況によって，受けるサービスが決められる．

⑤　看護政策と制度

　看護職者の「看護政策」に対する関心の調査結果（日本看護協会「平成13年度　看護政策立案のための基盤整備推進事業報告書～看護職の医療・看護政策に対する意識に関する研究～」）によれば，政策への関心は，80％程度の人が「関心がある」としている一方で，政策決定過程に関心がある人は63％に下がり，具体的な改正例の決定過程を問うと，「知っている」は20％となっていた．

　看護職は保健師助産師看護師法に基づき業務を行っており，人員や設備等の業務環境，医療の制度等の多くが国の方針としての医療制度や法制度の医療法や医師法等により決められていることから，法や制度の変更は私たちの働き方を左右することとなる．できる限り関心を向け，厚生労働省や日本看護協会等の正しいルートから正しい情報を入手し，行動できるようにしていくことが重要である．

参 考 文 献

1．志自岐康子他編（2007）ナーシング・グラフィカ18基礎看護技術第 2 版，p. 120，メディカ出版
2．看護の法律，Nurse-Style（http://www.nurse-style.com/）
3．厚生労働省ホームページ（2004）第 1 回社会保障審議会医療部会　配布資料 1 医療提供体制の改革の経緯）
4．厚生労働省ホームページ（2006）第 1 回看護基礎教育の充実に関する検討会　資料 2　1. 看護教育制度の概要（2）看護教育制度の現状（制度図）
5．志自岐康子他編（2007）ナーシング・グラフィカ18基礎看護技術第 2 版，p. 118，メディカ出版
6．日本看護協会ホームページ，認定看護管理者　教育および認定のシステム
7．大阪府保健福祉部国民健康保険課ホームページ，保健医療のしくみ　保健医療の機構と診療報酬請求の相関図
8．厚生労働省ホームページ（2006）介護保険制度改革の概要（パンフレット）－介護保険法改正と介護報酬改定－）
9．日本看護協会ホームページ
10．上泉和子・小山秀夫・鄭佳紅著（2006）系統看護学講座別巻 8 看護管理，医学書院

3

看護サービスにおけるマネジメント

① 協働・連携のマネジメント

❶ 協働・連携の必要性

　看護サービスは患者疾病の回復に向けて，看護師同士または他職種との連携・共同の下に進められていく．看護は交代制勤務で行われていることから，何らかの看護方式を用いて看護師同士の連携が行われる．また，患者が疾病を回復するためには，適切な治療と看護等のケアを行うことが必要であり，患者の状態に合わせた療養を支援するためには，医師，看護師，薬剤師，管理栄養士，理学療法士，作業療法士，言語聴覚士，ソーシャルワーカー等が協働して，それぞれの専門性を発揮することが重要である．例えば，心疾患で入院した患者の場合，治療に関しては医師が中心となり，その治療が一番よい状態で進められるように，看護師が患者の状態を観察しながら支援を行う．また，食事療法や薬物療法については，管理栄養士や薬剤師の指導を組み入れながら，退院後の生活に合わせた方法を，看護師と患者で考えていくことが必要となる．心臓リハビリテーションが必要である場合には，理学療法士と医師が連携しリハビリテーションを進め，生活指導を看護師もともに実施していくこととなる．このように，それぞれの専門職種がお互いの専門性を尊重しつつ，患者にとって一番よい療養ができるように考えていくことが，連携の必要性と重要性である．

❷ 看護職種間での協働・連携

　看護の実施にはさまざまな看護方式の下で実施している．その方法の主なものは以下のとおりである．病棟の特徴に合わせて，その方式を選び実施している．

〔1〕看護方式
①チームナーシング

　1つの看護単位がチームとなり，チームリーダーが責任者となり看護を行う方式である．チームはチームリーダーの看護師を中心に，スタッフ看護師や看護補助者等で構成される．看護の責

任者は明確であるが，看護単位での交代制勤務のため患者の担当者は固定されず，継続した看護の提供は困難となる．さらに，チームリーダーの能力に，そのチームの活動が影響を受ける．

②プライマリーナーシング

1名の看護師が責任をもって患者の入院から退院までを担当する方式である．この1名の患者に対する看護師をプライマリナースといい，プライマリーナースが勤務していない時間帯は，アソシエートナースが看護計画に基づいて看護を行う．患者の看護計画等をプライマリーナースが責任をもち実践していくことから，プライマリーナースの能力が看護ケアの質に影響を与えることとなる．

③機能別看護方式

この看護方式は，患者に実施する看護を，実施項目別に担当者を決めて提供していく方法である．例えば，患者の検温等全身状態の観察や記録を担当する看護師，清拭や洗髪等のケアを中心に実施する看護師，検査や処置等を中心に実施する看護師のように，役割を実施する内容別に分担を行うことである．この場合，患者に対する責任が不明確となる問題がある．

④受け持ち看護方式

この方式は，1人の看護師が数人の患者を受け持ち，勤務時間帯のみ責任をもって看護を行う方法である．勤務時間帯の責任は明確となるが，毎日患者を担当する看護師が変わることから，看護の継続性は保ちにくい．固定チームナーシングやチームナーシングと組み合わせて取り入れられることもある方式である．

⑤固定チームナーシング

1看護単位の中で，2つ以上のチームがある一定期間組まれ，そのチームの中で患者も固定して看護を提供していく方式が固定チームナーシングである．このチーム内でリーダーが決められ，役割や業務が明確にされて看護を提供していく．チームナーシングより限られた患者やメンバーで看護を展開できることが，患者および看護師にとっての利点である．

〔2〕 看護単位に適した看護方式の運営と人材の確保

看護方式はその病棟の特徴に合わせて選択していくが，これを運営できるような看護師の人数および能力をそろえていくのが，看護マネジャーの役割である．病棟の管理者である看護師長は患者の状況と看護の必要量を加味し，日々の看護が安全に提供できているかを看護師の人数や能力等から判断する．安全な看護提供に問題がある場合には，看護師数の調整や看護量の調整を行う必要がある．看護部長はこのような情報を収集し，病院内の看護職員全体の人材のバランスの調整，協働の方策・方針，新たな人材の確保などを考えていく必要がある．

〔3〕 専門性の高い看護職との連携

より専門分野を学び，日本看護協会から認定を受けた専門看護師や認定看護師は，その高い知識と技術を生かして「実践」「指導」「相談」をその業務としている．そこで，看護師が病棟での看護に迷った場合，専門看護師や認定看護師にコンサルテーションを行い，患者によりよい看護が提供できるようにする必要がある．その方法は，専門看護師や認定看護師に依頼を行い，患者のアセスメントと看護判断を行ってもらい，直接，専門看護師や認定看護師がケアや処置を実施する場合と，コンサルテーションの後，看護スタッフへ知識や技術を指導し，病棟の看護師が継

続して患者のケアを実施していく方法とがある．いずれにしても，患者にはよりよいケアが提供でき，回復が早まるという成果が期待される．例えば，重度な肺炎の患者の場合，医師は肺炎の状態の改善のために抗生剤等の薬物投与と酸素投与の指示を出し治療を進めていく．看護は呼吸状態の観察や喘鳴の状況，発熱，酸素飽和度等の継続観察と日常生活の援助，確実な酸素投与と薬物投与，患者・家族の不安の除去を行っていく．この中で，専門看護師は患者・家族の回復への意向を踏まえてできるだけこれを達成できるように，患者の身体状況をデータや胸部レントゲン結果とフィジカルアセスメントから離床のタイミングを判断し医師に提案していくことなど，より専門性の高い知識・技術から看護を実施していく．このような判断や行動を看護スタッフと協働していくことにより，患者・家族の意思を尊重した回復を達成でき，よりよい看護につなげることができる．また，褥そうをもつ患者の場合，皮膚排泄ケアの認定看護師が判断した処置の方法を実施した後，褥そうの回復が今までの3分の1の期間で回復するようになったという結果もある．この処置方法を患者の担当看護師も実践することで，技術を向上させることができるというメリットもある．

このような専門性の高い知識や技術をもつ看護師との連携・協働は患者の回復を促進し，患者・家族にとっても早期回復という目標を達成でき，看護師はよりよい技術を身につける機会となる．このような機会を，看護単位の統括者である看護師長等は積極的につくるように働きかける役割を担う．また，病院全体でこのような専門性の高い人材が必要であるかどうかを判断し，雇用をしていくことを看護部長は考えていくこと，および積極的に動くことが大切である．

③ 多職種との協働・連携

〔1〕チーム医療

チーム医療とは，安全を含めた医療の質の向上のために，看護師・医師・薬剤師等の医療専門職種とチームを組み，お互いの能力や技術を用いて医療を提供していくことである．1つのチームとして取り組むためには，自身の業務範囲や責任，自己の能力を知るとともに，チームを組む職種の業務・職責を理解しておく必要がある．また，チーム医療については，医療の複雑化やニーズの変化，医師不足という社会的背景から国も推進しており，検討会が開催されたり役割分担についての通知が発出されたりしている．

チーム医療の中心には患者がおり，患者・家族も含めた疾病の回復に向けたチームでなくてはならない．

〔2〕医師との協働・連携

保健師助産師看護師法第37条に「保健師，助産師，看護師又は准看護師は，主治の医師又は歯科医師の指示があつた場合を除くほか，診療機械を使用し，医薬品を授与し，医薬品について指示をしその他医師又は歯科医師が行うのでなければ衛生上危害を生ずるおそれのある行為をしてはならない」とあるように，医療行為については医師の指示の下に実施することとなっている．つまり，看護は保健師助産師看護師法第5条に規定する診療の補助行為を医師の指示の下で患者に実施するという協働・連携関係となっているのである．しかし，医師の指示によればすべての医療行為を患者に実施してよいのではなく，患者の状態の観察による患者への実施の判断，安全

な技術の提供については，看護師が責任をもって対応していく必要がある．そのためには，患者の状態とその治療法に対する医師との情報交換が十分に行われることが大切であり，看護師にはその情報を集める力と医師等への情報の伝達能力を備えることが重要である．看護管理者はこのような看護師の能力を向上させるように働きかけることと，医師との連携ができる場を意図的につくる必要がある．

〔3〕 薬剤部門との協働・連携

薬剤師との連携は，薬物投与を正しく行う上で業務を分担したり，専門的知識を提供したりということが行われている．近年では抗がん剤やIVHの調剤は薬剤部で行われたものが病棟に届けられ，患者に実施するのみとなってきている．

さらには，病棟にある救急カートの薬剤管理や病棟内の常備薬の管理等も薬剤部が行っている場合もある．緊急時に不足なく使用ができるように，病棟と薬剤部が連携して業務範囲と責任を明確にしておく必要がある．

服薬指導等については，薬剤師が病棟にて患者に指導を行うことが多くなっている．「指導」という点で，日常生活に合わせた服薬管理を指導する看護師と薬剤師は協働することが多くなることから，お互いが得ている情報と実施した指導内容等を十分に共有することが患者への情報伝達時のもれや重複を防ぐこととなる．目標は，患者に対する安全・確実な与薬（輸液・内服）の実施である．

〔4〕 リハビリテーション部門との協働・連携

リハビリテーション部門では，理学療法士，作業療法士，言語聴覚士，視能訓練士との協働・連携が行われる．リハビリテーションでは医師の指示の下，患者の身体機能を回復させることや維持させるために，専門的知識や技術を提供していく．看護との協働・連携では，訓練室でのリハビリテーションのほかに，病棟で行うプログラムについて看護師が実施したり病棟に療法士が来て実施したりと，患者に一番よい方法で必要な量の治療を提供できるようにするために協働を行う．リハビリテーションメニューと進行状況，日常生活行動をとる上で気をつけること，意識することなどを情報共有することが，リハビリテーション途中の患者の転倒・転落，誤嚥等の事故を防ぐこととなる．

〔5〕 栄養部門との協働・連携

食事の形態，アレルギーの有無等の情報を共有し，患者に適した食事を提供することが療養上重要なことである．そのためには，患者の身体状況のアセスメントの結果を栄養部門と共有して行く必要がある．栄養サポートチームでの活動も診療報酬で評価されてきており，今後もますます連携を行う必要がある．

〔6〕 事務部門との連携

事務部門は患者管理と職員管理を行っており，病院の中核を担っている．主な業務としては，収入・支出等の管理である財務管理，職員に関する人事・労務管理，施設や設備の管理，物品管理，患者に関する医事管理がある．看護部門との連携ではすべてに関連してくるが，患者の治療

やケアに必要な物品や入退院等の医事管理，専門性の高い看護提供のための人材育成等の人事労務管理が関連している．これらに関しては，看護管理者はいつでも必要性とメリット・デメリットを適切に説明できるような準備を行い，事務部門と連携しつつ，患者のケアを滞りなく行うことができ，質の高い看護が提供できるようにしておくことが必要である．

❹ 院外との連携

〔1〕退院支援

　医療制度改革以降，病院の在院日数の短縮化が進み，病院において退院支援がなされるようになってきている．診療報酬においても平成20年度（2008）の改定で療養病棟や後期高齢者の点数として評価がなされ，平成22年度（2010）では急性期においても評価がなされるようになった（後期高齢者と対象とした点数設定は，制度廃止により削除となった）．

　退院支援は，退院後も安全・安心な在宅療養を行ってもらうために，療養上の指導や訓練，療養の場の環境整備，社会資源の調整を行うことである．これらを退院までに行うためには，入院時から早期に取り組む必要がある．その内容は，現在の病状や今後の状態を予測することと，退院後の療養環境の情報を得て介護のための支援の必要性を判断することである．退院後のサポートが必要であれば，要介護認定の手続きや訪問看護ステーションとの連携を行う必要があり，さらには在宅での療養が不可能である場合には，長期療養を行う施設の受け入れを検討する必要がある．最近ではこのような役割は，退院支援を担当する部署の看護師やMSW（メディカル・ソーシャルワーカー）が担うことが多くなってきている．

　退院支援を行うためには，患者の情報を正しく得るために病棟のカンファレンスに参加するなど病棟看護師や担当医師との連携が必要となる．その情報をもとに必要な資源を退院支援の担当看護師は考え，また，在宅療養に必要な教育や指導内容を病棟看護師とともに考えて病棟看護師に指導を実施してもらうようにしていく．さらに，患者や家族とも直接話をして，退院後の生活を考えたり必要な支援内容を考えたりし，在宅療養のイメージをもってもらう．そして，在宅療養が可能かどうかの判断も共に行っていくことが重要である．

　退院支援の中心は患者であり，より安全で安心な療養生活が送れる方法を医療者，家族，福祉部門が一緒になって考えていくのである．

〔2〕訪問医療との連携

　退院後も医療が必要な場合，かかりつけ医での継続的な診療を受けるとともに，訪問看護を入れて医療が適切に実施される体制を整える必要がある．この体制をスムーズに整えていくためには，前述の退院支援・調整部門の活動が不可欠である．また，病院と地域の診療所や長期療養型施設がつねに連携をとる体制を整備しておくための，地域連携クリティカルパスを作成したり，疾患の勉強会を共同開催したり，情報交換の場をつくったりと，お互いのことをよく理解する場をつくることも必要である．このような接点をつくっていくのも病院の管理者であり，その一端を担うのが看護部長であると考えられる．

❺ 連携に必要な技術

　看護職間および他職種間等で連携を行う場合，情報の共有，連携する職種の専門性・職責を理解する，コミュニケーションおよび交渉をうまく行うことが，共通として重要な事項である．

〔1〕 情報の共有

　1人の患者に対して治療方針，短期・長期の目標があり，患者自身の「こうなりたい」という目標がある．その目標を達成するために何が必要かを考え，誰が何をしたらよいかを患者・家族を含めたチームで共通認識し，役割を分担していく必要がある．そのためには，このように考えていく場，カンファレンスなどを実施していく場をもつことが大切である．患者の生活に接してニーズを把握しているのは看護師であり，24時間体制で状態の把握・治療にかかわっているのも看護師である．そのため，このような情報の共有，役割分担の中心となるのは看護師であり，多職種連携の要となる．

〔2〕 連携する職種の専門性・職責の理解

　連携したり役割分担を行ったりするためには，多職種の職務の内容を理解しておく必要がある．看護だけでなく他の分野についても資格，役割等を知り，実際の業務に関しても関心をもって理解するようにする．例えば，病棟内で多職種連携している機会に積極的にかかわることで，他の専門職種の業務も理解することができ，自分の受け持ちの患者で必要時にはすぐに対応することができると考える．

〔3〕 コミュニケーションと交渉

　協働や連携の場合，自分たちの役割を主張し過ぎてもうまくできない．専門職として重なる部分もあるとは思うが，患者・家族にとって一番よい方法は何かを中心に考えて，誰が役割を担うかを決めることがよいであろう．例えば，内服薬の指導の場合，非常に専門的なことを知りたい患者であった場合，看護師より薬剤師の方が患者の満足の高い指導ができると考える．しかし，難しいことよりも生活の調整とそれに合わせた内服方法を考えるのであれば，看護師の方が適任だと考えられる．お互いに共有した情報の中で，患者の状況に適した方法を選択し，その方法に適した医療従事者にチームメンバーとして力を発揮してもらうことが大切である．力が最大限に発揮できるようにするためには，いかにその医療者に依頼し実施してもらうかが重要であり，依頼方法としては「交渉」の技術が必要であり，患者に適したアプローチをしてもらうためにはコミュニケーションの能力が必要となる．いずれも，看護の基本である．

② 情報のマネジメント

❶ 情報の種類

〔1〕 患者の情報

　患者の情報には，疾患名，身体状況，病状，治療に関する情報，医療者による日々の記録，治

療や看護の方針等がある．ここには患者自身の情報のほか，家族構成や職業，連絡先など患者および家族等の個人的な情報が含まれている．これらの情報は診療情報や看護情報とされており，診療録，手術記録，麻酔記録，各種検査記録，検査成績，X線写真，助産録，看護記録等が含まれる．

　診療情報や看護情報の役割は，療養に関する一連の事実の記録，医療関連職種の情報共有の手段，診療および看護等の医療提供内容の評価の資料，スタッフ教育や研究の基礎資料，法的資料等である．これらの役割のためにも，記録は事実を正しく，わかりやすく記載する必要がある．

〔2〕 職員の情報

　職員の情報では，職員全体をあらわす情報として職員数，平均年齢，平均勤続年数，定着率・離職率等があり，職員個人の情報として生年月日，学歴，職歴，免許の種類，業績等がある．

〔3〕 経営の情報

　経営の情報には，外来患者数，入院患者数，平均在院日数，病床利用率等の患者統計の情報，病院損益の分析を行うための医業収益（入院収益，外来収益，特別の療養環境に関する収入等），医業費用（給与費，医薬品費，医療用消耗品費，経費等）がある．病院によっては，病棟や診療科別の収益を出しているところもある．

❷ 情報の管理

　情報の管理については，「診療録等の電子媒体による保存について」（平成11年 4 月22日健政発第517号・医薬発第587号・保発第82号），「診療録等の保存を行う場所について」（平成14年 3 月29日医政発0329003号・保発第0329001号，平成17年 3 月31日改正，医政発第0331010号，保発第0331006号）により，診療録等の電子保存および保存場所に関する要件等が明確化された．その後も，e-Japan戦略・計画をはじめとする情報化の要請はさらに進み，医療情報においても「厚生労働省の所管する法令の規定に基づく民間事業者等が行う書面の保存等における情報通信の技術の利用に関する省令」（平成17年 3 月25日厚生労働省令第44号）が発出された．さらに「医療・介護関係事業者における個人情報の適切な取扱いのためのガイドライン」が公表され，平成17年 4 月の「個人情報の保護に関する法律」（平成15年法律第57号．以下「個人情報保護法」という）の全面実施に際しての指針が示された．

　これら通知事項をもとに，医療の情報管理は実施されている．

〔1〕 情報媒体の種類

　情報媒体には紙面による記録と電子媒体による記録がある．従来の紙面での診療記録や看護記録等のほか，国の政策にも関連し医療情報も電子化が進んでいる．電子媒体による記録には，電子カルテ，オーダリングシステム，レセプトコンピュータシステムがある．電子カルテは，診療情報や看護情報等の情報全般を電子化して記録する方法であり，データをリアルタイムで更新することができ，最新のデータをいつでもどこでも医療者間で共有することができるという利点がある．オーダリングシステムは，従来「伝票」を用いていた薬剤・検査・物品等のオーダー事項

について，コンピュータシステムを用いて実施していくというシステムである．医師の指示の後に行っていた工程が短縮化されることから，オーダーが即時に反映されていくこととなる．レセプトコンピュータシステムは，診療報酬の請求業務の省力化のためのものである．

〔2〕 診療録等の保存

診療録の保存については，医療法，医師法，保険医療機関及び保険医療養担当規則により決められている．

助産録の保存は，保健師助産師看護師法に定められている．

診療録以外の検査記録や画像などは，医療法施行規則で保存が義務づけられている．

〔3〕 守秘義務

医療従事者の守秘義務については，法律で規定されている．医師，歯科医師，薬剤師，助産師については刑法第134条秘密漏示罪，保健師，看護師，准看護師については保健師助産師看護師法第42条の2に明記されている．法で規定されていることから罰則もあり，秘密をもらした場合には6月以下の懲役または10万円以下の罰金となる．また，職業倫理による守秘義務の規定もあり，専門職者としてはこれらを当然守ることとされている．

〔4〕 情報開示

個人情報保護法が平成15年（2003）5月に制定された．この法の目的は「高度情報通信社会の進展に伴い個人情報の利用が著しく拡大していることにかんがみ，個人情報の適正な取扱いに関し，基本理念及び政府による基本方針の作成その他の個人情報の保護に関する施策の基本となる事項を定め，国及び地方公共団体の責務等を明らかにするとともに，個人情報を取り扱う事業者の遵守すべき義務等を定めることにより，個人情報の有用性に配慮しつつ，個人の権利利益を保護することを目的とする．（第1条）」とされている．また，この法において「個人情報」とは，生存する個人に関する情報であって，当該情報に含まれる氏名，生年月日その他の記述等により特定の個人を識別することができるものとの定義もされている．このような個人情報を守る法の中に，個人情報の開示に関する事項も規定されている．

個人情報を取り扱う場合は目的を明確にして情報を収集するとともに，第三者への情報の提供は，原則，本人の同意の下実施することとなる．

「開示」については第25条に「個人情報取扱事業者は，本人から，当該本人が識別される保有個人データの開示（当該本人が識別される保有個人データが存在しないときにその旨を知らせることを含む．以下同じ）を求められたときは，本人に対し，政令で定める方法により，遅滞なく，当該保有個人データを開示しなければならない」と定められている．そのため，本人からの情報開示の請求があった場合には，そのとおりに対応しなければならない．しかし，開示することにより，生命や身体財産等の権利利益を害する恐れがあったり，業務の適正な実施に支障があったり，法に違反する場合には，その全部または一部を開示しないことができるとされている．

③　キャリア開発

　キャリアとは職業や生涯の履歴・経歴とされており，職業だけでなくライフイベントも含めてその人の生き方そのものとしてとらえられる．キャリア開発は組織において，人材をいかに育てて活用するかということであり，組織の目標に合わせて，必要な人材・求める人材を育成するための計画を立てていく．その人材育成の方策としては＜新人看護職員研修＞＜プリセプター制度＞＜現任教育＞がある．

　基本的にはキャリアは自身がどのようになるかを考え決めていくこととなり，その将来をどのように描くのかをキャリアデザインという．このキャリアデザインの下，知識や技術をより高度なものを目指していくことをキャリアアップとされ，このように目標をもつこと，それに向かって進むこと，その機会が与えられることが，仕事へのモチベーションに影響する．組織が看護職のキャリア開発にいかに取り組むかは，人的資源管理の重要な事項となる．

❶　新人看護職員研修

　医療の高度化や在院日数の短縮化，医療安全に対する意識の高まりなど国民のニーズの変化を背景に，臨床現場で必要とされる臨床実践能力と看護基礎教育で習得する看護実践能力との間には乖離が生じ，その乖離が新人看護職員の離職の一因であるとの指摘があった．そこで，厚生労働省では，新人看護職員の臨床実践能力の効果的かつ効率的な向上をはかるため，平成16年（2004）3月に「新人看護職員の臨床実践能力の向上に関する検討会報告書」をまとめた．新人看護職員の到達目標と研修指針の内容を抜粋して表Ⅷ-7に示す．

　この後も現場と教育の乖離は指摘され，看護基礎教育と臨床現場との乖離を埋めるためには，看護基礎教育の充実をはかるとともに，新人看護職員研修の制度化・義務化を視野に入れ，離職防止の観点からも，新人看護職員研修の実施内容や方法，普及方策について早急に検討し，実施に移すべきであるとされた．

　また，第171回国会において，保健師助産師看護師法及び看護師等の人材確保の促進に関する法律の一部を改正する法律が成立し，新たに業務に従事する看護職員の臨床研修等が努力義務として規定され，平成22年（2010）4月1日より施行された．これを踏まえて，ガイドラインは，新人看護職員が基本的な実践能力を獲得するための研修として，医療機関の機能や規模にかかわらず研修を実施することができる体制の整備を目指して作成された．

　新人看護職員研修の理念は以下のとおりである．

①看護は人間の生命に深くかかわる職業であり，患者の生命，人格および人権を尊重することを基本とし，生涯にわたって研鑽されるべきものである．新人看護職員研修は，看護実践の基礎を形成するものとして，重要な意義を有する．

②新人看護職員を支えるためには，周囲のスタッフだけではなく，全職員が新人看護職員に関心をもち，皆で育てるという組織文化の醸成が重要である．この新人看護職員研修ガイドラインでは，新人看護職員を支援し，周りの全職員がともに支え合い，成長することを目指す．

　研修体制については，支援する体制として，実地指導者，教育担当者，研修責任者，プログラム企画・運営組織を組織することが必要であるとされており，専任・兼任や人数の配置は組織に

表Ⅷ-7　新人看護職員の到達目標と研修指針

Ⅰ　新人看護職員研修の考え方
1　新人看護職員研修は，看護実践の基礎を形成するものとしてきわめて重要な意義を有する．
2　医療機関の全職員に対する組織的な研修の一環として位置づけられるべきものである．
3　多重課題を抱えながら複数の患者を受け持ち，安全に看護ケアを提供するための看護実践能力を強化することを主眼とする．

Ⅱ　新人看護職員研修到達目標および新人看護職員研修指導指針の前提
1　病院において看護ケアを提供する看護職員を想定．
2　到達目標および指導指針の内容は，基本事項として提示するが，施設規模等の状況により，適宜調整することを想定．

Ⅲ　新人看護職員研修到達目標基本事項
　看護職員として必要な姿勢および態度ならびに新人看護職員が卒後1年間に修得すべき知識，技術の目標を提示．到達目標は3つの要素に分けたが，これらは臨床実践の場で統合されるべきものである．

1　看護職員として必要な基本姿勢と態度
（1）看護職員としての自覚と責任ある行動
（2）患者の理解と患者・家族との良好な人間関係の確立
（3）組織における役割・心構えの理解と適切な行動
（4）生涯にわたる主体的な自己学習の継続

2　看護実践における技術的側面
（1）看護技術
①環境調整技術，②食事援助技術，③排泄援助技術，④活動・休息援助技術，⑤清潔・衣生活援助技術，
⑥呼吸・循環を整える技術，⑦創傷管理技術，⑧与薬の技術，⑨救命救急処置技術，
⑩症状・生体機能管理技術，⑪苦痛の緩和・安楽確保の技術，⑫感染防止の技術，⑬安全確保の技術
○看護技術を支える要素
①医療安全の確保，②患者および家族への説明と助言，③的確な看護判断と適切な看護技術の提供
（2）助産技術
①妊産婦，②新生児，③褥婦，④証明書等
○助産技術を支える要素
①医療安全の確保，②妊産褥婦および家族への説明と助言，③的確な判断と適切な助産技術の提供

3　看護実践における管理的側面
①安全管理，②情報管理，③業務管理，④薬剤等の管理，⑤災害・防災管理，⑥物品管理，⑦コスト管理

（厚生労働省（2006）新人看護職員の臨床実践能力の向上に関する検討会報告書より）

より異なるが，それぞれの役割が明確であることが求められている．
　新人看護職員を支える体制の構築では，新人看護職員が臨床現場に順応し，臨床実践能力を獲得するためには，根気強くあたたかい支援が必要である．また，新人看護職員の不安を緩和するために，職場適応のサポートやメンタルサポート等の体制づくりが必要である．そのためには，新人を周りで支えるためのさまざまな役割をもつ人員の体制づくりが必要であるとされている．
　新人看護職員研修の方法は現場教育（OJT），集合研修（Off－JT），自己学習を適切な形で組み合わせるとされており，その手段も講義形式，通信教育やe－ラーニング研修などのITを活用した方法でもよいとされている．所属施設や部署によって実施することが難しい項目は，集合研修や他部署（他施設）での研修によって修得することも可能としている．

❷ プリセプター制度

　プリセプター制度は，1人のプリセプターが1人のプリセプティ（指導を受ける側）に対してマンツーマンで臨床の教育を行う制度であり，先輩看護師がOJTの形で実施する方法である．この方法をとる目的は医療機関によって違い，「リアリティショックを予防して職場適応するための支援」「業務ができるようになるための指導」「看護師としての成長」があるとされている．

　プリセプター制度のメリットとしては，①仕事に即した実際的な知識や技能が身につく，②不明な点などその場で指導を受けることができる，③1対1であることから指導の一貫性が保たれる，④教育訓練のための特別な時間の確保がいらない，⑤プリセプターとプリセプティともに成長することができる，ことがあげられる．一方でデメリットとしては，①1対1であるための指導への負担感が大きい，②教育側の資質によっては成果を得られないことがある，ことがあげられる．プリセプターの負担は大きいことから，プリセプターを支える人材を確保する必要がある．

　看護管理者としては，プリセプターを行う人材を選出することが重要であり，その能力を見つけることを日頃の看護活動からみていく必要がある．さらには，新人とのペアを決めることの難しさがある．一定の期間，指導する側とされる側として日常業務を実施するため，お互いの成長を期待できる組み合わせを考える必要がある．

　新人看護職員研修制度と合わせて，どのようにプリセプター方式が取り入れられるのかは，今後の課題となる．

❸ 現任教育

　現任教育は看護基礎教育に続くすべての教育であり，現職の看護師等が一定の期間に必要な知識・技術・管理等の能力を身につけていく教育である．最近では医療の高度化にともない，治療法や機器類の変化・進歩が目まぐるしく，基礎教育で学んだ知識だけでは対応できない状況となっていることから，現任教育の重要性がますます高くなってきている．

　現任教育にはクリニカルラダーに代表されるような段階式の教育，専門性を身につける専門教育，管理能力を身につける管理者研修がある．段階式の教育は看護部の理念の元に教育内容と段階をつくり，職員に提示して自身のレベルに合わせて段階を追って教育に参加していくものである．この方法は，看護職員の目標管理と合わせながら段階的に進めていくこともある．クリニカルラダーの例を表Ⅷ-8に示す．

　専門教育は，病院独自の専門性を身につけた看護師の養成を行う方法と，日本看護協会が認定する認定看護師等の研修施設において専門性を身につけていく方法とがある．後者の場合には試験に合格すると認定看護師となるが，前者の場合には院内ルールであるため，院内だけの認定ということとなる．

　管理者の研修には都道府県の看護協会，日本看護協会看護研修学校等で行う認定看護管理者教育課程のファーストレベル，セカンドレベル，サードレベルの研修がある．これらの研修は管理を行う上で必要な基本的能力や技術を身につけるとともに，サードレベルではトップマネージャーとしての能力をも身につけることとなる．

表Ⅷ-8　クリニカルラダーの例

<table>
<tr><th colspan="2" rowspan="2"></th><th colspan="4">臨床能力段階</th></tr>
<tr><th>レベルⅠ</th><th>レベルⅡ</th><th>レベルⅢ</th><th>レベルⅣ</th></tr>
<tr><th rowspan="6">臨床能力項目</th><th>看護実践能力</th><td>所属する看護現場の基本的な看護実践（基本的な看護技術，看護過程の展開など）ができる．</td><td>所属する看護現場で，日常的に必要とされる看護実践はほぼ単独で実施できる．</td><td>所属する看護現場で，高度な看護実践を行い，さらにモデル的な看護実践の教示をすることができる．</td><td>倫理的知識と実践的知識を応用し，全人的でありかつ分析的看護を効率的に実施することができる．</td></tr>
<tr><th>組織的役割遂行能力</th><td>責任の最も軽い，難易度の最も低い，軽微な組織の役割をはたす．看護チームでは，フォロワーやチームメンバーの役割，所属する看護現場では簡単なルーチーンの係の役割を遂行できる．</td><td>所属する職場で，日常的な組織的役割が遂行できる．看護チームでは，チームリーダーやコーディネーターの役割，病棟での係としては，創造的能力を要求される係の役割を遂行できる．</td><td>所属する職場で，特殊なまたは専門的な能力を必要とされる役割，または指導的な役割（学生指導，業務改善係，学習会係，教育委員，リスクマネージメント係など）を遂行できる．</td><td>所属を超え，看護部や施設全体，地域社会から求められる役割，成果の問われる責任の重い役割（ジェネラル・リスク・マネージャーなど）を遂行できる．</td></tr>
<tr><th>自己教育・研究能力</th><td>自己の教育的課題を指導によって発見することができる．</td><td>自己の教育的課題達成に向けた教育活動を展開することができる．</td><td>自己の教育活動に積極的に取り組むとともに，教育活動について指導的な役割を実践することができる．</td><td>単独で専門領域や高度な看護技術等について自己教育活動を展開することができる．組織的研究活動を実践できる．</td></tr>
</table>

（看護政策立案のための基盤整備推進事業（2004）ジェネラリストのためのクリニカルラダー開発，日本看護協会）

④　看護評価

　看護管理の目的はよい看護の提供であり，その目的達成を評価する観点と，さらに社会から看護を委託されている関係にあるので，看護の質を示し保証する観点からも，評価は取り組むべき課題である．しかし，わが国ではその必要性は認識されてきているが，まだこれから取り組む課題として残っている．

❶　評価の目的

　看護評価は，看護が患者に及ぼした成果または結果の価値決定である．そのねらいは，それによって看護の質を明確にすることができ，さらに結果をフィードバックすることで，より良質の看護を導くことである．

❷　評価の対象

　医療評価について，ドナベディアン（Donabedian）は「structure（組織），process（過程），そしてoutcome（結果）に対するアプローチ」を提唱し，以来看護もこのアプローチが伝統的になっている．組織面の評価は，行政的調査を含む管理・運営上の評価で，間接的にケアに関係する1つの評価次元である．そして，ケア評価は過程と結果の次元で行う．しかし，究極的には，

看護評価は成果評価であり，組織や過程はあくまでも成果をもたらすために存在するものである．逆にいえば，成果像は組織や過程の努力を評価するのに役立つであろう．組織や過程は結果をもたらした理由であり，結果と結果をもたらした理由の3側面を知ることにより，よりよい改善を導くことが可能となるとの考えに立つ．

❸ いつ，誰が，どのように行うか

　まず，組織や機構面の評価は，従来から管理的評価として法的根拠に基づく行政的調査や会計監査・業務監査などが実施されている．ケア管理面の評価はもっぱら患者や家族からの不服申立や，時折入ってくる評判やコメントに頼っているのが一般的現状である．

　また，第三者評価を事業としている日本医療機能評価機構による評価も近年本格化している．

　ケア評価は過程と結果がその評価次元である．評価時期は，看護が実施されている期間中に行ってフィードバックすることができる進行中評価と，管理上のフィードバックに役立てるためのケア終了後の回顧的評価の2種類がある．過程評価は，進行中評価が従来から勤務交替時の記録の点検，ケースカンファレンス，患者面接や病室訪問の形では実施されているが，その多くは何となく実施者の経験に基づいた判断に頼っているものである．回顧的評価は，退院患者記録を資料として過程と結果の評価ができるが，現状では研究として実施される以外ほとんど実施されていない．

　看護評価用具の開発は，アメリカではヴァンデルト（Wandelt）のQUALPACS[1]（quality patient care scale）やファニューフ（Phaneuf）のナーシングオーディット[2]などが開発されている．わが国では看護協会が組織面の評価用具を提出しているが，ケア評価用具自体の開発はこれからである．

　そのため，これからは各施設で，看護部門が自己評価システムを確立し，いつでも看護活動を示すデータを用意し，それを根拠に看護サービス目標を立て，それにともなう物理的整備，職員の確保と教育をはかっていくことが管理上必要である．したがって，次の3点がこれから取り組む課題であろう．

　第1の課題は，看護評価を看護活動の一部として位置づけ，看護評価機構を設定することである．第2の課題は，評価が主観的判断にかたよらず改善に結びつく評価基準の作成である．第3は評価データがないと評価できないので，評価の主要なデータ源となる看護記録の充実である．

＊1　QUALPACS：アメリカのヴァンデルト（Wandelt, M.）らが1972年開発した過程評価としての看護ケア認定用具．
＊2　ファニューフのナーシングオーディット：アメリカのファニューフ（Phaneuf, M.）が1972年に開発した過程監査としての看護監査用具．

4

医療安全

① 安全の保障の重要性

　看護において安全を守るということは，健康を害する事柄から人を守ることであり，疾病や障害により自己の安全を守ることができない状態もしくはそのような状態になる危険性のある人の身体の状態や環境を総合的に判断し，個人の安全が守れるように援助を行うのである．

　また，ケアの場面における安全は，ケアの対象者だけではなく，ケアを行う看護師自身の安全も含まれている．「事故を起こす」ということは，当事者同士の問題だけでなく，その周辺の人たちにも大きな影響を与えることとなることから（図Ⅷ-13），安全にかかわる技術を身につけることは，医療の信頼を得ること，ケアの質を保障することとなる．

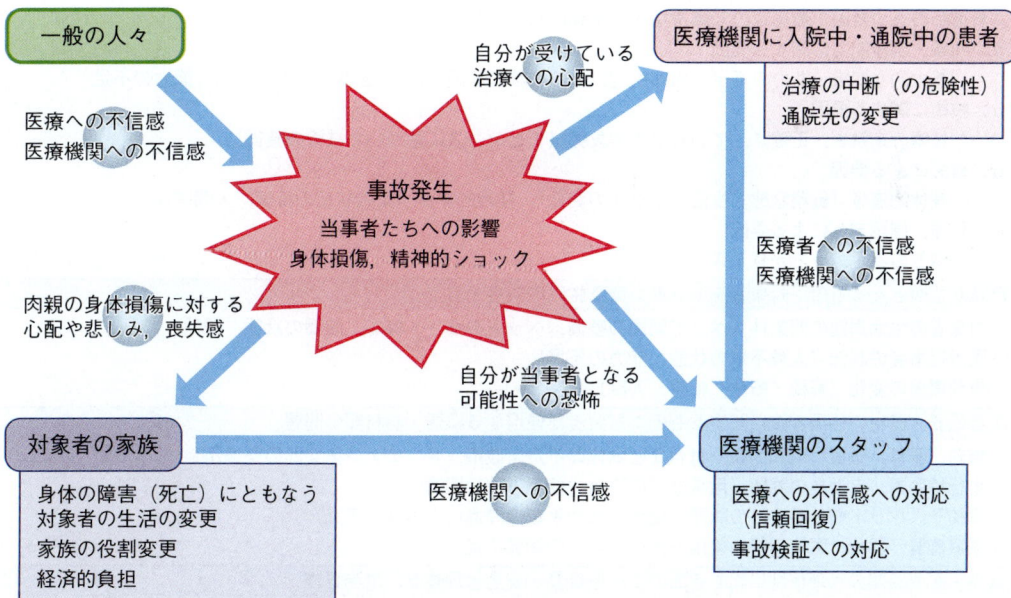

一般の人々

自分が受けている
治療への心配

医療機関に入院中・通院中の患者

治療の中断（の危険性）
通院先の変更

医療への不信感
医療機関への不信感

事故発生
当事者たちへの影響
身体損傷，精神的ショック

医療者への不信感
医療機関への不信感

肉親の身体損傷に対する
心配や悲しみ，喪失感

自分が当事者となる
可能性への恐怖

対象者の家族

医療機関への不信感

医療機関のスタッフ

身体の障害（死亡）にともなう
対象者の生活の変更
家族の役割変更
経済的負担

医療への不信感への対応
（信頼回復）
事故検証への対応

図Ⅷ-13　事故発生における影響

② 安全を保障するための方法

1 安全を脅かす要因

　生活の場面には，事故につながる多くの危険な状況がある．患者のベッド周囲では，ベッドの高さ，ベッド柵の位置，点滴の位置，不揃いのスリッパ，床頭台の上に置かれた点滴などがあり，廊下ではワゴン類や救急カートが手すり前に置いたままとなっていたり，床の上に水がこぼれていたりすることがある．情報類でも，電子カルテの端末が画面を開いたまま廊下や病室内に置かれていたり，記録類が廊下に置かれていたりすることも，プライバシーの保護の観点から安全を脅かす要因と考えることもできる．これら環境の問題のほか，患者の状態，看護師の問題，機器類の問題，看護・病院管理の問題もある．これら，安全を脅かす主な要因を表Ⅷ-9にまとめた．

表Ⅷ-9　安全を脅かす4つの側面とその内容

人が要因となるもの
①ケアの対象となる人のもつ要因：対象者自身の状態や状況
a．身体的要因（疾病および加齢によるもの） 　　　身体の機能的・器質的な障害（四肢麻痺や切断，切除），感覚器の障害（視覚，聴覚，嗅覚，触覚，味覚など），反射および反応の低下，認知および思考力の低下
b．精神的要因・性格に関する要因 　　　不安，心配，悩み（疾患や予後，治療，家族），ストレス（疾患や治療，人間関係，仕事など役割・経済），孤独・淋しさ（独居，小児など家族と離れての療養，家族などの面会），気兼ね，羞恥心（ケアを行う人に対するもの，周囲の療養者に対するもの）
c．知識に関する要因 　　　疾患や身体状況に関連した知識の不足（治療方針，生活行動制限，自己の疾患の状況と身体状況の理解），家族の理解の不足（患者の身体状態，サポートの必要性）
②看護師のもつ要因：看護師の知識や技術，業務の状態や条件など
a．知識・判断能力に関する要因 　　　基本的な知識・能力の不足（病態生理，看護業務の範囲など），看護に関する知識・能力の不足
b．技術に関する要因 　　　技術の未熟さ，正確さ，ていねいさの欠如（エビデンスに基づいた技術の獲得）
c．疲労による要因 　　　身体的疲労（勤務状態，生活サイクルの変化），精神的疲労（緊張状態の持続，人間関係）
d．伝達，確認忘れによる要因 　　　情報の不足，うっかりミス
環境が要因となるもの：対象者を取り巻く療養生活の条件・状況
①対象者の生活周囲の悪条件（ベッド周囲の整備，ベッドの高さ・機能，床面の状態，照明，音など）
②医療従事者の状況（人員不足の状態，能力の不足）
③療養環境の変化（転棟・転室，転院，入院）
医療機器・器材の使用方法に関するもの：対象者が使用する機器・器材類の問題
①機器，器具，医療材料の問題（材料など本体の不良，破損，メンテナンスなどの整備不良）
②歩行補助具，自助具の問題（用具などの不良や使用方法の間違い）
③車椅子，ベッド柵，手すりの問題（使用方法や手順の間違い，本体の不良）
④医療機器，器材，医療材料の使用方法についての知識不足
看護・医療機関の管理体制に関するもの：医療整備・安全管理体制，業務管理
①リスクマネジメント体制の未整備
②チーム連携の不足（情報の共有不足，連絡・報告不足，役割についての自覚の欠如）
③不適切な人員配置（患者の状態や看護業務の内容と配置状況との不均衡，看護師への過度の労働負担）

② 安全を脅かす要因を排除するための方法

〔1〕知識・技術の習得

　安全を阻害する要因には，看護師の知識の不足や観察・判断能力の不足，技術の未熟さがあり，これらによりケアが不十分になったり，異常の発見が遅れたり，機器類の誤操作をしたりと，対象者への身体的問題へとつながる．そのため，医療の技術進歩などの医療の場の変化に対してつねに情報を得ることと，基本的知識に基づく知識・技術と応用力，適切な判断能力，エビデンスに基づく発言および行動を行う能力を養うよう努力を続けていくことが必要である．

　対象者が自身の疾患や治療の内容を理解していることで，医療者が間違いを実施する前に患者が医療者に指摘し回避できることもある．そのため，対象者にもわかりやすい説明により，疾患や治療についての理解をしてもらうことも大切である．

〔2〕医療従事者としての意識を高める

　医療従事者として，個人の知識や技術を身につけるほかに「人の命を守る」という意識を高めていく必要がある．そのためには，医療安全を守ることは医療者の責務であることなど自分たちの立場をつねに意識することや，他のスタッフが対象者に対して行っている処置などに対しても他人事と考えず，安全が守られているかどうかをつねにみていく視点と姿勢をもつことが重要である．

　また，チーム医療を行っていく上では，報告・連絡・相談・照会をつねに意識して行っていくことが重要である．医療従事者は，命に対する責任があることを忘れてはならない．

〔3〕リスクマネジメント

　危険な状況を未然に防ぐこと，また万が一，ケアの対象となる人を危険にさらしてしまったときに，その被害を最小限に抑えるよう働きかけることがリスクマネジメントである．リスクマネジメントでは「人間はエラーを起こす」ことを前提としており，先に述べた安全を阻害する要因を除去することと同時に，起こしたエラーが最小限になるよう問題解決をするものである．その過程は，医療機関内に顕在・潜在しているリスクの把握と分析を行い，リスクへの対応，対応方法についての評価を行うことが必要である．そのために，多職種からなるチームを編成し，マニュアルの作成，各職種における責任と職種間の連携についての明確化，事故防止に関する院内研修の実施を行うこと，コアとなるリスクマネジャーを専任で置くことが必要となる．

　医療の場で起こるエラーは，最初に仕事をするスタッフがなんらかの失敗をした後，2番目のスタッフがその失敗を見過ごすと，そのスタッフが仕事に携わる上で新たな失敗をすることもあり，それにより最初の失敗がさらに大きなものとなることがある．そこで，医療の場では最初のエラーを早めに発見するシステムづくりが必要であること，過去の事故に関する振り返りから，同じ過ちがくり返されないようにシステムを修正していくことが重要である．

〔4〕事故事例の分析と改善

　事故を起こしてしまった場合，起こしそうになった場合，これらが繰り返されないように，その問題点を明確にして改善していく必要があり，その例としてはインシデント・アクシデントレ

ポートの作成・分析がある．このレポートから事実を把握し，事故の背景や要因について分析し，今後の事故防止に生かしていくようにする．注意すべき点は，レポートの提出や事故事例の分析の際，事故の当事者を責めるのではなく，システムとしてどうであったのかについて分析されていかなければ，安全を阻害する要因の除去にはつながらないということである．

③ ケア実施にともない発生しやすい事故と予防策

① 医療事故と医療過誤について

「医療事故」は医療従事者の過失または偶然の行為によって，ケアの対象者または医療従事者自身に思わぬ悪い結果が生じた場合であり，「医療過誤」は「医療事故」のうち医療従事者の過失によって生じた場合をいう．

② 主な医療事故とその予防策

〔1〕 転倒・転落

転倒・転落に対しての予防策は，「身体の状態およびその状態に対する本人の認識についてのアセスメント」「環境の整備」であり，環境の整備では，本人の活動に必要な用具の確認，生活行動範囲の機器類や物品の整理，看護師や介助者の技術力と判断力，転倒しやすい時間帯への配慮，対象者への知識の提供を行う．

〔2〕 外傷・チューブ類等装着物の抜去などのトラブル

外傷・チューブ等の抜去の予防策は「外傷の危険性，装着物の状態と本人の認識のアセスメント」「環境の整備」であり，環境の整備には，傷害や自己抜去などの危険徴候への対応，装着物への配慮と工夫，褥そうでは除圧がある．

〔3〕 与薬時のミス

与薬のミスへの対応は，対象者への十分なアセスメントと医療者の働く環境の整備として，十分な人員配置，輸液ポンプや誤認防止のための医療材料や機器の導入，指示受けなどの情報伝達手段の確立，医療者の業務確認の徹底があげられる．

5

活躍の場の多様化と今後の課題

① 看護の場の広がり

　医療制度の変化や患者のニーズの変化にともない，療養の場が病院だけではなく，在宅や老人保健施設にも移行してきている．また，医療費の抑制の必要性から，疾病の予防を重視することとなり，市町村や学校，職場等での保健指導が重要となってきている．

　2012年（国民衛生の動向2014／2015）の保健師の就業者総数は47,279名，そのうち56.1％が市町村自治体に勤務し，24.5％が保健所や企業などにおいて地域や職場における健康維持，疾病の予防活動に従事している．また，0.8％が介護保険施設等，11.3％の者が病院・診療所，訪問看護ステーション，社会福祉施設などにおいて施設の中でのケアから在宅ケアに至るまでの看護にかかわっている．

　助産師の就業者総数は31,835名であり，そのうち86.2％が病院または診療所に勤務し，5.5％が助産所に勤務している．

　看護師の就業者数は1,015,744名で，73.6％が病院，12.4％が診療所で働いており，3.0％が訪問看護ステーション，6.2％が介護保険施設等に勤務している．2004年と比較するとわずかではあるが，病院で勤務する看護師が減り，診療所や訪問看護ステーション，介護保険施設等に勤務する看護師が増えている．

　このように看護職は，保健医療福祉において予防から疾病，看取りまでのすべてにかかわる看護を行い，その役割や働く場が多様化している．

② 看護を取り巻く変化と課題

　少子高齢化など人口構成や疾病構造，医療制度が変わる中，医療費抑制策としての疾病予防の重視，医療機能の分化の促進，在宅医療の充実など施策も変化してきている．これにともない，国民の医療へのニーズも医療施設内から在宅へと広がってきている．このような要請に応えていくためには，看護職者の専門的な基礎的能力に加えて自律性や柔軟性が求められることとなり，基礎教育や継続教育も，その内容方法ともに変えていく必要が出てくる．

　また，看護判断の下，専門性を十分に発揮でき，安全に医療を提供できるように，患者の治療

方針や医行為に関する指示の確認などの医師との連携，ケアを行うに十分な人や物をそろえるなどの環境の整備を行うことが必要である．

学習課題

1．看護提供における看護管理の意義を説明してみよう．
2．わが国の看護教育制度を看護の専門職能の視点から考察してみよう．
3．看護単位における代表的看護分担方式を5つあげ，それぞれについて簡単に説明してみよう．
4．医療の安全を脅かす要因とそれを排除するための方法をまとめてみよう．

IX

倫　理

学習目標

1. 「バイオエシックス」誕生の背景を踏まえて，社会の人々から看護職に期待されている倫理的役割について意見を言うことができる．
2. 臨床で遭遇する倫理的問題について，説明することができる．
3. 看護実践上の道徳的判断の規準について，説明することができる．
4. 患者・看護者，それぞれの倫理的権利と責務について，説明することができる．
5. 看護実践や研究において，倫理的に対処するための方法論があることを理解できる．

序論

看護職者への社会の期待

　近年，わが国でも医療の倫理的側面への関心が高まっている．その背景には，20世紀における科学技術の発展と，それにともなって生じてきた倫理的な問題がある．

　20世紀の科学技術の驚異的な発展によって，以下のような状況が生じた．

　第一に診断・治療技術の飛躍的な進歩，第二にコンピュータとそれを結ぶネットワークの発達による高度情報化社会の出現，そして第三には人々の医療についての意識の変容などである．

　第一の診断・治療技術の進歩については，人工呼吸器の開発・普及，それがもたらした臓器移植医療の発展，さらに，遺伝子構造の解析が進んだ結果としての遺伝子組み換え技術や胎児段階での遺伝子診断による病気の早期発見，将来の発病のリスクを少なくするための遺伝子治療の可能性などである．

　このような診断・治療技術の進歩は，人々に多くの幸福をもたらしたと同時に，遺伝子を解析して自分の病気のリスクを知ることは，同じ遺伝子をもつ兄弟姉妹など血縁者にも同様の危惧や恐怖感をもたせるというかたちで，これまで個人的な問題であった病気とその治療を，その病人以外の人々をも巻き込むような問題にした．例えば，1人の「知る権利」の行使は血縁他者の「知らないでいる権利」を脅かすというような倫理的な問題を生み出した．さらに，貧しいものが富める者に自分の臓器を提供して報酬を得る，という事例もでてきて新たな社会的・倫理的な問題をも生み出している．また，人工呼吸器の普及と臓器移植医療の発展は，脳死を人の死と認めるかどうかという人の死の定義の再検討を促すことにもなった．

　第二の高度情報化社会の出現は，これまで専門家が占有してきた専門的知識を，非専門家である多くの人が簡単に入手できるようにした．その結果，医師に“おまかせ”し依存するのではなく，自分に提供される医療内容をよく知って，そこに自分の意見を反映させようと，「知る権利」や「自己決定権」を主張する動きをより活発化させた．

　第三の人々の医療についての意識の変容の基盤には，1960年代のアメリカから始まった人種・性別などによる差別の撤廃を求める社会運動，大企業が提供する企業にとって都合のよい情報に左右されていた消費者が起こした消費者運動など，社会的弱者とされてきた人々が自らの権利の回復を求めて起こした大きな社会変動の影響がある．医療についても権威的な医師によって一方的に提供されるべきではなく，通常のサービス業と同様に考えるべきであるという運動になった．医療サービスの受け手である患者たちは，生活用品を買うときと同様に検査や治療についても，

その商品（検査方法・治療法等）についての説明や他の選択肢についての説明を受け，疑問に答えてもらいながら，納得して商品を選ぶことをのぞんだ．患者たちは，専門的知識がないために重大な意思決定を医師に委ねなければならなかったそれまでの状況に疑問を感じ，専門家の十分な説明のもとに，自分で意思決定することを要求するようになった．

　このような状況のなかから，バイオエシックスという学問領域が生まれることになった．

　これらの社会的な動きはわが国にも伝わって，1980年代後半には，これまで医療の受け手として"忍耐強い"患者（patient）であった人々が，自分に提供される医療の内容について十分理解できる説明を受ける権利があると主張するようになった．このような動きに応えるように，患者の権利や施設の方針について掲示して利用者に周知する施設が増えてきている．

　また，上述した社会の流れとは少し異なるものであるが，近年，日本の医療施設における医療事故の発生やその報道が増えて，人々の医療不信を強め，危機感をもたせるようになったことも医療倫理への関心が高まった要因の1つとなっている．

　医療の場で働いている医療従事者のうちの半数近くは看護職である．しかも，看護職は患者のベッドサイドにあって，24時間休みなくサービスを提供しているという点でも他の医療職と比較してユニークな職種である．これらのことから，医療における倫理的な問題について，看護職からの積極的な発言や人権擁護の活動による貢献が，社会から期待されている．

1

医療に関連する倫理学

「倫理」，「道徳」という用語は，それぞれ "ethics" と "morals" という言葉の訳語である．"ethics" の語源はギリシャ語のethos，"morals" の語源はラテン語のmoralisである[1]．その原義は，気質・性格，風俗や社会的習慣，そこから生まれた社会的規範ということであり，さまざまな価値観をもち，利害の対立もある人々が社会の秩序を乱すことなく生活していくためにつくった決まりごと，道理である．その評価は，善悪の概念と結びつくが，倫理的な善悪は自由な行為の主体としての人間にかかわっている．

倫理と道徳という2つの用語は，互換性があり，同じような意味で使っていることもあるが，使い分けされる場合には，道徳は「当然……するべきこと」や「義務として……するべきこと」，あるいは「当然……するべきではないこと」など，具体的な行動に近いレベルで表現するときに使われる．倫理という用語は，道徳的な意味での「当然……するべきこと」や「当然……するべきではないこと」という行動の理由や根拠にかかわるときに使われる．

医療に関連する倫理学の領域について，以下にその概略を示す．

① バイオエシックス（生命倫理）

① バイオエシックスの定義と誕生の背景

バイオエシックス（bioethics）とは，「生命倫理事典」（太陽出版）に，以下のように定義されている．「ギリシャ語で生命や生活を意味するbioと倫理を意味するethikeからつくられた合成語であり，生命諸科学とヘルスケアの道徳的諸次元を学際的に，多様な方法論を用いながら取り扱う体系的な研究とその実践である．」[2]

「バイオエシックス」誕生の背景には，20世紀の科学技術の急速な進歩と，それに伴う環境汚染，人口増加や天然資源の浪費による人類滅亡への危機感があった．生物学者であるポッター（Potter, Rensselaer）は，この人類滅亡への危機感から，この危機を克服して人類が生き残るための科学として1971年「バイオエシックス」を提案した．それは，生物学の知識を基盤として，社会科学や人文科学をも含んだ諸科学の成果を結集して，新しい学問領域を拓くという挑戦であった．

　医療の世界においても，1970年代以降，タスキギー梅毒研究のような非倫理的な人体実験が行われていると公表されたことから，社会の非難と反省の気運が盛り上がった．その気運が，当時のアメリカ合衆国を中心として盛んになっていた社会運動である公民権運動や消費者運動などと連動して，バイオエシックスは学際的な学問として成長することになった．

　現在，バイオエシックスは，価値観の多様性を認めながら当事者ならびに社会の合意形成を学際的に行うということで，重要な役割をはたしている．

　バイオエシックスの研究領域には[2]，①医療従事者—患者関係，②公衆衛生，③生命倫理における政策的問題，④ヘルスケア，⑤受精と生殖，⑥生命医学研究と行動科学研究，⑦精神保健，⑧セクシュアリティとジェンダー，⑨死と死にゆく人のケア，⑩遺伝学，⑪人口倫理，⑫臓器・組織移植と人工臓器，⑬人間の福祉と動物の取り扱い，⑭環境，⑮倫理綱領・誓い・宣言などがあり，広範にわたり多様な問題を扱う．

❷ 推論のための枠組み

　具体的な場面で行う判断や行動が倫理・道徳的によいかどうかは，それらが妥当だと思えるような根拠に支えられているかどうかを検討するとよい．このような作業を道徳的正当化という．道徳的正当化のモデルにはいろいろなものがあるが，そのようなモデルを使用することによって，道徳的な問題を同定し，対処法を選択する作業をある程度論理的に進めることができる．しかし，道徳的正当化の作業にも限界があり，そのことが道徳的問題への対応に混乱を生じる一因となり課題ともなっている．

　生命倫理学の領域でもさまざまなアプローチの仕方が考案されているが，特に，トム・ビーチャム（Tom Beauchamp）とジェームズ・チルドレス（James Childress）が提示した「共通道徳 common morality」の概念が医療の倫理的問題へのアプローチとしてよく使われている＊．ビーチャムらの「共通道徳」は，嘘をついてはいけない，物を盗んではいけない，他人の権利を尊重しなければいけない，人を殺したり傷つけたりしてはいけないなど，人々が成長する過程で身につけた基本的な道徳的基準と責任であり，世代を超えて受け継がれてきたものである．そして，共通道徳は"道徳的であろうとする"すべての人々を拘束する道徳的基盤となり，文化の違いを超えてその要求は受け入れられるという．

　この共通道徳論での道徳的説明には，自律尊重（autonomy）・無危害（nonmaleficence）・仁恵（beneficence）・正義（justice）の4つの基本原理と，いくつかのタイプの道徳規範（たとえば，規則，権利，徳，道徳的理想など）が分析の枠組みとして使われる．

　彼らの4つの原則と原則から導かれる道徳規則を以下に示す．

　①自律尊重の原則（自律の原則：autonomy）：他人からの強制を受けずに自分の人生や身体について決断する権利．

　　自律尊重の原則から，正直規則・誠実規則・機密保持規則・プライバシーの権利などが導き出される．

＊　ビーチャムらの倫理原則は，従来から使用されている用語とは少し異なる訳語となっている．翻訳者らの意向を尊重してここではそのまま使用したが，読者の混乱を避けるために通常使用されている日本語を併記した．

②**無危害の原則（無害の原則：nonmaleficence）**：他人に危害を加えない．

③**仁恵の原則（善行の原則：beneficence）**：他人に善いことをする．「仁恵あるいは善行」の原則は，バイオエシックスが提唱される以前の医療においても強調されていた．バイオエシックスにおける「善行」は，専門職の価値観によるのではなく患者・家族などの当事者の価値観に基づく「善いこと」が優先的に考慮されるという点で従来の医療における善行と異なる．

④**正義の原則（公正の原則：justice）**：正義には社会的な面と政治的な面がある．社会的な面における正義は同じような人は同じように待遇するということである．政治的な面における正義は配分にかかわる正義で，希少な医療資源の配分の問題がある．

　　正義の原則から，正直規則・プライバシー規則・機密保持規則・誠実規則などが導きだされる．

　ビーチャムらも認めているが，原則と規則の違いはそれほど明確なものではない．例えば，後述する看護倫理の領域でサラ・フライ（Fry, Sara T.）は，「誠実」および「忠誠」を規則よりも上位の倫理原則としてあげている．

② 臨床倫理

　臨床倫理は，「医療行為の方針を決定するために，医学的視点と並んで倫理的視点から個々のケースを分析・比較・検討し，倫理的に適切な判断・評価・選択を行おうとする医療倫理の研究と実践」と定義されている[3]．

　臨床倫理は，「バイオエシックス」の領域で1980年代に医療の倫理的問題へのアプローチとして原則主義が確立したことから，その方法への反省・批判として医療の場で始まった．医療の場で生じる現実的な問題は，倫理原則や倫理理論の適用のみでは解決が難しいいろいろな要素を含んでいる．したがって，患者・家族をはじめとして，医師，看護師や他のコメディカルスタッフ，さらに法律家，哲学者，宗教者などが加わって，問題について多面的な視点から対等な立場で話し合うことへの要求に基づくものであった．

　この領域でアルバート・ジョンセン（Jonsen, Albert）らによって開発された「**症例分析法**」は，臨床で起こっている倫理的問題について検討するためのアプローチとして使われている．現在，医学教育や看護教育の場でトレーニングのために，あるいは臨床で直面している問題に対処するために使われ始めている．この「症例分析法」は，基本的には問題解決技法に基づき，4項目（医学的適応・患者の意向・QOL・周囲の状況）からなる「症例検討シート」に情報を分類・整理することによって複雑な状況の中に潜む倫理的課題を明らかにし，より適切な判断を得るために役に立つ．

③ 医の倫理

　医師の実践における倫理的指標としては，「**ヒポクラテスの誓い**」がよく知られている．これは，古代ギリシャの医師であるヒポクラテス（Hippocrates：BC460頃〜375頃）の後継者たちが作成した，医師となる人の入門の誓いというべきもので，医師の義務と師への忠誠の誓いを主な内容としている．医師の義務としては，守秘義務や患者の利益を重んずること，不正を行わない

などがあげられている．師への忠誠については，師から授けられた専門的知識の非公開を誓うものである（章末資料参照）．

医師として守るべき道徳については，ヒポクラテスの誓いのほかにも，江戸時代に緒方洪庵（1810～1863）がドイツの内科医クリストファ・ウィルヘルム・フーフェランド（Hufeland, Chrstoph Wilhelm：1762～1836）の書を翻訳して著した「扶氏医戒之略」や，中津藩の中津医学校長の大江雲沢が著した「医訓」（明治4年）などの書があり，医師の教育のために使われてきた．

さらに，江戸時代の儒学者貝原益軒が著した「養生訓」（1713）にも，“専ら人のために尽くす「君子医」になるべし”と，医師の道徳について記されており，広く知られている．

近年は，医の倫理の重点はヒポクラテスの誓いで主張されているような患者を医師に依存させて医師の視点からの患者の利益を追求するという医師の義務強調の考え方（パターナリズム）から，患者自身が自分の健康上の問題について専門家の助けを得ながら，自分の価値観・人生観に基づいて主体的に取り組むよう支援するという方向へ変化してきている．そのために，医師には専門的知識をもたない人にもよく理解できるような説明をすることが求められている（**医師の説明責任**）．患者は，医師等の専門家から十分な説明を受けて，納得した上で検査や治療法などの医療上のことを決めることが権利として認められるようになり（**インフォームドコンセントの権利**：IC：informed consent），さらに，主治医ではない他の医師からも専門的な観点から診断や治療についての意見を求めることも権利（セカンドオピニオンの権利）として容認されるようになった．

同時に，「医は仁術」という表現にあるような，個々の医師の徳性としての倫理観を育てる教育をもっと重視すべきであるという主張もみられるようになっている．

④ 看護倫理

① 看護基礎教育における倫理教育

看護職に対する道徳教育は，「**ナイチンゲール誓詞**」によって代表される（章末資料参照）．「ナイチンゲール誓詞」は，第2次世界大戦後にGHQ（当時，日本を占領していた連合国軍最高司令官総司令部）が看護教育の改革を進めたときに導入したといわれており，現代看護教育のなかで看護職への道徳教育の柱として尊重されてきた．しかし，看護職への道徳教育は，第2次世界大戦後に始まるわけではない．職業としての看護の発展の当初から道徳的な行為の必要性は厳しく説かれてきた．

明治時代末期に書かれた当時の看護職のための参考書である「實地看護法」（大関和著）は，その後大正末期に至っても版を重ねていることから，広く読まれていたと推測される．その1ページ目には，「看護婦（原文ママ）の資格」として，病人への献身犠牲を求め，貴賤上下の区別なく公平に親切慈愛をもって看病するべきことなどが記されており，当時の看護者にどのような道徳的な態度が求められていたのかがわかる．さらに，「看護婦（原文ママ）心得」として，自分の身体を清潔にすること，食後には嗽をすることなどの具体的な作法ともいうべきことから，医師の命に従って忠実に職に従事すること，熟練しても医師の治療には口出ししてはいけない，医師には礼儀正しく接し尊敬の念を表さねばならないなど，医師への服従を説くような事項が列

挙されている．また，病人に対しては，単に決まりどおりにするのではなく，病人の性質および病状を熟知して看病すること，献身の二字を忘れてはいけない，親切に看病することなど，現代の患者中心の看護にも通じるようなことが説かれている一方で，病人の病状が思わしくないときは態度に表して病人に悟られないようにすることなどを強調している．看護の道徳としては，上述したことからも推測されるように，病人への「気遣い，配慮」を根拠にしている．

また，医師への服従を説いているところは，当時の看護職の教育水準や社会の看護師観を反映しているものであり，現在は医師よりも患者への責任を一義的としていることを考慮すると，道徳的によしとされる内容は社会の変化に応じて変わるということの1つの例ともいえる．

第2次世界大戦後の看護基礎教育では，「看護倫理」がカリキュラムに学科目として加わり，教育されたが，教科書として使われた本は医師によって書かれたものが多く，その内容は礼儀作法や具体的な仕事上の注意事項とほとんど区別がつかないようなものであった．

このように，長い間，看護基礎教育のなかで看護倫理は，看護職の行動規範として合理的な根拠を明らかに示されないままに，「……すべし」という「道徳」のレベルで教育されてきた．

❷ 看護倫理の重要概念

国際看護師協会（International Council of Nurses；ICN）が，サラ・フライに執筆を依頼して出版した「看護実践の倫理：倫理的意思決定のためのガイド」（初版1994，第3版2008）によると，看護実践上の倫理的意思決定を支える重要概念として，アドボカシー，責務，協力，ケアリングの4項目があげられている．また，すべての倫理理論は倫理原則をもち，「倫理原則は，道徳的意志決定や道徳的行為を導き，専門職の実践の道徳的判断形成の中心となる」[4] として，看護実践に必要な倫理原則に，善行と無害，正義，自律，誠実，忠誠の5項目を採用している．

以下に看護実践上重要な4つの倫理的概念についてを，フライの解説にそって説明する．また，倫理原則については，後に説明する．

アドボカシー（advocacy）とは，法的には自分自身で表現できない人に代わって基本的人権を守ることとしてとらえられる．倫理的には，権利擁護モデル，価値による決定モデル，および人として尊重するモデルの3つの解釈モデルがある．権利擁護モデルは，看護師を患者の権利や道徳的権利の仲裁役としてとらえており，看護師は患者に権利について説明し，患者が理解したことを確認し，患者の権利の侵害があったときにはそれを報告して権利の侵害を防ぐ働きを求めている．価値による決定モデルは，患者が自分の価値観や生活スタイルにそってニーズに応じた選択・意思決定ができるように助ける人として，看護師の働きをとらえている．また，人として尊重するモデルは，患者の人としての尊厳を守るために，基本的人権が守られ，プライバシー権や自律が侵害されないように，かけがえのない1人の人としての価値が守られるように責任を遂行することを看護師に求めている．

責務（accountability）とは，個人が引き受けている役割に関連する責任や，自分の行為の根拠やどのように責任をはたすのかについて公的な基準や規定に則って説明ができることである．法的責務は，看護師などの免許と業務に関する法律で特定される．道徳的責務は，専門職の倫理綱領や実践の基準などによって規定されている．「ICN看護師の倫理綱領（2000）」には，看護者の責任は，健康の増進，疾病の予防，健康の回復および苦痛の緩和であると記されている．看護者

は，これらの責任をどのように遂行するのか，どのような道徳的基準や規範に基づいて行っているのかについて患者，施設や同僚あるいは社会に対して説明する責務がある．

　協力（cooperation）は，患者に良質のケアを提供するためにともに働く人々と価値や目標を共有し，看護ケア実践のために積極的に協働することであり，専門職として看護師同士が協同することを含む概念である．

　ケアリング（caring）は，他者との関係の1つで，どのようにその人々が彼らの世界を経験しているかについての関心を示すこと．健康や安寧，他者の人間としての尊厳を温存したり保護したりする行動によって表現される．他者との特別な関係（母と子，看護師と患者など）の個人の道徳的責務／責任」である[5]．ケアリングには3つの側面がある．その1は，母と子の関係に代表されるような人間の存在として自然な状態のケアリングで，人類すべてがもっている感情や態度である．この種のケアリングによって，人類としての存続が可能になっている．その2は，人が無力な存在としてこの世に誕生し，その成長発達の過程で母親をはじめとする周囲の人々によってケアされた経験がもとになって，自分もケアを必要としている人の存在を前にしたときにケアする人になれるという．その3は，単に人々のニーズを満たすということではない，道徳的社会的理想と結びついた倫理的義務としての実践である．看護者のケアリングに影響する要因として，個人の信念，ケアリングに関する教育経験，仕事への満足感，他の人をケアした経験やケアされた経験，患者とのコミュニケーションの質，患者から認められているか，ケアする時間，ケアリング行動に対する管理者の支持や環境などがある．

2

看護実践と倫理

先にも触れたように，看護実践の目的は，健康の保持増進，疾病の予防，健康の回復，苦痛の緩和，そして生涯を通してその人らしく生を全うできるように援助を行うことである（看護者の倫理綱領，2003）．そして，看護者の倫理的役割は，看護の対象となる人々の権利を尊重し，必要に応じてその権利の擁護者となることである．この方針は，国際看護師協会の倫理綱領（ICN倫理綱領，2000）にも明記されている．このように看護職が主に責任を負うべき対象は看護を必要としている人であるという主張は，ICN倫理綱領が1973年に改定された時点から記されるようになった．

それ以前のICN倫理綱領には「看護師は，医師の命令を明確かつ忠実に遂行する義務，または不道徳な手続きへの関与を拒否する義務を帯びている」と，医師あるいは施設に対する責任を強調していた．1973年の改定以降，看護師の主な責任は，看護を必要としている人の上にあると明確に主張するようになった[6]．

その背景には，序論でも触れたような大きな社会の流れと同時に，社会の人々がもつ看護師像の変化も関連している．近年，特にその傾向が顕著になった看護者の基礎教育の高度化とその結果としての専門的知識・技術の向上および看護者自身の意識の変容は，それまでの"補助的奉仕者"という看護師像から"より専門職に近い者"という看護師像の変化をもたらし，そのイメージにふさわしい一定の倫理的な自律性が要求されるようになったからでもある．

① 臨床で遭遇する倫理的問題

直面している状況における倫理的な問題をはっきりと識別することは，関与している人々がその問題に集中して考える上で役に立つ．

ジョイス・トンプソン（Thompson, Joyce）とヘンリー・トンプソン（Thompson, Henry）は以下のようにヘルスケア上の倫理的問題を分類している[7]．

この分類は，倫理的問題を識別するためのガイドラインとしても参考にできるが，このような分類は1つの見方であり，他の意見もあり得ることはいうまでもない．

①原則的な問題：
- 患者と専門家の自律的自己決定
- 善いことを行い害は与えない
- 正義公正（資源の配分）
- 真実を告げる（誠実さ）
- 生命・生活の質（QOL：quality of life）／生命の尊厳（SOL：sanctity of life）など

②倫理上の権利の問題：
- プライバシーを守る権利（守秘）
- 自分自身や自分の身体上のことを決定する権利（自己決定権）
- ヘルスケアを受ける権利
- 情報を得る権利（インフォームドコンセント，記録の開示）
- 生きる権利・死ぬ権利
- 子どもの権利　など

③倫理的義務・倫理的責任の問題：
- 人に敬意を払うこと
- 意思決定と行為について責任を負うこと
- 専門家としての能力を維持すること
- 専門的実践における判断を説明したうえで実行すること
- 専門的水準を満たし向上させること
- 専門的知識の基礎に貢献する活動に加わること
- 未熟な・非倫理的な，違法な実践からクライエントの安全を守ること
- 公的政策の策定に参加すること　など

④倫理的忠誠の問題：
- 専門家−患者関係（契約的忠誠，契約，サービスの提供）
- 雇用されるものとして負うべき責任
- 専門家間の関係
- 専門家と患者家族との関係

⑤ライフサイクルに関する問題：
- 避妊と不妊
- 遺伝子工学と胚移植
- 妊娠中絶（生命はいつから始まるか？）
- 思春期の性
- 乏しい資源の配分
- ライフスタイル
- 安楽死

② 看護実践上の道徳的判断

　人は，何かについて判断するときに，認識的（真か偽か），道徳的（善か悪か），美的（快か不快か）という3つの判断をもつ．道徳的判断は善悪についての判断，すなわち価値判断の一種とされているが，何がよくて，何が悪いかという判断の基準は，その人がもつ文化的風土によってある程度規定された共通性をもちながら，個別的でもある．そこに道徳的判断の複雑さがある．

　看護専門職集団によって合意され支持される専門的価値の表明として，以下に示す看護者の倫理綱領，看護業務基準，看護者のための倫理原則などがある．これらは，看護者の専門的実践における道徳的判断の基準となる．

❶ 看護者の倫理綱領

　看護者の倫理的意思決定や道徳的行為の道しるべとなるものに，倫理綱領がある．日本看護協会は1988年に「**看護婦の倫理規定**」を作成した．2003年に改定された「**看護者の倫理綱領**」では，15条にわたって看護者の倫理的立場を表明している．それによると，看護の使命は，人間としての尊厳を維持し健康で幸福であることを願う，という人間の普遍的な要求に応え，人々の健康な生活の実現に貢献することである．そして，生命の尊重，人間としての尊厳および権利の尊重（第1条），国籍・人種・民族や年齢，性別，社会的地位，健康問題の性質などにかかわらず平等に看護を提供すること（第2条），知る権利や自己決定権を尊重すること（第4条），実施した看護に個人としての責任を負うこと（第7条）などを表明している．さらに，個人の責任において専門的能力を高めるように継続学習を続けることも，看護者の倫理的義務であると表明している（第8条）．

　「看護者の倫理綱領」を熟読して看護者としての倫理的責任について理解し，さらに実習での経験や報道されている医療事件などについて話し合うことを通じてより理解を深めることを期待している．

❷ 看護業務基準

　患者に提供する看護実践の質を一定の水準以上に保つようにする努力は，個々の看護者においてと同時に，看護専門職集団としても必要である．日本看護協会では，1995年にすべての看護職に共通する看護実践の要求水準を示す「**看護業務基準**」（2006改訂）を作成した．続いて，領域別看護業務基準として，訪問看護領域における業務基準（1998），精神科看護領域の看護業務基準（1998），小児看護領域の看護業務基準（1999），周産期看護の看護業務基準（2000），療養病床を有する病棟の看護業務基準（2003），「医療機関における老人看護領域の看護業務基準」（2004）などを作成・公表している．

看護者の倫理綱領（2003，日本看護協会）

前文

　人々は，人間としての尊厳を維持し，健康で幸福であることを願っている．看護は，このような人間の普遍的なニーズに応え，人々の健康な生活の実現に貢献することを使命としている．

　看護は，あらゆる年代の個人，家族，集団，地域社会を対象とし，健康の保持増進，疾病の予防，健康の回復，苦痛の緩和を行い，生涯を通してその最期まで，その人らしく生を全うできるように援助を行うことを目的としている．

　看護者は，看護職の免許によって看護を実践する権限を与えられた者であり，その社会的な責務を果たすため，看護の実践にあたっては，人々の生きる権利，尊厳を保つ権利，敬意のこもった看護を受ける権利，平等な看護を受ける権利などの人権を尊重することが求められる．

　日本看護協会の『看護者の倫理綱領』は，病院，地域，学校，教育・研究機関，行政機関など，あらゆる場で実践を行う看護者を対象とした行動指針であり，自己の実践を振り返る際の基盤を提供するものである．また，看護の実践について専門職として引き受ける責任の範囲を，社会に対して明示するものである．

条文

1. 看護者は，人間の生命，人間としての尊厳及び権利を尊重する．
2. 看護者は，国籍，人種・民族，宗教，信条，年齢，性別及び性的指向，社会的地位，経済的状態，ライフスタイル，健康問題の性質にかかわらず，対象となる人々に平等に看護を提供する．
3. 看護者は，対象となる人々との間に信頼関係を築き，その信頼関係に基づいて看護を提供する．
4. 看護者は，人々の知る権利及び自己決定の権利を尊重し，その権利を擁護する．
5. 看護者は，守秘義務を遵守し，個人情報の保護に努めるとともに，これを他者と共有する場合は適切な判断のもとに行う．
6. 看護者は，対象となる人々への看護が阻害されているときや危険にさらされているときは，人々を保護し安全を確保する．
7. 看護者は，自己の責任と能力を的確に認識し，実施した看護について個人としての責任を持つ．
8. 看護者は，常に，個人の責任として継続学習による能力の維持・開発に努める．
9. 看護者は，他の看護者及び保健医療福祉関係者とともに協働して看護を提供する．
10. 看護者は，より質の高い看護を行うために，看護実践，看護管理，看護教育，看護研究の望ましい基準を設定し，実施する．
11. 看護者は，研究や実践を通して，専門的知識・技術の創造と開発に努め，看護学の発展に寄与する．
12. 看護者は，より質の高い看護を行うために，看護者自身の心身の健康の保持増進に努める．
13. 看護者は，社会の人々の信頼を得るように，個人としての品行を常に高く維持する．
14. 看護者は，人々がよりよい健康を獲得していくために，環境の問題について社会と責任を共有する．
15. 看護者は，専門職組織を通じて，看護の質を高めるための制度の確立に参画し，よりよい社会づくりに貢献する．

━━ **ICN看護師の倫理綱領（2005，国際看護師協会）** ━━

前文

看護師には4つの基本的責任がある．すなわち，健康を増進し，疾病を予防し，健康を回復し，苦痛を緩和することである．看護のニーズはあらゆる人々に普遍的である．

看護には，生きる権利，尊厳を保つ権利，そして敬意のこもった対応を受ける権利などの人権を尊重することが，その本質として備わっている．看護ケアは，年齢，皮膚の色，信条，文化，障害や疾病，ジェンダー，国籍，政治，人種，社会的地位を理由に制約されるものではない．

看護師は，個人，家族，地域社会にヘルスサービスを提供し，自己が提供するサービスと関連グループが提供するサービスの調整をはかる．

倫理綱領

「ICN看護師の倫理綱領」には，4つの基本領域が設けられており，それぞれにおいて倫理的行為の基準が示されている．

【倫理綱領の基本領域】

1．看護師と人々

・看護師の専門職としての第一義的な責任は，看護を必要とする人々に対して存在する．

・看護師は，看護を提供するに際し，各個人および家族，地域社会の人権や価値観，習慣，精神的信念が尊重されるような環境の実現を促す．

・看護師は，個人がケアや治療に同意する上で，十分な情報を確実に得られるようにする．

・看護師は，他人の個人情報を守秘し，これを共有する場合には適切な判断に基づいて行う．

・看護師は，一般社会の人々（特に弱い立場にある人々）の健康上のニーズおよび社会的ニーズを満たすための行動を開始・支援する責任を，社会と分かち合う．

・看護師はさらに，自然環境を枯渇や汚染，劣化，破壊から保護し維持する責任を，社会と分かち合う．

2．看護師と実践

・看護師は，看護業務および，継続的学習による能力の維持に関して，個人として責任と責務を有する．

・看護師は，自己の健康を維持し，ケアを提供する能力が損なわれないようにする．

・看護師は，責任を引き受け，また他へ委譲する場合，自己および相手の能力を正しく判断する．

・看護師は，いかなるときも，看護職の信望を高めて社会の信頼を得るように，個人としての品行を常に高く維持する．

・看護師は，ケアを提供する際に，テクノロジーと科学の進歩が人々の安全および尊厳，権利を脅かすことなく，これらと共存することを保証する．

3．看護師と看護専門職

・看護師は，看護実践および看護管理，看護研究，看護教育の望ましい基準を設定し実施することに主要な役割を果たす．

・看護師は，研究に基づき，看護の中核となる専門的知識の開発に積極的に取り組む．

・看護師は，その専門職組織を通じて活動することにより，看護における正当な社会的経済的労働条件の確立と維持に参画する．

4．看護師と協働者

・看護師は，看護および他分野の協働者と協力関係を維持する．

・看護師は，個人に対するケアが共働者あるいは他の者によって危険にさらされているときは，その人を安全に保護するために適切な処置をとる．

（2006年，日本看護協会訳）

❸ 看護者のための倫理原則

　倫理原則（principal）は，倫理的に何が善いことで何が悪いことかを判断する基準の１つであり，対処する領域によって，あるいは理論家によっていろいろな原則が提唱されている．

　看護の領域では，サラ・フライが示した次の５つの倫理原則が一般的に使われている．

①**善行の原則**（beneficence）：善いことを行い害になることを避けること

②**公正の原則**（正義 justice）：利益と負担の配分にかかわることで，人は相対的に見て平等な人には同じように対応する義務がある

③**自律の原則**（autonomy）：個人が自分の行動を自己決定することを認めること．個人の自由と彼らが個人的価値や信念をもとに行う選択を尊重すること

④**誠実の原則**（veracity）：真実を言う，嘘を言わないこと，あるいは他者を惑わさないこと

⑤**忠誠の原則**（fidelity）：人が専心することに忠実であることを義務づけるもので，特に約束を守ったり秘密を守ったりすること

③　　　　　　　　　　　　　看護者の権利と責務

　看護者が誇りをもって自分の職責を全うするためには，看護者自身の権利が保障されていることが必要である．看護者は患者の安全と健康を守るために必要な場合には，看護者自らの良心に基づいて他の専門職に対抗する方向で働くこともある．

　また，近年，医療の場で看護職が同僚から，あるいは患者からの暴力にさらされることが増えてきている．ICNは，1998年に「看護師と人権」に関する所信を，2000年には「看護職員に対する虐待および暴力」に関する所信を表明した．看護者には，その国の看護法に従って実践し，ICNの看護師の倫理綱領あるいはそれぞれの国の倫理綱領に適合させる権利，個人的に安全で，虐待や暴力にさらされたり，脅迫や威嚇されることのない環境で実践する権利などがある．

　看護者として患者の権利を擁護することは重要な責務であるが，同時に看護者自身も固有の人権を有する存在として，自分に付与されている正当な権利を守るという姿勢が必要である．

　看護者の責務としては，わが国の憲法・法律で定められている法的責務と，看護者の倫理綱領に表現されているような倫理的責務のいずれをも遂行するよう努力する必要がある．

3

患者の権利と責務

　医療の場において対象となる人の権利の侵害について，世界の人々が考えるきっかけとなった大きな出来事は，第2次世界大戦の終結後に明らかにされた，ナチス・ドイツの一部の医師たちが大戦中に収容所などで行っていた人体実験であった．そこでは，非人道的なさまざまな実験が被験者となった人々への説明やそれに基づく同意もなく行われ，多くの人々が犠牲になった．その反省から，ニュルンベルグ綱領（1947）やヘルシンキ宣言（18回世界医師会，1964）が採択され，医療の場で実施される人体実験では科学的利益や社会的利益よりも被験者の利益の優先と人権の尊重が強調され，人を対象とする研究の倫理的原則として，同意の4条件——自発性，適切性，情報の提供，理解——が明文化された．

　しかし，その後も被験者の権利を無視した人体実験は行われ続けている．

① ## タスキギー梅毒研究

　最も悪名高い人体実験は，タスキギー梅毒研究（アラバマ州・タスキギー大学が協力）である．この研究は，梅毒の自然経過を観察することを目的としたアメリカ公衆衛生局主導で行われ，1930年代から42年間にわたって継続された．学会での研究報告や学会誌に少なくとも16本の論文が掲載されるなど社会的に認められた研究であった．その間，梅毒に罹患した399人のアフリカ系アメリカ人の男性が研究対象となったが，彼らは治療を受けているものと信じていたが，実際は治療されずに40年間にわたって経過を観察されていたのであった．その間に，ペニシリンが梅毒の標準的な治療薬として使用されるようになり，他の患者たちはその治療を受けて治癒するという状況の中で，被験者とされた彼らだけは治療も受けられずにいた．28人の患者はそのために命を失ったとされている．

　このような人体実験が可能になった背景として，実験の目的や研究法などについての情報提供や正確な説明がされていないこと，被験者となった患者たちに大きな影響力をもった看護師の存在などが指摘されている．この研究には，多くの研究者が入れ替わりながらかかわっていたが，40年間にわたって継続的に関与した唯一の人物として，被験者と同じアフリカ系アメリカ人の看護師ユーニス・リバースの存在があった．彼女に対する被験者の信頼感がこの実験への協力の原動力となっていたと指摘されている．

この例に限らず，看護職は，医療や医学研究が行われる場にほとんどの場合同席し共同する立場にある．専門的な知識をもって患者の状況を把握できる存在である看護職がはたすべき道徳的役割と責任は重い．

わが国で人体実験的な疑惑をもたせた事件として知られているものには，日本で最初に行われた心臓移植「和田心臓移植」（1968）がある．この事件には，治療としての適切性への疑いをはじめとして，レシピエントおよびドナーについて同意の4条件が満たされていたのかなど重大な疑惑が指摘され，患者の人権を無視した非倫理的な医療の代表例として，現在でもその影を移植医療に投げかけている．

② 患者の権利

研究ではない通常の医療の場における患者の権利を明文化したものとしては，「**患者の権利に関するリスボン宣言**」（1981：第34回世界医師会総会採択．2005：サンディエゴ修正）がよく知られている．リスボン宣言では，患者の権利として，良質の医療を受ける権利，選択の自由の権利，自己決定の権利，情報を得る権利などの11項目の権利をあげている（章末資料参照）．

また，これまでは権利の主体として認められることが少なかった子どもについても，成人同様にその権利を認めるという考え方が主流になってきた．

「子どもの権利条約」（1989：第44回国際連合総会採択．1994：日本国批准）では，到達可能な最高水準の健康を享受する権利や病気の治療・健康回復のために便宜を与えられる権利（第24条），自分で意見を表明できる能力のある子どもが彼に影響を与えるすべてのことについて自由に意見を表明する権利（第12条）などを認めている．これらの権利は，子どもの医療の場で特に考慮しなければならない．特に，子どもは成人に比較して自分の将来の状態を予測したり，自分の意思を明確に伝えたりする能力が十分に育っていないので，その保護者の意見とともに考慮される必要がある．

③ 患者の責務

患者は，その病気やけがの程度に応じて種々の社会的活動の遂行を免除され，治療に専念することを認められると同時に，病気やけがからの回復に向けて生活を整えたり，治療に協力することが期待されている．さらに積極的に，自身の健康状態に関する情報を医療者に正確に伝えること，治療について医療者から提供される説明を十分に理解できるまで質問するよう努力すること，他の患者の権利を侵害したり治療の妨げになったりするような行動を慎むことなどが責務とされている．看護者は，患者がこのような責務を履行することができるように支援する．

4

道徳的判断における方法論

① モラルスペースの構築

　倫理的問題は人々の価値観にかかわることであるので，唯一の正解というものはないと考えられている．また，そこにかかわるすべての人が満足するような結果を得るような対応をすることも難しいことが多いために，関係者に不全感が残ったり，悲観的になったりして，倫理的課題に対処することから免れようとする雰囲気が生まれたりする．組織の中にそのような雰囲気をつくらないように，倫理的実践を支える体制を整備することによって，正解は得られなくても，より合理的な対応はできるはずだという確信をもって人々が努力するような組織の文化を醸成することは，管理者の責務でもある．また，そのような環境づくりに関与することはその組織構成メンバーすべての責務でもある．このように，倫理的な意思決定を促し個人の良心が尊重されるような組織内に設けられた機構をモラルスペースという．モラルスペースとは，何か特定の部屋のような物理的な空間を意味するのではなく，医療者と患者の自律性を尊重する姿勢があり，良心的反対を表明できるような支援体制が整えられており，業務に関する考え方の相違や倫理観の違いなどについて，脅威を感じないで率直に話し合えるような組織の環境のことである[8]．

② 倫理的意思決定のための仕組み

　モラルスペースが構築された組織で，臨床倫理相談が行われることものぞまれる．臨床倫理相談とは，臨床において具体的な個別の事例について倫理的問題を同定・分析したり，対応策についての助言を与えたりする活動である．臨床倫理相談は，いろいろな方法で提供される．例えば，倫理委員会を組織して機能させたり，施設で働く職員に対する継続的な倫理教育の機会や場を提供したり，各職場単位での臨床カンファレンスや事例報告，あるいはベッドサイドでの倫理回診などがある．ここでは，倫理委員会について説明する．
　具体的な状況の道徳的問題を明らかにして対処法を考えることは，看護者が一人で行うこともあるが，複雑な状況では看護チームとして，あるいは臨床チームとして検討することになる．そのようなチームで検討しても解決不能な場合のために，施設では「倫理委員会」を設置するようになった．倫理委員会には，大別して2つの種類がある．

①**治験審査委員会**：厚生労働省のGCP（Good Clinical Practice）によって治験を行う施設に設置が勧告され，行政の指導下に置かれる．

②**施設内倫理委員会**（IRB：Institutional Review Board）　各機関で自主的に設置・運営するもので，全国の大学医学部・医科大学に設置され，近年は一般病院でも設置されるようになってきた．機能は，大きく2つに分類できる．1つは，医学や看護学等の臨床研究の倫理的面の審査，特定の医療行為や研究についてのガイドライン策定を主に行うもの（RCE：Research Ethics Committee）．もう1つは，臨床の医師や看護師たちから提出された事例の倫理的問題を検討し基準となる判断を示す機能である（HCE：Hospital Ethics Committee）．日本の施設内倫理委員会は，2つの機能をあわせて行う委員会がほとんどで，特に前者の機能遂行を優先しているように思われる．

　委員会には，多様な価値観を反映した公正な判断をすることができるように，構成員として，施設外の委員を含むこと，医学や看護学などの医療専門職以外の委員を含むなど，学際的な構成であること，性別に極端な偏りがないことなどが求められている．

③ **道徳的判断のための枠組み**

　道徳的に問題があるかもしれない状況，あるいは明らかに道徳的な問題であると思われる状況に出会ったときに，その状況で何が本当の道徳的問題なのか，対処法は何かなどについて考えていくための方法論には，演繹的方法，帰納的方法，それらを統合した方法などがある．演繹的方法は，義務論や功利主義に代表される倫理理論，倫理原則や規則，倫理綱領などを具体的な事象（事例）に適用して，その事象に潜む倫理的な問題の所在を明らかにする方法である．帰納的方法とは，具体的な事象（事例）を何らかの枠組みをもって分析し，そのなかにある倫理的な問題を明らかにしていく方法である．臨床で問題状況に直面し，対処するときには帰納的な方法が使われることが多い．事例分析法はその代表的な方法であり，先に述べたアルバート・ジョンセンらによって開発された「症例検討シート」は，事例分析法に分類される．

　トンプソンらは，「生命倫理上の意思決定モデル」を開発した．この事例分析法は，論理的に問題を明らかにし，対処法を決めるための思考訓練のために有用である．

　サラ・フライは，看護実践における倫理的分析と意思決定のためのモデルを提唱している．このモデルは，以下に示す4つの課題に答えることを通じての意思決定をめざす[9]．

　①価値の対立の背景にあるものは何か？

　②状況に含まれている価値の対立の重要性は何か？

　③関係する人それぞれにとって対立の意味するものは何か？

　④何をなすべきか？

5

看護研究と倫理

日本看護協会は，「**看護研究における倫理指針**」（2003）を策定・公表している.

特に，看護ケアの提供者である看護者がケアの受け手を対象にして研究を行う場合には，ケアの受け手は研究への協力を拒否することが難しく，弱い立場に立たされる危険性が高いことから，より慎重に倫理的配慮をすることが求められている.

この倫理指針では，研究を進める際に依拠すべき倫理原則として，善行（無害），人間としての尊厳の尊重，誠実，真実性，機密保持などをあげ，さらに，「看護者の倫理綱領」に表明されている看護実践上の倫理的概念である，アドボカシー（擁護），アカウンタビリティ（責任と責務），協働，ケアリングの原則に準拠するべきことを求めている.

「看護研究における倫理指針」は，日本看護協会のホームページから容易に入手できるので，研究の計画に着手する前に必ず熟読することを期待している.

━━━ ナイチンゲール誓詞 ━━━

われはここに集いたる人々の前に厳かに神に誓わん──

わが生涯を清く過ごし，わが任務を忠実に尽くさんことを.

われはすべて毒あるもの，害あるものを絶ち，悪しき薬を用いることなく，また知りつつこれをすすめざるべし.

われはわが力の限りわが任務の標準を高くせん事を努むべし. わが任務にあたりて，取り扱える人々の私事のすべて，わが知り得たる一家の内事のすべて，われはひとに洩らさざるべし.

われは心より医師を助け，わが手に託されたる人々の幸のために身を捧げん.

1893年にデトロイトのハーバー病院ファランド訓練学校委員会によって任命された特別委員会が，ヒポクラテスの誓いをもとに作成した. ここには，看護師の理想がうたわれていることから，看護師の祖とされるナイチンゲールに敬意を表して「ナイチンゲール誓詞」と名づけられた.

=========== **ヒポクラテスの誓い** ===========

医神アポロン，アスクレピオス，ヒギエイア，パナケイアおよびすべての男神と女神に誓う，私の能力と判断に従ってこの誓いと約束を守ることを．

・この術を私に教えた人をわが親のごとく敬い，わが財を分かって，その必要あるとき助ける．

・その子孫を私自身の兄弟のごとくみて，彼らが学ぶことを欲すれば報酬なしにこの術を教える．そして書きものや講義その他あらゆる方法で私のもつ医術の知識をわが息子，わが師の息子，また医の規則に基づき約束と誓いで結ばれている弟子どもに分かち与え，それ以外の誰にも与えない．

・私は能力と判断の限り患者に利益すると思う養生法をとり，悪くて有害と知る方法を決してとらない．

・頼まれても死に導くような薬を与えない．それを覚らせることもしない．同様に婦人を流産に導く道具を与えない．

・純粋と神聖をもってわが生涯を貫き，わが術を行う．

・結石を切りだすことは神かけてしない．それを業とするものに委せる．

・いかなる患家を訪れる時もそれはただ病者を益するためであり，あらゆる勝手な戯れや堕落の行いを避ける．女と男，自由人と奴隷の違いを考慮しない．

・医に関すると否とにかかわらず他人の生活について秘密を守る．

・この誓いを守りつづける限り，私は，いつも医術の実施を楽しみつつ生きてすべての人から尊敬されるであろう．もしこの誓いを破るならばその反対の運命をたまわりたい．

（小川鼎三訳）

引用文献

1）Thompson, J.E., Thompson, H.O.著，ケイコ・イマイ・キシほか監修（2004）看護倫理のための意思決定10のステップ，p. 5，日本看護協会出版会

2）近藤均ほか編（2002）生命倫理事典，p. 514，太陽出版

3）同上，p. 638.

4）Fry, S. T., Johnstone, M-J. 著，片田範子・山本あい子訳（2010）看護実践の倫理第 3 版　倫理的意思決定のためのガイド，p. 28，日本看護協会出版会

5）同上，p. 268

6）Beauchamp, T.L., childress, J.F.著，永安幸正，立木教夫監訳（1997）生命医学倫理，p. 416，成文社

7）前掲書 1），p. 136 − 137

8）Dooley, D., McCarthy, J. 著，坂川雅子訳（2006）看護倫理 1 ，p. 98，みすず書房

9）前掲書 4 ），p. 79

```
┌──── 患者の権利に関するリスボン宣言（1981：第34回世界医師会総会採択・2005：サンディエゴ修正）────┐
│                                                                                      │
│  1条  良質の医療を受ける権利：差別なく適切な医療を受ける権利，外部からの干渉を受けずに自        │
│       由に臨床上・倫理上の判断をする医師から治療を受ける権利，ヘルスケアを継続して受ける        │
│       権利など．                                                                       │
│  2条  選択の自由の権利：担当する医師，病院や保健サービス機関を自由に選択し変更する権利，        │
│       他の医師の意見を求める権利（セカンド・オピニオンの権利）．                             │
│  3条  自己決定の権利：自分自身に関わる自由な決定をする権利．                                 │
│  4条  意識のない患者：自分の意思を表明することができない状態の場合，それが法的な問題に関        │
│       わる場合は，法律上の権限を持つ代理人を与えられ，インフォームド・コンセントを与える        │
│       権利．                                                                           │
│  5条  法的無能力の患者：法的な問題に関わる場合，法律上の権限を持つ代理人の同意がある権限        │
│       内で必要．                                                                       │
│  6条  患者の意思に反する処置：特別に法律が認める場合か，医の倫理の諸原則に合致する場合に        │
│       は実施できる．                                                                   │
│  7条  情報を得る権利：医学上の記録に記載されている自分の情報について知る権利，健康状態に        │
│       ついて十分な説明を受ける権利，自分に代わって自己の情報の開示を受ける人を選択する権        │
│       利など．                                                                         │
│  8条  機密保持を得る権利：患者の健康状態や診断，治療などで身元を確認できる全ての情報は患        │
│       者の死後も機密を守るなど．                                                         │
│  9条  健康教育を受ける権利：個人の健康と保健サービスの利用について，情報を提供されたうえ        │
│       での選択が可能になるような健康教育を受ける権利など．                                   │
│ 10条  尊厳を受ける権利：人間としての尊厳とプライバシーを守る権利，苦痛が除去される権利な        │
│       ど．                                                                             │
│ 11条  宗教的支援を受ける権利：スピリチュアルな支援を受ける権利，あるいは拒否する権利．          │
│                                                                                      │
└──────────────────────────────────────────────────────────────────────────────────────┘
```

参考文献

1．Beauchamp, T.L., Childress, J.F.著，立木教夫，足立智孝監訳（2009）生命医学倫理第五版，麗澤大学出版会

2．Benedek, T.G.（1978），The Tuskegee Study of syphilis：analysis of moral versus methodologic aspects. J.Choronic. Dis. 31（1）p. 35－50

3．橋本寛敏（1952）看護倫理（高等看護学講座2），医学書院

4．国際看護師協会編（1977）小玉香津子・尾田葉子訳（1977）看護婦のジレンマ－業務における倫理上の諸問題，日本看護協会出版会

5．INR日本版編集委員会編（2001）臨床で直面する倫理的諸問題：キーワードと事例から学ぶ対処法，日本看護協会出版会

6．Jones, H.A.著，中島憲子監訳（1997）看護婦はどう見られてきたか；歴史，芸術，文学におけるイメージ，時空出版

7. Jonsen A.R., Siegler, M., Winslade, W.J.著，赤林朗，蔵田伸雄，児玉聡監訳（2006）臨床倫理学第五版：臨床医学における倫理的決定のための実践的アプローチ，新興医学出版社

8. 貝原益軒著，伊藤友信訳（1982）養生訓　全現代語訳，講談社学術文庫

9. 上坂冬子（1979）生体解剖－九州大学医学部事件，毎日新聞社

10. 柄谷行人（2000）倫理21，平凡社

11. 小口尚子，福岡鮎美（1995）子どもによる子どものための「子どもの権利条約」，小学館

12. 共同通信社社会部移植取材班編著（1998）凍れる心臓，共同通信社

13. 日本看護協会編（2006）新版看護者の基本的責務：定義・概念／基本法／倫理，日本看護協会出版会

14. 日本看護協会編（2000）看護記録の開示に関するガイドライン，日本看護協会出版会

15. 大關和（1974）覆刻版　實地看護法，医学書院

16. Pence, E.G.著，宮坂道夫，長岡成夫訳（2001）医療倫理1・2，みすず書房

17. 佐藤蓉子ほか編著（2008）リンクで学ぶ看護基本技術ナビゲーション：食事の援助技術，中央法規

18. 佐藤蓉子ほか編著（2005）リンクで学ぶ看護技術ナビゲーション：排泄の援助技術，中央法規出版

19. 佐藤蓉子ほか編著（2003）リンクで学ぶ看護技術ナビゲーション：清潔の援助技術，中央法規出版

20. 佐藤蓉子（1996）看護ケアの現場における倫理的問題，看護教育，37，医学書院

21. 吉開那津子（1981）消せない記憶，日中出版

学習課題

1. 「看護者の倫理綱領」を読み，看護の使命，看護者としての倫理的義務について話し合ってみよう．さらに，それらの義務の遂行のために学生として，いま何をすべきかについて考えてみよう．

2. 医療上の問題として報道されている事柄について，倫理的な問題があるのか，ある場合にはそれはどのような問題なのか，看護職の責任についてどのように取り上げられているかなどについて検討しよう．

3. 「倫理」の語源を踏まえて，患者あるいは看護者，それぞれの倫理的権利と責務について説明しよう．

X

看護研究

学習目標

第10章では，日々発展・変化する専門職の分野で必要な看護研究について学習する．ここでは，学習者が研究の必要性を理解し，将来さらに学習し未知の分野の研究や改善方法を考案する糸口になることがねらいである．そのため，まず研究とはどのようなものかを知る．その上で，看護研究の特性，研究の型や領域，研究過程，研究倫理などの基本の認識を深めよう．

1

看護研究の意義

① 看護研究の目的

　看護学は実践の科学といわれる．実践の場において看護師が意思決定を適切にするためには，看護に関する科学的な知識に基づく根拠が前提となる．適切なケアを提供するためには，系統的にアセスメントをして問題の所在を明らかにし，最も効果的なケアを実行することが必要である．こうした科学的な根拠を得る手段が看護研究である．そして看護学の知識体系をつねに発展させ，看護学の専門性を高めるために，さまざまな広領域の看護研究が必要である．

　看護研究の主な対象は非常に複雑な臨床の看護現象である．この看護現象は看護師が直接かかわりをもつ場面でみられる現象で，非常に個別的，継続的，しかも二度と同じ現象はみられない，つまり，一回性という特徴をもっている．こうした特徴が反映されて，最近は質的研究に対する関心が高まっている．しかし，質的研究は研究の究極の目的である一般化，普遍化という点では問題を残している．多くのデータから統計的分析による検証を特徴とする量的研究に比較して，質的研究は特殊な事例に対する特定研究者の内容分析であるために，客観性に乏しいことが指摘されている．とはいえ，どのような研究方法であろうとも，看護の実際に貢献する理論を創造するには，他の学問分野と同様に，研究者の主観性を克服するとともに科学的な方法を用いた組織的な探究に向かうことが期待されている．

　看護研究の目的として，①看護現象を科学的に記述すること，②現象に影響を与えたり，原因となったり，関係したりしている因子は何かを探索すること，③看護現象の相互関係について抽象的な概念を組織し統合して結論を導くこと，すなわち理論を創造することによってその現象を理解し説明すること，④現象を理解し説明するとともに予測とコントロールをすること，などがあげられている[1]．したがって，これらの目的に応じた研究方法を選択することになる．

② 看護における実践と理論と研究の関連性

　図Ⅹ-1は，看護実践と看護理論と看護研究との相互の関連性を示したものである．看護実践では，クライエントの抱える問題に速やかに対処することが看護師には要求されており，それに応えることが看護師の責務である．だからといって，思いつきの看護サービスを提供してもクライ

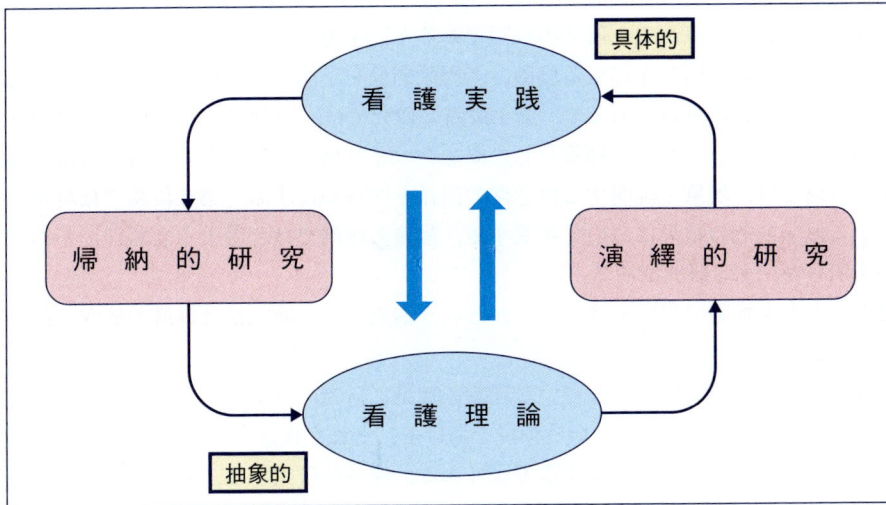

図 X-1　看護実践と看護理論と看護研究との関連性

エントが求めるものかどうかはわからない．そこで，援助するための手がかりを系統的に説明している看護理論を，看護の実践に活用するのである．そうすることによって，効果的な看護を提供することが可能になる．

　例えば，がん性疼痛を体験している末期がん患者の援助を，オレムのセルフケア理論をもとに開発された症状マネジメントモデルを活用してみよう．このモデルで提唱されている「知覚と評価と反応」から患者の痛みをアセスメントして，どのような援助を必要としているかをまずはっきりさせる．すなわち，どのように痛いのかを患者に言葉で表現させ，次にその痛みがどの程度痛いかペインスケールで尋ねる．そして最後に日常生活にどのように影響を与えているのかを尋ねて，痛み体験の特徴を査定する．その上で，症状緩和の手段としてあげられている「基本的知識と基本的技術と精神的サポート」の３つの観点から，患者自身によるセルフケアを支援するのである．この理論は，患者自身に痛み体験の意味を深く考えさせると同時に，疼痛という症状を患者が主体的にマネジメントすることができるように，看護師は患者への教育指導を通して支援することを勧めている．

　看護の実践に適用されているさまざまな看護理論は，具体的にケアが行われている看護実践の場から，看護研究という方法に従って創造されたものである．

　看護理論は，概念とその定義，および概念間の関連性を示す命題から構成され，看護現象について，記述し，説明し，予測する目的で使われる．すなわち，理論を用いることによって，複雑な看護現象を記述して解釈することができる．また今後どのように変化し展開されていくかの予測も可能になる．

　看護理論は，人間，環境，健康，そして看護介入の４つの要素を取り入れた広い範囲の大理論から，具体的な看護に活用される中範囲理論，限られた看護現象や概念を扱う微小理論に分類されている．

　理論のレベルという観点から，研究の段階をみると，①現象の構成要素を抽出して概念化する段階，②要素間の関係を明らかにする段階，③因果関係を予測する段階，④状況下による影響を明らかにする段階などに分けられる[2]．第1段階の研究では，看護現象を説明する要素を抽出してそれに名前をつける．すなわち抽象化した概念をつくり出し，それらの定義や特徴を明らかにする．第2段階では，現象を説明する概念間の関係を明らかにする．第3段階では特定の現象を起こしている原因やその結果について推測する．最後の段階ではどのような状況でその現象が生じるのかを明らかにする研究である．

　理論はどのような推論のプロセスを踏むかという観点から，研究法は演繹的研究と帰納的研究に分けられている．

　演繹的研究とは，すでに提唱されている理論を背景に研究の概念枠組みをつくり，このような状況ではこのようになるであろうという仮説をあげて，それを検証する研究法である．すなわち，一般的なものから特殊なものを推論する方法である．帰納的研究とは，看護実践の具体的な看護現象を観察し分析して理論を創造する研究法である．つまり，特殊なものから一般的なものを推論する方法である．

　上記の第1レベルの理論構成では，帰納的研究がよくなされている．実際に看護現象をよく観察して，質問紙を作成して数量的に分析し，その要素に名前をつけるか，あるいはその看護現象にかかわりをもつ対象を面接して得られたデータを内容分析をして，分類法により要素を抽出する，という2つのアプローチがある．前者を量的研究，後者を質的研究といっている．

　要するに研究が質的か量的かの違いは，データの性質にある．すなわち，質的研究のデータは被験者が語った言葉であり，量的研究のデータは被験者の質問紙に対する反応を数量化したものである．前者のねらいは，対象者に面接して得られた対話データを記述し，分類することによって，概念を抽出して理論を構築することである．また後者の量的研究では，何が起こっているのかの探索や概念間の関連性を明らかにするために測定尺度を用いて数量化し，集められたデータを統計的手法により分析することによって，一般化することがねらいである．

2

看護研究の研究デザイン

　研究のテーマが決まると，次は目的に応じた研究デザインを選択する．まず，設定した研究テーマには，質的研究法が適切であるか，あるいは量的研究法がよいか，それとも実験的研究が適切かを決める．もし質的研究でアプローチするとすれば，質的記述的研究法による内容分析，事例研究，グラウンデッド・セオリー法などの研究デザインを選択することになる．また量的研究が適切であると考えれば，次は，研究の目的に応じて何が起こっているのか，その実態を明らかにする実態調査的研究か，あるいは関連性があると仮定した仮説の検証を目的とした仮説検証型研究のいずれかを選択することになる．それとも何が原因で生じたのか，すなわち因果関係を実証したいのであれば，実験研究を選択する．以下に，質的記述的研究，実態調査的研究，仮説検証型研究，実験的研究などの研究デザインの特徴を述べる．

① 質的記述的研究

　質的記述的研究は，研究者自身が被験者を面接して，観察と対話によって得られたデータを記述し，その内容を分析する研究法である．通常，研究対象者（10例から30例）に，半構造的質問を準備して面接する．大まかに質問事項をつくっておき，これをもとに質問をして被験者には自由に語ってもらう．通常は了解をとってからテープなどに録音しておく．得られたデータは類似性に着目してコード化し，サブカテゴリー，カテゴリー，コアカテゴリーへと分類する．分類された群の意味していることに名前をつけて，抽象化のレベルを順に引き上げていく．こうした分類のプロセスを踏み，特定の現象を説明する概念を抽出するのである．

　しかし，研究者自身が測定用具として影響を及ぼすので，内容分析の過程に行われる研究者の主観的な意味づけなどから，信頼性や妥当性の問題が指摘され一般化に疑問視される場合もある．

② 実態調査的研究

　現実にある集団に何が起こっているのかを把握する目的で行う調査であり，質問紙を作成して調査を実施して，量的に記述する研究デザインである．単純なアンケート調査から非常に多くのサンプルデータを必要とする疫学調査や，特定集団が示す現象の要因についての実態調査をする

研究など，さまざまなレベルがある．よくみられる実態調査研究では，研究の概念枠組みには現象を説明するために必要な概念を設定して，研究者自身で作成した質問紙が使われている．調査の対象は，実態の把握が目的であるため，分析が可能な多数のサンプルデータが必要である．分析は分布率や代表値などの記述統計が中心になるが，単純な推測統計も使われている．

　他の研究デザインとの違いをみると，実態調査ではデータを収集する際に研究者が実験法のように対照群を設定して条件をつけ，操作することはないし，仮説検証型研究のように仮説をあげることもない．

③ 仮説検証型研究

　概念間の関連性を検証することを目的とした研究デザインである．その主な特徴には，①研究の理論的背景に基づく概念枠組みを設定している，②仮説がある，③概念を測定するために信頼性と妥当性のある測定尺度（質問紙）を用いる，などがあげられる．研究の対象は，実態調査のように大きいサンプルである必要はなく，母集団を推測することのできるサンプル数でよい．

　理論的な根拠に基づく研究の概念枠組みを設定するには，研究テーマにみられる概念について十分な知識が必要である．そのためには徹底した文献研究によって，どこまで明らかにされているのか，その結果何が問題になっているのか，キー概念になっている概念間にどのような関連性が推測されるのかを調べる．その上で，明瞭な仮説を提示する．

　次の段階は，この仮説を検証するために，概念を測定する尺度を用いて調査を実施する．この測定尺度は厳密に概念を測るための「はかり」になっていなければならない．すなわち測定尺度としての信頼性と妥当性が確認されている必要がある．

④ 実験的研究

　実験的研究は，特定の現象を一定の条件で計画的に操作して，仮説した原因と結果の因果関係の検証を目的とした研究デザインである．これには実験研究と準実験研究がある．

　実験研究では，研究対象は実験群とコントロール群（統制群）に無作為に分けられる．実験群に実験的操作を与え，その反応を観察したり測定する．そして得られた両群のデータを比較する．研究者が操作する変数を独立変数といい，この独立変数に影響を受ける変数を従属変数という．すなわち，従属変数を観察し測定して比較するのである．

　この研究デザインにはいろいろな課題がある．同じ特性をもつ対象を2つに分けて実験群と統制群にしなければならない．しかし，実験しようとしている以外はすべて同質であるという条件はなかなか得られない．特に看護介入研究において，被験者が人間である場合には非常に困難である．そのために少なくとも両群の属性などに有意な差がないことを確認しておく必要がある．また，検定が可能になるだけの対象者数の確保も重要である．

　他の重要なことは，実験的操作の手順を，客観的，具体的に明記しておく必要がある．他の研究者の追試を可能にするためである．複雑でさまざまな要因が絡まる看護現象に関して実験研究を実施する場合，特定の変数をとりだしたりすることが困難である．また，看護介入に実験的操作を行うこと自体，倫理的な問題も生じてくる．またホーソン効果などの問題も指摘されている．

3

研究のプロセス

　図Ⅹ-2には研究プロセスを示した．すなわち，問題の発見，文献検索，研究テーマ，研究の概念枠組み，研究方法，研究計画書の作成，データの収集，データの分析，結果・考察，研究の発表などのプロセスを踏む．

　このような研究のプロセスにおいて，以下に，特に重要と考えるポイントをあげる．

① 研究テーマ

　研究の出発点は問題を発見するところから始まる．しかし，研究できる問題を発見することはなかなか難しい．問題の発見の仕方として，自分の過去の体験や臨床場面の実習体験を振り返ってみることである．看護実践の場にみられる問題であれば，研究の成果は直接現場に還元できるであろう．また，研究論文や専門書などの文献を読むことによって問題を探す方法もある．この場合はすでに問題が特定されているので，研究の進め方が比較的容易になる．

　問題が発見された時点ではまだ漠然としているために，その問題意識をさらに掘り下げ，問題に対する解答を予測し仮説をあげたり，検証する方法を考えて，研究が可能かどうかを見極めていく．

　仮のテーマが決まれば，それに関連した研究が看護学雑誌や学会誌では，どんな目的をあげ，どのような方法で研究しているか，また明らかになっていること，明らかになっていないことを調べてみる．そして，研究テーマの設定は研究の目的，方法，対象などがわかるように具体的に記述する．

② 研究の概念枠組み

　研究しようとする看護現象を，どのような概念でとらえようとしているのかを図で示したものを，研究の概念枠組みという．この概念枠組みは，特定の理論から研究を進める場合には，その理論を概念枠組みに入れて発展させる．一方，帰納的な方法で仮説を検証する場合には，研究者自身で研究の概念枠組みを作成することになる．

　概念枠組みを明示すると，研究の全体をどうとらえているかをみることができ，また概念間の

```
問題の発見
  ↓
文献レビュー → 研究テーマ → 概念枠組み → 目的の明確化 → 研究デザインの選択 → 研究計画書の作成 → 質問紙の作成 → 調査の実施 → データの分析 → 結果の考察
                                                                                                                              ↓
                                                                                                                         研究の発表
```

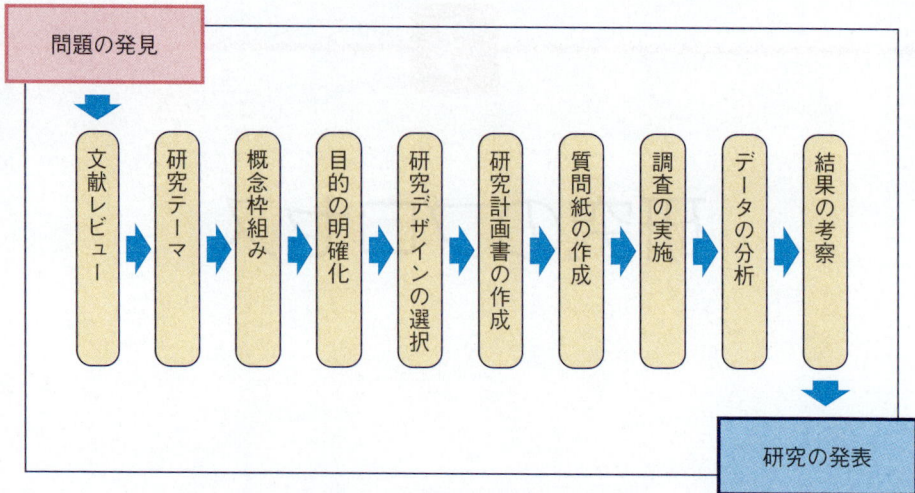

図Ⅹ-2　看護研究のプロセス

関連性を明確にすることが可能になる．さらにそれぞれの概念をどう定義し，どのように測定するのかを決定するヒントになる．

③ 研究計画書の作成

　計画書に含まれる内容は，研究テーマに関する先行研究，概念枠組み，用語や変数の定義，問題と目的，仮説，研究方法，倫理的配慮などである．

　研究方法では，前述したどのような研究デザインで研究テーマにアプローチするのか，その研究デザインによる研究対象者はどのような人なのか，データを収集するための測定尺度は何を使うか，得られたデータの分析はどのような方法を使うかなどを記述する．忘れてはならないことは，研究における倫理的配慮はどのようになされているかということである．

④ 測定尺度の信頼性と妥当性

　データの収集には測定尺度が使われるが，正確なデータを得るためには尺度の信頼性（reliability）と妥当性（validity）の2つを確認する必要がある．信頼できないデータの分析結果には研究の成果は期待できない．

　信頼性とは，いつ，どこで，誰が，何度測定しても同じであるということである．一方，妥当性とは測定しているものが対象の属性を正確に反映していることである．信頼性は統計学的に信頼性係数（例えばクロンバック α 係数）を求めることができるが，妥当性の検討は容易ではない．後者の場合，同じ概念を測定している信頼性も妥当性も高い別の尺度との相関をみたり（併存的妥当性），尺度を構成する要素がすべてこの尺度に含まれていることを確認したり（内容的妥当性），まったく異なるグループにその尺度を用いてその差を比較して有意差を確認したり（判別的妥当性），因子分析によりその構成要素を検討したり（構成概念妥当性）などにより，確認する．

看護研究における倫理的配慮

⑤

　看護研究では倫理的に配慮されているかがつねに問われる．研究することによって，被験者の不利益になってはならないし，また危険から保護されなければならない．すなわち，研究のために患者が治療や看護が受けられないという状況になったり，プライバシーが侵害されたりしてはならない．そのためには，①研究の目的，方法，結果の公表などの研究計画が知らされること，②研究に参加するリスクと利益を被験者が理解していること，③参加しない権利について知らされていること，④強要されずに自由意思で決定すること，などが知らされ同意されていなければならない．

　調査に際しては，調査票の配付や回収には圧力がかからないように配慮する．また調査後，得られた個人情報やデータは厳重に保管し，研究終了後には直ちに確実に破棄する必要がある．研究成果の公表についてはプライバシーを守り，個人や施設が特定される情報は公表しないように配慮する．

　最近は病院や大学では研究のための倫理委員会が設置されており，その委員会の認可を受けた後，研究が実施されるようになっている．倫理委員会の承諾を得ているかを問う学会も多くなってきている．

引用文献

1）Polit, D.F., Hungler, B.P.著，近藤潤子監訳（1994）看護研究－原理と方法，p. 12－13，医学書院
2）George, J.B.編，南裕子，野嶋佐由美，近藤房恵訳（1998）看護理論集 より高度な看護実践のために，p. 3，日本看護協会出版会

参考文献

1．松木光子，小笠原知枝編（2007）これからの看護研究　第2版，ヌーヴェルヒロカワ
2．南裕子，押尾祥子，野嶋佐由美著（1999）看護学大系10巻第2版　看護における研究，日本看護協会出版会

　学習課題

　1．看護研究の目的について考察してみよう．
　2．看護研究の研究デザインにはどのようなものがあるか述べよう．
　3．研究における倫理上の配慮について説明しよう．

災害看護と国際看護

―― 学習目標 ――

　災害が人々の生命や地域の暮らしに多大な影響を及ぼすことを理解し，災害の種類や災害サイクルにおける災害看護の役割を学習する．

　看護における国際交流・国際協力の現状を踏まえ，その必要性や意義を認識する．

1

災害看護

① 災害看護の必要性

❶ 対象や地域の条件に合った援助方法の創出

　災害による被害の様相は，社会のあり方や変化と関係している．例えば，最近の社会の変化の特徴には，過疎化・高齢化・経済の偏りなどがある．特に過疎化が進む地方では，災害発生時，お互いに助け合うことや避難行動がとれないために犠牲になる高齢者が多い．また，入院期間の短縮により，高度な医療が必要な状態で退院する患者や，地域で病気を抱え治療を継続しながら生活する人が増え，避難所においても医療支援の必要な人々が増加している．このため，避難情報が入手できない，情報を得ても理解できない，あるいは，避難したくても移動が困難なため避難行動がとれない住民への対応の必要性が高まっている．このほか，核家族や個人のプライバシーを守る生活のあり方など，人々のライフスタイルの変化や助け合いの精神の希薄さ，地域の対象者のニーズの多様さも関連し，災害による被害の現象は複雑化している．したがって，地域の特性や変化をとらえながら，地域に寄り添い，対象や地域の条件に合った援助方法を創出する災害看護の必要性が高まっている．

❷ 人的・物的に制限された災害現場における創造的な看護実践の開発

　災害現場では，人的・物的資源に限りがある．1人の被災者に十分な物的資源を提供することはできない．より多くの被災者の命を守ることを考えた上で，使用可能な範囲や量を判断しなければならない．また，物がない中で何ができるかを考え工夫することと，被災者個々のニーズと被災地全体のニーズを把握し，援助のバランスを考えることが重要である．また，限られた物品を使用するため，方法や手順はマニュアルどおりには実施できず，応用する能力が求められる．これらの判断には，看護者としての専門的な基礎的知識が必要である．また，傷病者数に対して医療者数が少なく，人的資源が限られている．より多くの被災者の命を救うために，**トリアージ**などで選別する能力が必要である．また，被災地の人々が自分で自分をより健康的な生活に導き，自立できる手段と方法を見出せるように，地域の人々と協働した災害看護活動が重要である．

　災害時は，人的・物的に制限された中で，多くの被災者を対象とするが，あくまで被災者一人ひとりに対して，人間として最も自然な生活環境とは何かを考え，より健康な状態に近づくような創造的な看護実践が求められる．

❸　援助的な人間関係の基盤の形成，人を尊重する姿勢や倫理観の育成

　急激な災害発生による生活の場の破壊や生命の危険などにより，被災者はストレスフルで不安定な心身の状態となる．このため，災害時には，被災者の立場に立つこと，個人の背景や価値観，意思決定の擁護，プライバシーの保護，個人情報の適切な取り扱いなどに配慮した援助が大切である．地域の中で被災者が自律的に生活環境を整え，より健康的に生活できるように，援助を行う際には，地域の特性や被害状況などを把握した上で，被災者の気持ちや考えを察しながら，人として尊重した姿勢で対応することが求められる．このように，被災者との人間関係の基盤形成や信頼関係の構築に，災害看護は重要な役割をはたす．

❹　災害関係諸機関との連携，他職種との協働

　災害時には，多くの災害関係諸機関との協働が重要である．災害関係諸機関との協働で活動する場合，看護の役割を認識しつつ臨機応変に柔軟な行動が求められる．各機関が良好なチームワークのもとで目的を達成するためには，他職種の役割を理解することや各自の責任ある行動が重要である．1人の被災者が災害発生前にどのようなサービスを受けていたのか，継続してサービスを受けるためにはどうしたらよいかなど，被災者を中心とした医療・保健・福祉の立場から災害関係諸機関と連携し，他職種と協働して看護の役割をはたすことが求められる．

②　災害および災害看護の定義

　災害という言葉を辞書で引くと「異常な自然現象や人為的原因によって，人間の社会生活や人命に受ける被害」（広辞苑）と記されている．また，災害医学用語事典では，「人間とそれを取り巻く環境の生態系の巨大な破壊によって生じた結果．重大かつ急激な発生のために被災地域がその対策に非常な努力を必要とするか，時には外部や国際的な援助を必要とするほどの大規模な非常事態をいう」と記されている．災害対策基本法では，災害を「暴風，豪雨，豪雪，洪水，高潮，地震，津波，噴火，その他の異常な自然現象又は，大規模な火事若しくは爆発その他その及ぼす被害の程度においてこれらに類する政令で定める原因により生ずる被害をいう」と定義づけている．

　つまり，災害は，物理的に甚大な破壊をもたらし，人間生活や社会的構造に重大な影響を及ぼすことを指しており，地震や洪水などの自然現象そのものを指すわけではない．また，被災地域だけでは対応できない大規模な非常事態であるため，外部の災害関連団体との連携が重要といえる．

　災害は人間の生活や活動に関係する多くの学問領域と関連しているため，その学問領域の関心が定義に反映されており，災害を扱う団体や機関の性質によって災害の定義は異なっている（表XI-1）．

表XI-1　災害の定義

組織	定義
国際連合	被害を受けた社会がもつ独自の資源だけでの対応能力を超えた，広範囲にわたる人的・物的・環境的損失をもたらす社会機能の重篤な崩壊
世界保健機関	負傷したり，命を失ったり，財産や生活に損害を受けるような，相当数の人々が危険にさらされる出来事
災害医学用語辞典	人間とそれを取り巻く環境の生態系の巨大な破壊によって生じた結果．重大かつ急激な発生のために被災地域がその対策に非常な努力を必要とするか，時には外部や国際的な援助を必要とするほどの大規模な非常事態をいう
災害対策基本法	暴風，豪雨，豪雪，洪水，高潮，地震，津波，噴火，その他の異常な自然現象又は，大規模な火事若しくは爆発その他その及ぼす被害の程度においてこれらに類する政令で定める原因により生ずる被害をいう

　日本災害看護学会および日本看護協会では，災害看護を，「災害に関する看護独自の知識や技術を体系的にかつ柔軟に用いるとともに，他の専門分野と協力して，災害の及ぼす生命や健康生活への被害を極力少なくするための活動を展開すること」と定義づけている．つまり，災害看護において重要な視点は，人々の生命と生活を守ることであり，災害看護の活動は，他職種と協働しながら，災害状況に応じて健康生活への被害を極力少なくするための活動であるといえる．

③ 災害の種類と健康被害

　災害は，原因別に分類すると，自然災害と人為災害に大別して考えられる．自然災害とは自然現象を原因とするもので，地震，噴火，豪雨，津波，高潮などがある．日本は，気象，地形，地質的に災害を受けやすい国土であり，地震や洪水や火山噴火が発生しやすい．人為災害とは，人間によってつくり出されたことが原因となるもので，火災，航空機事故，列車事故，テロなどがある．同じ種類の災害でも，発生地域，季節，時刻，環境破壊，貧困など多くの条件によってまったく異なる様相をみせる．災害の発生は，人が生活する場や社会の脆弱性と関係している（表XI-2）．

　以下は，災害の種類別による健康障害の特徴である．

① 自然災害

〔1〕地震

　地震による死傷者の原因の多くは，建物の倒壊などによる物理的外傷である．家屋など建物の倒壊による外傷や倒壊した家屋による塵埃や粉塵による呼吸器障害も多い．また，二次的に発生する火災による熱傷や気道熱傷などの負傷者も発生する．頭部外傷としては，頭蓋骨骨折，硬膜外血腫，神経損傷を伴う脊髄損傷，胸部の外傷としては，肺損傷，気胸，肋骨骨折，心タンポナーデ，腹部外傷には，肝臓，腎臓などの臓器損傷がある．また，挫滅創，裂傷，切創などの創傷，複数の部位を損傷する多発外傷が多い．長時間，家屋の下敷きになり，身体の一部が圧迫されている場合には，クラッシュシンドローム（挫滅症候群）が考えられ，急性腎不全に移行すれば透

表XI-2 脆弱性の素因

自然的素因	地質学的条件（環太平洋地震帯，断層） 気象学的条件（台風，梅雨前線の停滞）
社会的素因	過疎化・高齢化・核家族化 人口の急増と都市への集中 人間関係の希薄化 貧困

析が必要になり，また，死亡率も高い．

〔2〕 水害

　日本は，河川で洪水が発生しやすい地形的な特徴があり，近年の地球温暖化の影響も受けて水害は多発している．水害は，土砂の混入の有無，増水の勢い，床上浸水か，床下浸水かによって負傷者の状況も異なる．土石流では，土砂や岩や流木が含まれているため破壊力が大きく，負傷者も重症化する．溺水や，泥水の中を避難する際の転倒や用水路への転落による死傷者も多い．トイレの冠水や車のガソリン流出による水の汚染問題もあり，衛生状態の悪化は感染症の発生を助長する．また，泥水の中での避難や家屋の片付けによる切創，擦過傷，打撲などの物理的外傷が多い．

〔3〕 火山噴火

　火砕流により，広範囲な熱傷，特に気道熱傷が発生しやすく，火山灰吸入により呼吸障害が発生する．また，噴石による外傷は死亡原因にもなる．噴火活動をくり返すことで災害は長期化する．火山噴火により噴出した二酸化炭素や硫化水素などの有毒ガスにより，低酸素状態に陥る危険性がある．

〔4〕 雪害

　豪雪地帯では積雪による死傷者が発生している．死傷者の原因は，屋根の雪下ろし時の転落事故が大半を占める．転落の背景には，除雪による心身の負担，疲労やストレスが考えられる．その他，急性心筋梗塞，脳出血，転倒による身体各部の骨折がある．また，閉じこもりやうつ状態も出現する．

〔5〕 津波

　海中で発生した地震によって，津波が発生し，津波は十数時間をかけて遠方の地域にも影響を及ぼす．津波による死因に溺死がある．また，身体を漂流物や家屋で損傷することなどによる頭部外傷，脊髄損傷，内臓破裂など機械的外傷や骨折，打撲や切創，擦過傷などの傷もある．傷の汚染により二次感染も起こす．また，海水や漂流物の飲み込みや気管への吸引により肺炎，気管支炎，あるいは呼吸困難が起こる．

❷ 人為災害

〔1〕 列車事故

骨折，肺挫傷，胸部損傷，腹部損傷が多い．圧死が死因となる．

〔2〕 航空機事故

航空機事故の約4割は，離着陸時に発生しているといわれ，いったん発生すると多くの死傷者が発生し，大惨事となる．骨折や各臓器の損傷や，火災発生時には熱傷による負傷者が発生する．

〔3〕 火災

火災による死傷原因は，熱傷であり，火災の原因や火災発生場所，熱傷範囲や深度により負傷状況や重症度が異なる．気道熱傷・肺熱傷は緊急度が高い．また，煙害により，喘息，気管支炎，肺炎などの健康障害が発生する．

〔4〕 化学災害

化学災害は，有害化学物質が漏えいすることによる災害である．火災時には，有毒ガス吸入により中毒となる．工場の爆発では，有害物質が流出し大量の傷病者が発生する．テロ事件のように，社会に危害を及ぼすことを目的に意図的に化学物質が散布されることもある．障害を発生させる化学物質としては，一酸化炭素，天然ガス，プロパンガス，サリンなどがあり，呼吸停止状態になることもある．

④ 災害サイクル

災害サイクルは，発災から一定のパターンで連続している．災害サイクルは，特に平常時からの災害対策や災害支援を考える上で重要である．

❶ 準備期

準備期は，災害発生時の被害を最小限度にとどめるため，地域では防災計画が立案され，定期的な災害訓練が実施される時期である．災害訓練は，消防，警察，自衛隊，行政，ボランティアなどの災害関係団体と連携して実施することがのぞましく，このときに，災害時に必要な器材の開発や数の補充や点検も行っておく．

❷ 緊急対応期

緊急対応期は，急性期と亜急性期に分けられる．災害発生後1週間を急性期とよぶが，特に発災後，72時間までの時期を超急性期という．この災害発生直後の時期は，救出・救援が行われる時期で，現場でトリアージが行われ，後方搬送など救急医療体制となる．災害現場では，被災者同士がお互いに助け合いながら，組織的な救援を待っている時期である．また，災害発生から1

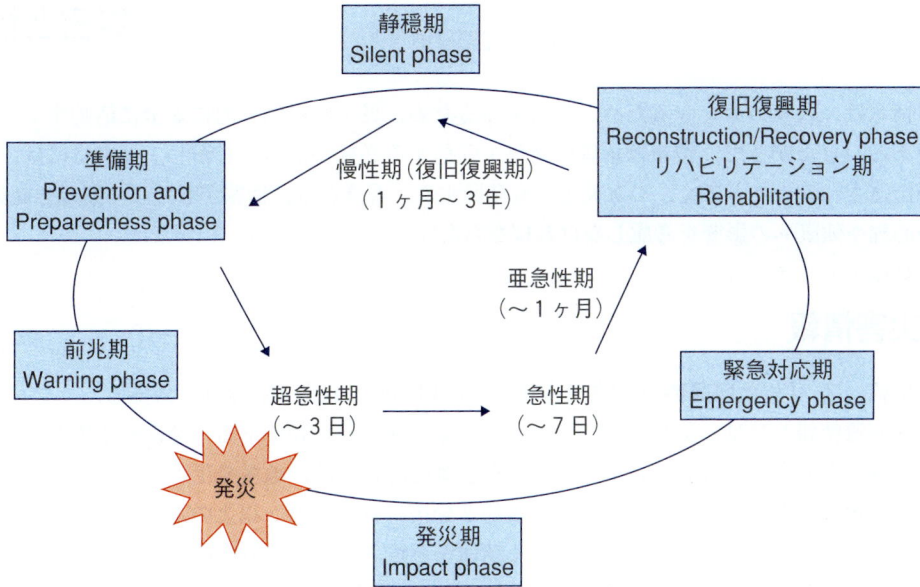

図XI-1　災害サイクル
(日本集団災害医学会用語委員会企画・編集（2008）日本集団災害医学会用語集CD-ROM，日本集団災害医学会より転載)

ヶ月の期間を，亜急性期という．この時期は，初期集中治療期で，重症患者に対して，集中治療が行われる．亜急性期は，ライフラインが途絶している時期である．生活環境の悪化や不安や疲労の蓄積により，抵抗力が低下し，集団で感染症が発生する確率が高くなる．避難生活の長期化はストレスを増強させ精神症状を悪化させる．

❸ 復旧復興期

多くの医療機関は撤退する時期である．慢性疾患のコントロール不良による症状の悪化，長期のストレス付加による免疫機能の低下，感染症の発生にも十分に注意する必要がある．また，この時期は，倒壊家屋やライフラインの復旧活動が行われる時期である．生活の場が安定し，仕事に復帰している被災者と，自宅の再建の見通しがたたず，仕事にも復帰できない被災者とでは，被災者間で復興に格差が生じる時期である．日常生活面の安定は，健康状態に大きく影響する．避難所から仮設住宅への入居は，他者との交流の機会を減少させ，仮設住宅内への閉じこもりやうつ状態の症状も出現する．

住み慣れた地域の風景や，住み慣れた家や，地域の歴史や文化，資源が破壊されたことによるこころのダメージは大きい．地域の復興と活性化は被災者の生活や生きがいを支えることになる．したがって，つねに地域全体を支援する視点が重要となる．災害時には，ふだん水面下に隠されている社会が抱える問題が一気に噴出し露呈されるといわれ，地域や家族が抱えている日常の問題が表面化する．したがって，「医療」「福祉」「保健」が連携をはかって，地域で支える仕組みが必要である．地域の住民の協力や地元のボランティアの協力を得て活動することが地域の活性化につながる．地域住民のネットワークが充実していくことが日々の生活の安定につながっていく．

5 災害と情報

　災害情報は，人々の命を守るため，生活を守るため，災害時に効率的に安全に活動するために重要である．したがって，情報は正確に発信・受信する必要がある．しかし，災害時には，デマ情報が伝達されることも多く，二次災害にも発展する．看護者は，情報がもたらす問題を認識し，住民の心理や健康への影響を考慮しなければならない．

1 災害情報

　災害情報には，「危険回避情報」「被害情報」「生活情報」「復興支援情報」がある．
　「危険回避情報」には，気象庁から出される気象警報や注意報がある．地震や水害などの災害から身を守るための情報である．表XI-3のような地震情報では，地震発生の時間，震源地，震源の深さ，震度などが発表される．地震発生後約2分後には，震度3以上の地名が震度速報として発表される．次に，震源やその規模に関する情報が発表される．これらの情報が発信されたときに，被害の程度を推測する．都市直下型で震源の深さが約10kmでマグニチュードが7クラスの場合，かなりの被害が考えられるが，推測するためには，人口の密集地帯か，高齢化率など，地域特性の知識が必要である．余震情報や緊急地震速報も重要な情報源である．
　避難に関する情報としては，「避難勧告」「避難指示」が発令される．住民は情報をもとに自分で判断して避難行動をとる．「警戒区域の設定による立ち入り禁止措置」が発表された場合は，生命の危険を考えて，住民は強制的な避難となる．また，災害時要援護者は，災害発生時避難行動がとりにくいために逃げ遅れるケースもあることから，「避難準備情報」が発令されるようになり，早期に避難を開始するシステムが導入された．
　「被害情報」は，災害による被害に関する情報である．全壊，半壊，一部損壊，床上・床下浸水などの被害に関する情報，被災者・負傷者の発生状況，道路状況，ライフライン被害情報などがあり，被害の程度が把握できる．情報が入手できない地域を，情報の空白域という．被害の程度が甚大であるため，情報の発信・受信手段が途絶えている地域である．したがって，地震情報から推測し，情報の空白域に注意する必要がある．
　「生活情報」は，被災後の生活を再建するために必要な情報である．ライフラインの復旧情報，救援物資の配給情報，応急仮設への入居情報などがある．
　「復興支援情報」は，住宅再建や事業者への経済的支援など復興に関する情報である．

表XI-3　地震情報（例）

5月12日9時52分頃地震による強い揺れを感じました．現在，震度3以上が観測されている地域は次のとおりです．
震度5弱　栃木県南部　震度3　栃木県北部　震度4　茨城県北部，茨城県南部　震度4　埼玉県北部，埼玉県南部　震度4　千葉県北東部，千葉県北西部　震度3　千葉県南部　震度3　群馬県北部，群馬県南部　震度3　東京都23区，東京都多摩東部　震度3　神奈川県東部，神奈川県西部　震度3　新潟県中越……
今後の情報に注意してください．

② 災害時の通信手段

　災害時には，通信手段に関する知識や複数の通信手段の確保が医療活動を円滑にする．災害時には，固定電話や携帯電話は，使用できなくなると考えてよい．有効な通信手段として，携帯のメール機能は，災害時にも活用できる場合がある．災害時の通信手段として，災害時優先電話，衛星携帯電話，無線システムがある．災害時優先電話は，防災関係機関に設置されており，災害時に優先的に先方にかかるように重要な情報を通信するための手段である．衛星携帯電話は，通信衛星を使った通信手段で，比較的通信もスムーズであり，孤立する可能性のある山間部などの地域では設置がのぞましい．

⑥ 災害と法

　日本は，自然災害が多い国である．プレートの境界が日本周辺を横切っており，活断層も多く地震が発生しやすい．また，台風の進路にあたり，太平洋環状火山帯の上に位置している．山が多く平野が少なく，河川の勾配が急であり，地理的にも災害が発生しやすい．このような災害で被災した人々の生命と生活を守るために，法がある（表XI-4）．

① 災害対策基本法

　災害対策基本法は，災害対策の最も基本となる法律である．災害が発生したときの国，地方自治体，住民の責任や災害対策本部の権限を定めている．国は，組織および機能のすべてをあげて，防災に関して万全の措置を講ずる責務を有しており，**防災基本計画**を作成し実施する．都道府県および市町村は，地域，住民の生命，身体および財産を災害から保護するために地域防災計画を作成し，実施する．地方自治体は，防災業務計画を作成し実施する．住民は，自ら災害に備え，自発的な防災活動に参加するなど，防災に寄与するように努める責務がある．防災に関する常設の組織としては，災害対策基本法に基づき，中央防災会議が内閣府に設置されており，防災に関する重要事項を審議している．内閣には，防災担当大臣が設置され国会議員が就任している．災害対策基本法では，総合的かつ計画的な防災行政の整備および推進をはかるため，下記のような内容が規定されている．

〔1〕防災責任の明確化

　防災活動災害予防，災害応急対策，災害復旧に分け，地方公共団体の権限と責任を明らかにしている．市町村長の権限の強化，避難勧告，応急処置のための物的，人的応急公用負担，自衛隊の災害派遣の要請要求などの規定がある．

表 XI-4　災害に関連する法

基本法関係	災害対策基本法
予防関係	建築基準法，道路交通法，河川法など
応急・復旧対策関係	災害救助法，被災者生活再建支援法など
震災対策関係	地震防災対策特別措置法，大規模地震対策特別措置法など

〔2〕 総合的防災行政の推進

緊急災害対策本部は，災害緊急事態の布告がなくても内閣総理大臣が閣議にかけて設置できることや，専門技術職員の派遣について規定している．

〔3〕 計画的防災行政の推進

都道府県防災計画は，防災基本計画に基づき作成するものとし，作成および修正するときには，内閣総理大臣に協議しなければならない．また，市町村地域防災計画も，作成および修正時は，都道府県知事に協議しなければならない．このことによって，国・都道府県・市町村が総合的・計画的に防災行政を推進することができる．

〔4〕 激甚災害などに対する財政援助

激甚災害については，災害復旧を行う地方公共団体に対して，国の特別の財政援助・被災者に対する助成を行うことにしている．

〔5〕 災害緊急事態に対する措置

激甚な災害が発生した場合には，内閣総理大臣は災害緊急事態の布告を発することができる．

② 建築基準法

建築基準法の目的は，建築物の敷地，構造，設備および用途に関する最低の基準を定めて，国民の生命，健康および財産の保護をはかり，もって公共の福祉の増進に資することである．災害防止上，災害危険区域内における住居用の建築物などの建築に関する制限ができる．

また，応急仮設住宅についても取り決めている．建築基準法上，応急仮設住宅は，特定行政庁（都道府県等）の許可を受けることにより建築後最長2年3ヶ月存続することが認められている．被災者の住宅の需要に応ずるに足りる適当な住宅が不足するため，第7条第四項に規定する期間を超えて，当該被災者の居住の用に供されている応急仮設建築物である住宅を存続させる必要があり，かつ，安全上，防火上および衛生上支障がないと認めるときは，同項の規定にかかわらず，さらに1年を超えない範囲内において，同項の許可の期間を延長することができる．

③ 道路交通法

道路交通法の目的は，道路における危険を防止し，その他交通の安全と円滑をはかり，および道路の交通に起因する障害の防止に資することである．

④ 河川法

河川法の目的は，河川について，洪水，高潮等による災害の発生が防止され，河川が適正に利用され，流水の正常な機能が維持され，および河川環境の整備と保全がされるようにこれを総合的に管理することにより，国土の保全と開発に寄与し，もって公共の安全を保持し，かつ，公共

の福祉を増進することである．

5　災害救助法

　災害救助法では，医療活動や被災者の救出，避難施設，仮設住宅の設置，給水給食，救援物資の支給，救援費用の国や地方の分担などについて定めている．昭和21年（1946）の南海大地震を契機として，昭和22年（1947）に災害救助法が制定された．災害救助法は，災害に際して，国が地方公共団体，日本赤十字社その他の団体および国民の協力のもとに応急的に必要な救助を行い，災害に遭ったものの保護と社会の秩序の保全をはかることを目的としている．災害救助法による救助の規定は，救助活動に必要な知識である．

　救助は現物によって行うことが原則であるが，知事が必要と認めた場合は救助を必要とするものに対し，金銭を支給することができるとされている．しかし，現物給付が原則であり，現金は例外となっているため，現金給付はなされていない．災害時は通貨の強制通用力がなくなることが理由にあげられているが，実際の災害で通貨が強制通用力を失ったことはなく，通貨は重要であるため，時代の要請に応じた支給方法を考慮しなければならない．

　また，災害救助法は，災害救助に関する基本的事項が定められているが，応急救助の程度や方法，期間など現行の基準では，大規模災害への迅速・的確な対応はできないという批判の声が，阪神淡路大震災以降高まり，そこで，災害に応じた弾力的な対応ができるよう災害救助運用指針

表 XI-5　災害救助法による救助方法と実施期間

①避難所の設置	災害発生日から7日以内
②応急仮設住宅の供給	災害発生日から20日以内着工
③炊き出しその他による食品の給与	災害発生日から7日以内
④飲料水の供給	災害発生日から7日以内
⑤被服，寝具その他生活必需品の給与または貸与	災害発生日から10日以内
⑥医療	災害発生日から14日以内
⑦助産	災害発生日から7日以内
⑧災害にかかった者の救出	災害発生日から3日以内
⑨災害にかかった住宅の応急修理	災害発生日から1ヶ月以内
⑩生業に必要な資金の貸与	災害発生日から1ヶ月以内
⑪学用品の給与	災害発生日から教科書は1か月以内 文房具及び通学用品は15日以内
⑫埋葬	災害発生日から10日以内
⑬死体の捜索	災害発生日から10日以内
⑭死体の処理	災害発生日から10日以内
⑮障害物の除去	災害発生日から10日以内

を作成し，例えば，避難所の設置期間を最長6ヶ月に延長するなどの設定事項が検討され修正されている．

⑥ 被災者生活再建支援法

被災者生活再建支援法は，阪神淡路大震災の教訓を踏まえ，自然災害により著しい被害を受け，自力で生活を再建することが困難な者に対し，自立した生活の開始を支援するために都道府県が拠出した基金を活用し，国からの補助により生活必要物資の購入や住宅移転費としてあてるよう，平成10年（1998）5月に制定された．その後，平成16年（2004）3月に改正があり，平成19年（2007）11月に「第二次改正」が行われた．改正前は，支援金の使用使途が住宅再建・補修に関しては，その周辺部分に限定され，所得・年齢制限が存在していたが，改正後は，使いみちの制限が取り除かれ，世帯の年収・世帯主の年齢にかかわりなく，一定以上の被害を受けた被災世帯すべてが支給対象となった．

支給金は，全壊世帯に100万円，大規模半壊に50万円が支給されることになった．住宅を再建・購入する場合は200万円が加算される．また，補修する場合は100万円，賃貸する場合は50万円が加算される．

災害時の家屋の倒壊や生活必需品の破壊は，被災者の生活上の問題に大きな影響を与える．看護者は，今後の生活への不安に対して，適切に助言ができるための知識をもつ必要がある．

⑦ 地震防災対策特別措置法

地震防災対策特別措置法の目的は，地震による災害から国民の生命，身体および財産を保護するため，地震防災対策の実施に関する目標の設定ならびに地震防災緊急事業5ヶ年計画の作成およびこれに基づく事業に係る国の財政上の特別措置について定めるとともに，地震に関する調査研究の推進のための体制の整備等について定めることにより，地震防災対策の強化をはかり，もって社会の秩序の維持と公共の福祉の確保に資することである．

⑧ 大規模地震対策特別措置法

大規模地震対策特別措置法の目的は，大規模な地震による災害から国民の生命，身体および財産を保護するため，地震防災対策強化地域の指定，地震観測体制の整備その他，地震防災体制の整備に関する事項および地震防災応急対策その他地震防災に関する事項について特別の措置を定めることにより，地震防災対策の強化をはかり，もって社会の維持と公共の福祉の確保に資することである．

災害は，物理的損害，経済的損失を伴うものであり，人々の健康や生活に与える影響は大きい．地域の人々の生活の変化は災害時の現象を複雑にし，被災者のニーズを多様化させ，復興にも影響を与えていく．したがって災害看護では，人間を取り巻く地球環境，社会構造，人間関係，地域との関係を重要な要因と考える必要がある．その上で人的・物的に制限された環境の中で看護

の原点に立ちもどり，地域の中で支え合いながら被災者の自立を考え，援助者自身も自己の役割をはたしながら周囲と連携した活動が求められる．思いやりや倫理観にあふれる医療に対する国民のニーズが高まっている現在，看護実践能力として，単なる科学的な知識・技術の教育ではなく，豊かな人間性を兼ね備えた人材の育成や地域の条件に合わせ自立を目指した援助方法をつくり出していく能力が求められている．また，人口構成が変化し，社会システムが変化していく中，主体的に社会の変化に対応する能力が必要である．災害が語りかけてくる人と人との助け合いや命の大切さを身のうちに引き受け，災害看護を学んでいくことが重要である．

2

国際看護

　情報通信網や交通網の発達により，ものや情報はいうまでもなく，人々の移動や交流が，地球規模で行われるようになった．わが国の人々が国外にでかけ居住し働くことも，また他の国の人々がわが国を訪れ居住し仕事をしていることも，よくある風景である．そして，お互いに種々の民族と交流するようになってきた．

　また，人々の移動や交流が活発になるにつれて，保健医療看護の分野においては，エイズなどの感染症，環境問題など国際的視野に立ち地球規模で取り組むべき課題が増加してきている．そのため，学術上の知見の交流や国際研究の必要性が高まり，とみに盛んになってきている．

　しかしながら，世界には富む国も貧しい国もある．開発途上国は世界人口の4/5を占めるが，これらの国々は，貧困，食物の不足，医療体制の不備や医療品の不足，水道・廃棄物処理の遅れなど基本的生活基盤の不備，家族計画や衛生に対する関心のなさが起因し，健康水準は低い．そのため，種々の国際機関や先進国は人道的見地から"Health for All（すべての人々に健康を）"を掲げて，プライマリーヘルスケアの充実のために多様な援助を行っている．

　わが国も国際的地位の向上とともに，国際社会の一員として世界への貢献が要請されている．

① 国際協力の仕組み

　広義の国際協力は，いわゆる「**国際交流**」と狭義の「**国際協力**」に大別できる．まず，「国際交流」は行政上の調整，技術・情報の交換，人的交流などを行って自国の向上をはかることが主眼である．それには，図XI-2に示すとおり，WHO（世界保健機関）など国際機関を通じての多国間交流と特定の国との2国間協力の両者がある．

　他方，狭義の「国際協力」は，開発途上国に対して自国の人的・物的・技術的資源を提供してその国の向上をはかることを主眼としている．また，これにも前者と同様に多国間協力と2国間協力の両者がある．

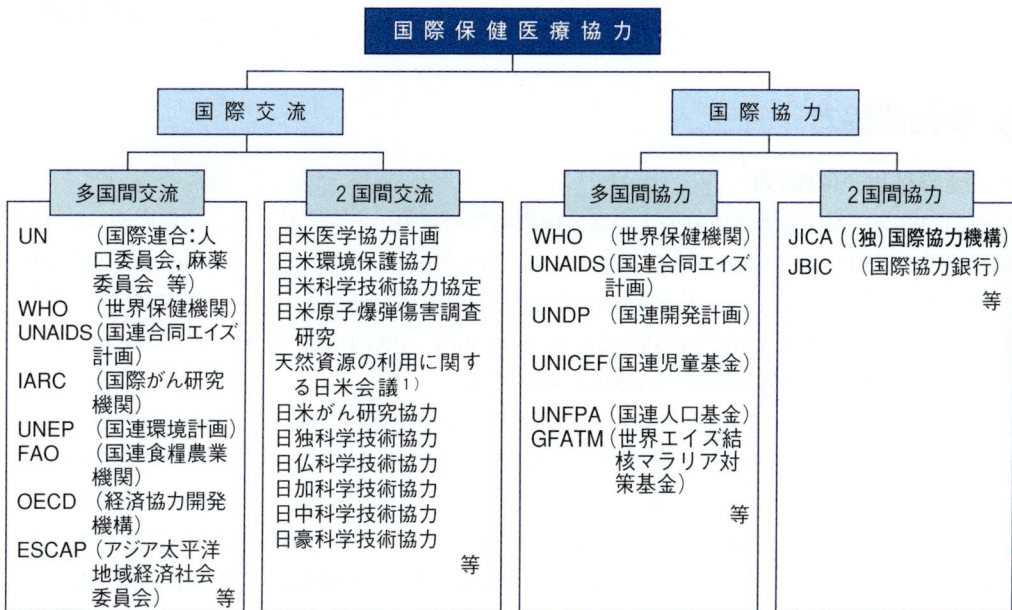

注 1 ）有毒微生物部会等で協力している．

図XI-2　国際保健医療協力の状況

(厚生労働統計協会編（2014）国民衛生の動向2014／2015, 61（9）, p. 43より転載)

② 国際交流

1 多国間交流

　図XI-2に示すとおり，わが国は国際連合（United Nations：UN），世界保健機関（World Health Organization：WHO），国連合同エイズ計画（Joint United Nations Program on HIV／AIDS：UNAIDS），国際がん研究機関（IARC），国連食糧農業機関（Food and Agriculture Organization：FAO），国連環境計画（United Nations Environment Program：UNEP），アジア太平洋地域経済社会委員会（ESCAP），経済協力開発機構（Organization for Economic Cooperation & Development：OECD）などを通じて，資料の入手や提供，および会議において交流を実施している．OECDを通じては，環境問題（汚染物質），消費者保護（家庭用品，食品），社会保障などの分野で貢献している．

2 2 国間交流

　図XI-2のとおり，アメリカとの間で科学・環境・厚生行政など幅広く交流が行われている．また，ドイツ，イギリス，フランス，あるいは中国などとの文化，学術，人的交流，さらには韓国，アジア諸国など近隣諸国の交流も，政府レベル・民間レベルで盛んになっている．

③ 国際協力

❶ 多国間協力

〔1〕 国際機関への協力

わが国の外交における基本方針の1つは，国際機関の重視である．特に経済的側面からいえば，多国間協力はWHO，UNAIDS，国連開発計画（United Nations Development Program：UNDP），国連児童基金（United Nations International Children's Emergency Fund：UNICEF），国連人口基金（United Nations Fund for Population Activities：UNFPA），世界エイズ結核マラリア対策基金（GFATM）など国際機関への拠出が主流である．

特に，わが国のWHOへの協力は**技術上の協力**と**財政上の協力**という両面から行われている．技術上の協力は，専門家の派遣と研修生の受け入れなどである．財政的貢献は2013年WHO予算総額の12.53%を占める分担率（5,820万ドル）に加えて，鳥・新型インフルエンザをはじめとする感染症対策，子どもの健康対策，人材開発などの活動に対する任意拠出金の958万ドルからなっている[1]．このように，今日ではわが国のWHOに対する財政的貢献は，世界できわめて大きなものになっている．

〔2〕 WHOの活動

WHOは，1948年，国際保健事業の指導的・調整的機関として発足した．わが国は51年に正式加盟が認められている．2014年5月現在，加盟国は194ヶ国であり，本部はジュネーブにある．創設以来，目的を達成するために主として伝染病対策，衛生統計，基準づくり，技術協力，研究開発などの活動を行っている．

1978年以降「2000年までにすべての人々に健康を」を目標に**プライマリーヘルスケア**（primary health care：**PHC**）をその根幹となす戦略としてきた．このPHCの概念については，すでに第5章に記述しているので，再度振り返っていただきたい．

このPHCの具体的事業としては，健康問題の予防・対策に関する教育，食糧の供給と適正な栄養摂取の推進，安全な水の供給と基本的な環境衛生，家族計画を含む母子保健サービス，主要な伝染病に対する予防接種，地方流行病の予防と対策，一般的な疾病と傷害の適切な処置，必須医薬品の準備などである．現在も，このPHCがWHO活動の精神的・理論的支柱である．

❷ 2国間協力

国連では，1970年代から経済と社会開発のバランスを配慮した援助を各国に訴えてきた．その一貫として，「Basic Human Needs（BHN）」が強調されるようになった．途上国の開発レベルによって必要性は異なるものの，開発の基盤となるものは保健，水，食糧，教育，住居，環境衛生，雇用など，国民の生活・健康に直接関連するものである．そのため，国際協力の上で保健医療分野のはたす役割がきわめて大きい．

わが国は，JICA（国際協力機構）やJBIC（国際協力銀行）などを通じて2国間協力を実施している．

〔1〕経済協力

　わが国をはじめ先進諸国は，開発途上国に対し「経済協力」を行っている．その「経済協力」とは，開発途上国の自助努力を支援し，その経済・社会の発展，国民福祉の向上と民生の安定に寄与することをねらって，途上国に対し，不足する資金の補完や技術の移転を行い，その開発に協力することをいう．

　経済協力については，図 XI-3 のとおり，資金の出所によって **政府開発援助**（Official Development Assistance：**ODA**），その他の政府資金（Other Official Flows：OOF），民間資金（Private Flows：PF）に大別される．また，経済的側面で分類すると，2 国間協力は無償資金協力，技術協力，直接借款（有償資金協力）などがある．

　わが国の ODA 予算は，98 年度以降，減少の方向にあるが，依然として世界トップクラスの水準にある．

〔2〕技術協力

　政府ベースによる技術協力は，主として **国際協力機構（JICA）** により実施されている．開発途上国からの研修生の受け入れ，専門家派遣，機材供与の 3 形態で協力している．これらは，単独

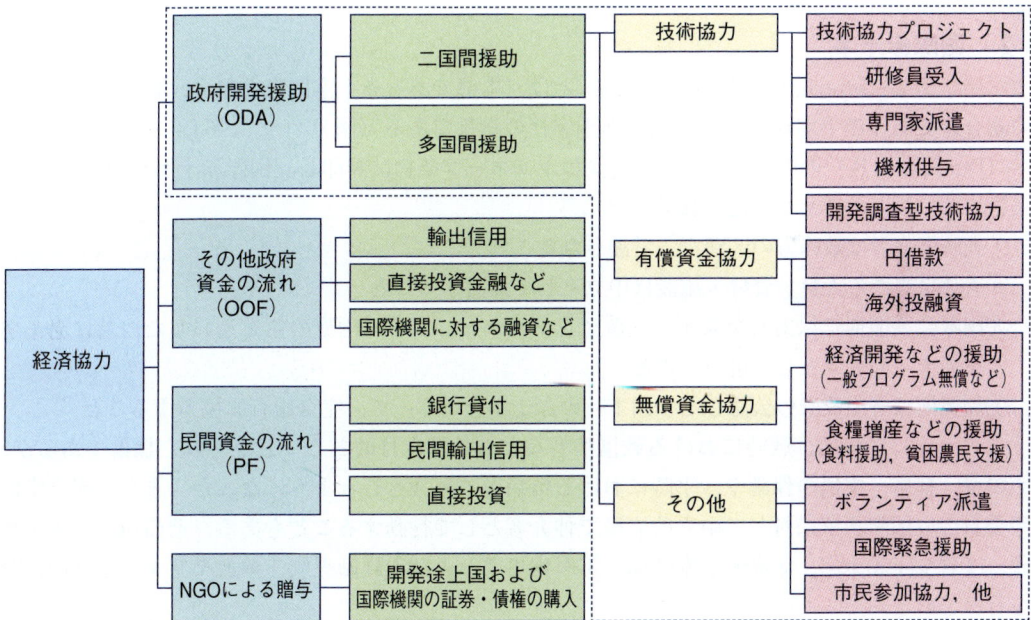

資料：JICA「国際協力機構年報2013」

図 XI-3　経済協力と政府開発援助

（厚生労働統計協会編（2014）国民衛生の動向2014／2015，61（9），p. 43より転載）

で実施されることもあるが，近年は計画・実施・評価を含む一貫した総合的プロジェクトとして実施される場合が多い．そのうちこれまでJICAが実施したプロジェクトの30％が，人口・家族計画，公衆衛生，感染症対策などの予防活動，約30％が病院での臨床医療，約20％が基礎医学，10％が教育，そして10％がワクチンや医薬品である．

　さらに，1987年には国際緊急援助隊の派遣に関する法律が公布され，海外への救護活動への方策がたてられ，実施されている．

❸ 民間ベースによる国際協力

〔1〕NGO

　第2次大戦後わが国では，経済成長をみた1960年代ごろから民間ベース（Non-Governmental Organization：**NGO**）による国際協力が始まった．**民間国際保健協力団体**には，古くは62年に設立された日本キリスト教海外医療協力会とアジア救ライ協会がある．65年には，日本熱帯医学協会，67年には日本国際医療団，68年には家族計画国際協力財団，そして70年代に入ると国際看護交流協会，笹川記念保健協力財団などが加わった．近年では協力分野も多彩となり，活動資金や規模も大きく成長している．

　NGOの活動は政府ベースの援助と比較すると，住民に直結した状況に応じた草の根的運動が展開できるので，活躍が期待されている．また，このような活動に加わる人たちも近年増加していることは喜ばしいことである．

〔2〕国際赤十字

　国際赤十字（International Red Cross）とは，本部である赤十字国際委員会，各国の赤十字社の連合体である赤十字社連盟，各国の赤十字社の総称である（図XI-4）．1964年スイスの**デュナン**（Dunant, J. H.）の働きかけにより各国はジュネーブ条約に調印し，国際赤十字を発足させた．条約には，以下のことが規定されていた[2]．

　①戦時傷病者は敵味方の区別なく看護されること
　②看護に当たる人員・資材・施設は中立として保護すること
　③国際会議開催に尽力したスイスに敬意をあらわし，スイス国旗の色を逆にした白地に赤十字を赤十字の表象として用いること*
　④加盟国は各国政府の公認した1国1社の赤十字をつくって，完全履行に協力すること

　このように，当初は戦時における戦傷病者などの救護を目的として設立された機構であるが，その後，捕虜・文民の保護や，平時における傷病者の救護も行うようになった．また，赤十字国際委員会は国際紛争に対して中立的立場で仲介者として行動することもある．その他，①災害救護，②青少年赤十字，③赤十字奉仕団，④医療事業および看護師養成，輸血センターなどの活動を行っている．

　わが国も日本赤十字社を発足させ，つねに上記活動に備えており，また，そのための救護要員を養成している．

---

*　イスラム教国は宗教的理由から白地に赤い三日月（赤新月）のマークを使用．これを赤十字とまったく同じ組織であることを示すマークとして認められている．

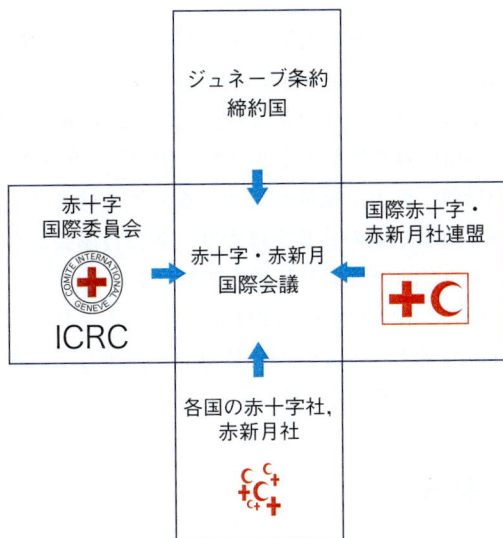

図XI-4　国際赤十字の機構
（日本赤十字社ホームページより）

④ 看護における国際化の状況

　保健医療における国際協力について検討したが，その中で看護師の果たす役割が大きいことはいうまでもない．近年，国際交流や技術協力において看護の働きは確実にのびている．看護師の国際団体としては，国際看護師協会（ICN）と国際助産師連盟（ICM）が著名であるが，ここではこの2つについて簡単にまとめておこう．

1 国際看護師協会（ICN）と国際助産師連盟（ICM）

　看護師の職能団体としての**国際看護師協会**（International Council of Nurses：**ICN**）は，イギリスのベッドフォードフェックを中心に1899年創立され，1900年にはICN規約が採択された．それに明示されている設立目的は以下のものである[3]．
　①全世界の国々の看護師間にコミュニケーションの手段を提供し，国際親善と交流の便宜をはかる
　②世界の各地域の看護師のために，患者と看護師の福祉に関する問題を協議するため，ともに参集する機会の提供
　わが国の看護師協会は，1933年に加盟したが，その後戦争のため離脱し，49年に再加盟をしている．2014年9月現在，ICN加盟国は133ヶ国であり，2年に1度，会員代表者会議が開催され，活動方針が策定される．なお，学術的集会を含む大会は，4年に1度の頻度で開催され，1977年第16回大会は東京で開催された．ICNは，看護師が看護師のために運営しており，すべての人々に対して質の高い看護，堅実な保健政策，看護の知識の発展，尊敬される専門職として存在する

こと，そして満足のいく看護を行う有能な人材を保証することにつとめている．

国際助産師連盟（International Confederation of Midwives：ICM）は，1919年国際助産師学会時に国際的連合の結成が提唱され，1922年正式に設立が決議し，1928年国際助産師連合（International Midwives Union）の名称が決定された．1954年，現在の名称に改称されている．

ICMの目的は，世界中の母親，乳児，家族へのケアを向上させることである．このために助産師の教育を高め，技術と科学的な知識の普及をはかり，各会員協会から自国政府への働きかけを支援し，また，専門職として助産師の役割の発展を推進している．

加盟協会は，2014年6月現在，101ヶ国・地域115協会である．わが国からは日本看護協会助産師職能，日本助産師会，日本助産学会の3つの会員協会が加盟している．本部は現在オランダのハーグにあり，3年ごとに大会を開催している．

② 近年の国際化の動き

わが国の看護師が要請に応じ，開発途上国への技術援助のためにJICAやNGOを通じて活動することも次第に増加してきている．また，前述のICNはいうまでもなく，WHOやILO（国際労働機関）などの国際機関の会議にも専門分野に応じて出席し，国際的決定に参加する機会も増えてきた．

また，個人的にも近年は各種の国際看護学会や集会の情報が手軽に手に入るので，関心のある看護師たちは会員となり，出席して発表する動きがみられてきている．

⑤ これからの展望

① 世界化の発展

近年，グローバル（global）化または世界化という用語がしきりに使用されるようになった．今世紀はさらにこの世界化の波は加速されるであろう．前述したとおり，交通網と情報網の発展がこの波を加速させていることはいうまでもない．

すでに人々は，国内と同様に世界のあらゆるところに行き交い，滞在し生活してきている．慢性疾患や障害をもつ人々も気軽に海外にでかけ，その地の人々と交流するようになった．そのため，自国以外で保健医療サービスを必要とすることも多くなっている．医療や看護レベル，医療制度や医療保険，医療における専門用語，医療評価，医療記録などが，現在は国によって相違がある．しかし，EU（欧州連合）が各方面で一体化をめざしてきているように，医療においても国際的にWHOやICNが共通言語や評価道具などの開発にかかわってきている．このように，国際的スタンダードが生まれてきているが，それは現状からの必要によって生じているのである．さらにこの傾向は発展していくであろう．

また，情報は国際的ネットワークが整備されてきており，そこに行かなくても容易に手に入るようになってきた．物流や金融，経済はすでに電話やインターネットで取引される国際市場の影響が濃く反映してきている．

さらに，知的情報や芸術・文化，あるいは人々の思想なども，情報網や交流できわめて早く行き交うようになった．この傾向はさらに強まるであろう．

　こうして今世紀は，金融，経済，産業，交通，法律，倫理，教育，学問や科学，医療などすべ
ての分野において，急速にグローバル化していくであろう．それに対応できない場合は国際的情
報格差を生むことがすでに予測されており，先進国は発展途上国に対しIT（情報技術）利用の整
備や教育などの支援の課題が検討されている．

❷ ITの進歩にともなう医療・看護情報の電子化と共通用語の標準化

　近年 **IT**（Information Technology：**情報技術**）の進歩と世界化の発展にともなって，医療の世
界でも情報の電子化が本格的に始まっている．すでに看護を含む医療記録は電子カルテ，X線フ
ィルムも電子映像となり，ノーペーパー，ノーフィルム（no paper, no film）といわれる変化を
示してきている．わが国でも，施設全体がこのように切り替わり，運営しているところもある．
行政当局も電子カルテを医療記録として公認したので，この動きは急ピッチで広がっている．

　しかしながら，情報の電子化には入力される用語に対して共通の認識が必要となってくる．ま
た，種々の評価においても標準的認識がなければ，伝達できない．医療においては早期から
WHOを中心にして疾病分類などが検討されており，ITの進歩にともない情報の伝達も早く，多
くの所で**ICD-10**（国際疾病分類第10版）などの世界的標準が使用されている．

　看護においては，ITの進歩の著しいアメリカでは1970年代にその必要を認識し，まず看護診断
用語から開発が始まったが，今では介入・成果分類も開発され，使用されている．わが国でも第
7章に記述したとおり，アメリカの**NANDAインターナショナル**の診断分類や，アイオワ大学の
NIC（介入分類），NOC（成果分類）を邦訳して使用してきている．

　他方，国際的看護専門職能団体であるICNも1991年以降，現象・介入・成果を含むICNP（看護
実践国際分類）の開発を始めている．すでに2005年にはICNP®第Ⅰ版を公表し，各国からの意見
を求めている．これには現象と介入分類が示されているが，成果分類は現象分類が成果に使用で
きるとの考えで含まれていない．

　こうして，看護も国際的に共通用語開発とその標準化に動き始めている．わが国も日本語の共
通用語の標準化が必要であり，学会などで検討されてきている．

❸ 国際協力と国際交流における展望

〔1〕 国際協力

　国際社会においては，発展途上国に対する開発援助に関する考え方が次第に変化してきている．
かつての経済成長を優先する産業基盤整備中心の経済協力だけでは，開発途上国における貧困は
解消されず，むしろ貧富の差が拡大するとの指摘もあり，人間の生活の質を改善することが主張
されるようになった．そのため，近年は基礎教育を含む「人間中心の開発」を重視する考え方が
国際的に主流となってきている．

　わが国もこれまで，開発途上国に対する協力は，「経済協力」の名が示すように，経済的に重
要な社会基盤の整備を重視する傾向が強かった．しかし，平成11年（1999）8月に公表された
「政府開発援助に関する中期政策」においては「基礎教育」や「人材育成」を重点事項とした．
さらに，平成12年（2000）9月にとりまとめられた内閣総理大臣の諮問機関である対外経済協力

審議会の意見，「人間を重視した経済協力の推進について」では，21世紀の経済協力のあり方を規定する重要な要素として，教育・人づくり分野を含めた「人間中心の開発」の考え方を採り入れている[4].

　前項に述べたように，情報技術（IT）などによる国境を越えたグローバルな関係が形成されてきている今日，国際社会の安定のために開発途上国が持続的に成長を遂げることが重要なのである.

　そのため，今後の展望としての重要な視点は次のものであろう.

①わが国の政府開発援助（ODA）における教育・人づくり分野の比率の増加
　従来のハード面中心から人づくり分野に比率を大幅に増やしていく.

②教育協力への理解と国際協力に関する教育の推進
　開発援助に対して国民の理解を深める教育や広報，語学教育の推進，および開発援助人材の育成が必要とされている．特に医療・看護における協力要請が高いので，看護の人材育成は急務となっている.

③IT革命とIT技術の活用
　途上国に対し，ITの活用によって教育の遠隔支援や条件整備を行う.

④協力に対する政策評価の確立
　これまでの協力に対して効果がみえてこないことから，政策評価の確立が必要である.

〔2〕国際交流
　前項で検討したグローバル化の発展とともに国際交流は，人々の往来はいうまでもなく，メディアを通じて，IT機器を通じて，一層活発になることは明らかである.

　学術や専門分野においても一層自由に，個人的にも団体としても国・地域レベルにおいても，また学会などの集会やメディアを通じて交流は促進されていくであろう．しかし，国際語や発表力に弱いわが国の現状があり，国際的友好や効果的な学術や専門分野の交流を生むためには努力が必要である.

　したがって，国際協力同様，以下の視点が重要であろう.

①語学教育の強化
　まず，コミュニケーションができなければならないので，少なくとも国際語としての英語を習得することが重要である．そして，さらに当該国の言葉の習得が必要となることは自明のことであろう.

②国際理解の推進
　国際交流は，語学だけでなくその国の制度や文化・環境を理解し尊重し合うことによって推進されるので，理解しようとする態度と努力が肝要である.

③国際的活動ができる人材の育成
　国際機関や団体，学術的交流には提案や発表・討議が欠かせないが，発表や国際的討議力をもつ人材育成が急務である.

④IT技術の活用による交流の促進
　今後IT技術を使った交流はさらに促進されるが，IT技術だけでなく，ソフトに入れる内容についても，国際的理解・交流を得るために，基準や共通用語の開発が行われるであろう．すでに，

ICNは看護診断・介入・評価を含む**看護実践国際分類**（International Classification of Nursing Practice：**ICNP®**）を開発してきている．

したがって，国際化にともない，わが国の最も大きな課題は国際的人材育成であろう．

引用文献

1 ）厚生統計協会編（2014）国民衛生の動向，61（9），p. 48
2 ）下中邦彦編，小島美都子（1985）赤十字，平凡社大百科事典，p. 491，平凡社
3 ）亀山美知子（1993）看護史，p. 213，メヂカルフレンド社
4 ）国際教育協力懇談会編（2000）国際教育協力懇談会報告，p. 1，文部省

参考文献

1．日本看護協会編（1998）先駆的保健活動交流推進事業　災害看護のあり方と実践，p. 55
2．小原真理子（2008）いのちとこころを救う災害看護，学習研究社
3．南裕子，山本あい子（2007）災害看護学習テキスト，日本看護協会出版会
4．酒井明子，菊池志津子編（2008）災害看護：看護の専門知識を統合して実践につなげる，南江堂
5．日本災害復興学会大会予稿集（2008）
6．防災行政研究会（2000）逐条解説　災害対策基本法，ぎょうせい
7．黒田裕子，酒井明子監修（2008）：新版　災害看護－人間の生命と生活を守る，メディカ出版
8．日本看護協会ホームページ
9．松木光子（2002）情報技術の発展と看護実践用語体系，日本赤十字看護学会誌　3（1），p. 1－8
10．S. W. A. Gunn著，青野允ほか監訳（1992）災害医学用事典：和・英・仏・西語，へるす出版．

学習課題

1．災害看護の定義をあげてみよう．
2．災害に関連する法律をあげてみよう．
3．看護の国際的専門職連合について調べ，これからの活動を展望してみよう．
4．今後必要とされる看護の国際研究や協力・交流について考えてみよう．

付　　録

用語の解説

アセスメント **(assessment)**	事前評価または査定．情報収集とその評価の上で何らかの結論を出すことをいうが，看護過程では情報収集と問題の明確化をはかる過程をいう．
アセスメントカテゴリー	アセスメントの際の枠組み，つまり情報収集の枠組みとなる分類項目．
アドボカシー **(advocacy)**	本来は特定集団のために権利擁護を主張するという意味であるが，現在では個人，集団，コミュニティなどが，個々の生き方にあった計画やシステムにより自分らしく生きていくための支援，支持，代弁の意味であり，看護職者の道徳的概念の1つである．
アブデラの看護の機能	現代アメリカの看護研究家・教育者であるAbdellah, F. G.がその著書「患者中心の看護」で記述した看護の機能．
アメリカ看護師協会 **(ANA)**	American Nurses Association の邦訳．1911年に設立された看護職の専門職能団体で，国内だけでなく世界の看護をリードしている．
医療法	医療提供体制を整備するために，昭和23年（1948）に制定された医療を行う施設に関する法律．
エンパワーメント **(empowerment)**	権限を与えるという意味で，無力だと思われている人やグループの潜在能力を認め，意思決定や参画の機会を提供することで個人やグループが力を自覚し，発揮していくことを目指す．近年，健康づくりや予防，疾病からの回復を促進するためにもエンパワーメントが求められている．

オレムの看護論	Orem, D. E.のセルフケア概念を中心にした看護一般理論．セルフケア理論，セルフケア欠如理論，看護システム理論から構成されている．
介護保険法	国民の共同連帯の理念により，要介護者および要支援者に対し，保健医療サービスと福祉サービスにかかわる費用を給付するために，平成9年（1997）に制定され，平成12年（2000）4月から施行されている法律．平成17年（2005）改正され，平成18年4月から，「予防給付」が創設された．
科学的看護論	看護学者でナイチンゲールの翻訳でも知られる薄井坦子^{ひろ}の看護論（1974）．人間を生物体・生活体ととらえ，看護は生命力の消耗を最小にするとしたナイチンゲールの考えを継承している．
学校保健	日本においては学校保健行政の組織がある．その対象は幼稚園から大学にいたる教育機関，ならびにそこに学ぶ人たちと教職員であり，その保健衛生をいう．
環境保全	日本においては環境保全行政を行う環境省があり，総合的に環境の保全活動を実施している．のぞましい自然環境を保つ活動をいう．
看護研究	看護に関する事象や事実，諸事実間の関係について疑問を明らかにしていく組織的・継続的努力．
看護実践国際分類	ICNP®参照．
看護診断	看護の根拠とするために，アセスメントの結論として看護の守備範囲における実在または潜在的現象に関する要約または概念．NANDAインターナショナルの看護診断用語によってあらわされる．
看護専門職	看護職を医師，法律家，神学者などと同様に専門的技術的職業としてとらえた呼称．
看護評価	看護がクライエントに及ぼした成果または結果の価値決定．組織評価，ケア評価の双方からのアプローチが行われている．

看護分担方式	看護の実施は病棟の特徴に合わせてさまざまな方式で行われている．1つの看護単位がチームとなり，チームリーダーの看護師を中心に複数の患者を受け持つチームナーシング，1人の看護師がある患者の入院から退院まで責任をもって担当するプライマリーナーシング，看護の実施項目別に担当者を決めて行う機能別方式，1人の看護師が数人の患者を受け持つ受け持ち方式，1つの看護単位の中に2つ以上のチームがあり，チームナーシングよりも限定された患者やメンバーで看護を展開できる固定チームナーシング，などがある．
看護モデル	看護師の心に抱いている看護についてのイメージをあらわしたもの．看護全体を説明する一般理論として使用されている．
客観的データ (objective data)	診断のためのクライエントの他覚的所見．観察や検査などに基づいて医師や看護師が収集するデータ．
グラウンデッド・セオリー法	言葉，表情や行為などのシンボルを手がかりに対象とかかわって観察と洞察を行って，理論を引き出していく研究方法．
クリティカルシンキング (critical thinking)	批判的思考と邦訳できるが，英語の読みで使用されている場合が多い．再検討的・熟慮的思考であり，看護においては状況の説明が明確で，分析が論理的で，現象の原因が説明できる，患者ケアの論理としてはたらく．つまり，臨床判断の根拠となる現象の記述，分析，説明，推論を含むものである．
クリティカルパス	critical pathways のこと．care map ともいわれている．保健医療の質の向上と経済効率を上げるために専門職者の共同ケアとマネージドケア（managed care）の道具として開発されたもの．マネージドケアは，タイプ別の適切な医療資源活用による組織的ケア提供である．クリティカルパスは医療チームが開発し活用するもので，タイプ別に一定期間に医療資源を使って成果を上げる指針である．
クリニカルナーススペシャリスト（clinical nurse specialist）	アメリカにおいて特定の臨床の専門分野をもち，上級看護実務を行う看護師．主として修士課程で養成される．
ケア (care)	sorrow（悲しみ）やcomplaint（訴え）を語源とし，思いやりをこめて癒し，いたわるという行為．

ケアリング	患者—看護師関係の道徳的概念であり，まだ一致した見解はないが，キュアリング（治療）に対し，ケアリングは人間関係と相互交流を重視する．健康状態や生活の仕方で改善・改良したり，または死に直面しているような人がその人のもつ世界でどのような体験をしているかに関心を向け，支援，支持することなどと考えられる．
継続看護	ケアの継続性を意図した取り組みをいう．主として病院や診療所などの医療施設で行われた看護が，在宅や地域の保健機関などでも継続されることを意図した看護の取り組みに使用されている．
健康-疾病連続体 (health-illness continuum)	さまざまな程度の健康と疾病の状態は，「最高の健康」から普通，悪い，そして「死」という連続線であらわすことができるとする考え．そのため，個々のそのときの健康と疾病の状態を連続したものとみなす．
健康増進法	国民の健康の増進をはかるために，平成14年（2002）に制定された生活習慣の改善や栄養改善に関する法律．
健康保険法	日本ではすべての国民がなんらかの医療保険の適用を受けているが，そのうちの一般職域の被用者とその家族に対する保険給付のための法律．
国際看護師協会（ICN）	International Council of Nurses. 1899年に設立された各国の看護師協会からなる国際的職能団体で，本部はスイス・ジュネーブにある．
国際助産師連盟（ICM）	International Confederation of Midwives. 1922年設立，本部はオランダ・ハーグにある．世界中の母親，乳児，家族へのケアを向上させることを目的としている．
国民生活基礎調査	保健，医療，年金，福祉，所得など国民生活の基礎的事項を世帯面から総合的に把握する調査．昭和61年（1986）を初年度として厚生労働省が3年ごとに実施している．
コーピング (coping)	copeは物事にうまく対処するという意味で，コーピングとはその人なりのやり方でストレスや脅威を緩和・軽減・除去しようとする試みの過程をいう．

ゴールドマークレポート (Goldmark Report)	Goldmark, J.を中心に全米の看護教育の現状が調査され，その分析結果を1923年「合衆国の看護と看護教育」として報告したもの．
ゴンペルツ（Gomperz） の法則	各年齢の死亡率の対数を模式図であらわすと，成熟後は死亡率が幾何級数的に上昇することから，身体的成熟後は組織や機能は衰えていくとされる．
災害看護	災害に関する看護独自の知識や技術を体系的に，かつ柔軟に用いるとともに，他の専門分野と協力して，災害の及ぼす生命や健康生活への被害を極力少なくするための活動．
災害サイクル	災害訓練などが行われる準備期，災害が発生する発災期，超急性期（発災後72時間まで），急性期（発災後1週間），亜急性期（発災後1ヶ月），復旧復興期――と，災害サイクルは災害発生から一定のパターンで連続している．
JNA の看護実践の基準	日本看護協会の業務委員会が1995年に提出した看護業務基準に含められている看護実践の基準．
システムモデル	部分ではなく全体をみる枠組みであり，看護システムモデルは人間をある種のシステムとみて看護を説明している．
質的研究	量的研究に対して，現象のより詳細な認識に基づく研究をいう．
主観的データ (subjective data)	診断のためのクライエントの自覚的所見・訴え．
身体的統合機制	さまざまな要因によってたえず変化する内部環境をコントロールし，身体の諸機能を全体的に調整し，安定した状態を維持するメカニズム．
診断仮説	アセスメント過程に基づき推論・仮説した診断をいうが，仮説を診断基準と照合して診断する必要がある．

スキャモンの発育模式図	Scammonによる臓器別発育曲線の図をいう．成長とその機能の発達は臓器・組織の別に，急激な時期と緩慢な時期があり，速度も一定ではないが，20歳までに発育は完了する．
スタンダードプリコーション（standard precaution）	疾患にかかわらずすべての患者に適用される標準感染予防策．
生活習慣病	がん，心疾患，脳血管疾患など従来成人病とよばれていたものが，生活習慣の中にその発生要因があることから，生活習慣病とよばれるようになった．
生活統合体モデル	松木光子による看護論．統合体としての人間の生活行動に焦点づけた看護実践モデル．
セカンダリーケア（secondary care）	包括的保健医療サービス体系の二次レベルの医療．一般病院などが扱う一般的な入院を主体とする医療．
セルフケア（self care）	包括的保健医療サービス体系の基礎レベルとして，健康の回復，維持，増進に必要な健康管理活動を自分自身で行うこと．
専門看護師	日本看護協会専門看護師認定試験に合格し，ある特定の専門看護分野において卓越した看護実践能力を有することが認められた者．実践，教育，相談，調整，研究などの役割をはたす．
粗死亡率	単に死亡率といっているもの．ある期間内にある集団から発生する死亡数を，その集団の全数で割った値．通常，その期間は1年，数値は1000倍した数であらわす．
ソーシャルサポートシステム（social support system）	個人が家族や周囲から精神的・物理的援助を受ける社会的支持システム．
ターシャリーケア（tertiary care）	包括的保健医療サービス体系の三次レベルの医療．大学病院やがんセンター，循環器病センターなどが扱うような高度な専門的医療．

WHO 憲章	世界保健機関（World Health Organization）の理想として定めた行政上の重要原則．WHOは1948年，国際的保健事業の指導的・調整的機関として発足した．
地域保健法	人口の高齢化・疾病構造の変化などの社会の変化に対応した地域保健対策を総合的に推進するため，従前の保健所法の全文を平成6年（1994）に改正したもの．
地域連携パス	医療が必要な場合に，住民を主体とした，各関係機関や施設間の情報交換や相談のあり方を示したもの．
チーム医療	専門分化している保健医療職種が，患者と家族を中心にして保健医療チームを組織し，互いの機能を尊重しながら共通の目標に向かって協力・協調して活動する仕組み．
トリアージ (triage)	災害現場では人的・物的資源に限りがあるため，多数の被災者・傷病者を重症度と緊急性によって選別し，治療の優先順位を決定すること．
ナースプラクティショナー (nurse practitioner)	アメリカにおいてプライマリーケア分野に役割と責任を拡大させるよう養成された看護師．主として修士課程で養成されている．
NANDAインターナショナル	North American Nursing Diagnosis Association（NANDA）Internationalをいう．NANDA（北米看護診断協会）は，1973年に始まった全米看護診断会議を母体として，1982年北米の看護診断用語の審議・選定を目的に設立された看護師の職能団体．2002年，国際的活動を強化するためにNANDAインターナショナルの名称に改称した．
ニーズの序列	ニーズに関する優先序列．人間の欲求・動機を階層的にとらえたマズロー（Maslow, A.）の考えがよく使用される．
ニード論	ヘンダーソンやアブデラの看護論のように，人間のニードを根拠に概念化した理論．

日本看護協会（JNA）	Japan Nursing Association. 昭和4年（1929）に結成された日本看護婦協会を母体として，昭和26年（1951）に現在の呼称となった保健師・助産師・看護師を含む日本の看護職能団体.
日本看護診断学会（JSND）	Japan Society of Nursing Diagnosis. 平成3年（1991）に設立された日本看護診断研究会を母体として平成7年（1995）に発足した日本における看護診断に関する学会.
認定看護師	認定看護師に必要な教育課程を修了し，ある特定の看護分野において熟練した看護技術と知識を有することが認められた者. 実践，指導，相談などの役割をはたす.
ノーマライゼーション（normalization）	障害の有無にかかわらず，地域においてごく普通の生活をしていけるような社会をつくっていくこと.
バイオエシックス（bioethics）	生命倫理と邦訳される，生命，人格の尊厳に関する学問. 現代医療がチーム化し機械化したのに対応し，医師以外の医療関係者も含む構造的問題，生物学・医学研究における実験動物の扱い，環境・人口問題など種々の専門領域から考察する総合学問.
バイタルサインズ（vital signs）	生命徴候. 脈拍，呼吸，体温，血圧，意識状態など生命維持の徴候を示すもの.
パースィ看護論	Parse, R. R.による看護論. 現象学とロジャーズ看護論を根拠に看護を説明している.
パーソンズの役割理論	社会学者であるParsons, T.（1902～79）の役割理論. 社会構造からの役割期待とそれに応える形での社会化を解明しようとする立場をとる.
発達モデル	人間を成長，発達，成熟，社会化などのある種の発達過程として概念化したモデル.

ハビガースト	Havighurst, R. J. 生活も成長も学習であり，人間は一生涯学習を続けるものとして，著書「人間の発達課題と教育」において人生各期の発達課題を提出．
バントンの役割樹木	Banton, M.の役割研究に基づく分類方式であり，第一，第二，第三の表題で役割を分類し，幹と枝を持つ樹になぞらえて，それらの関係を説明している．
ピアジェ	Piage, Jean（1896〜1980）．スイスの心理学者．発生的認識論を独創的方法で研究．思考の論理モデルを構成．「知能の心理学」（1947）は代表的著書．
表象	経験によって記憶に残っている事物の形態・特徴・属性などが，その事物が現に存在しない状況のもとで，ある程度統合的に意識の中で形づくられたもの．
フィードバック (feedback)	元来は電子工学の自動制御の方式をいうが，生理・社会・心理学などにおいてシステムの反応によって刺激を自動的にコントロールするメカニズムをさす．
フォーカスチャーティング (focus charting)	POS の経過記録におけるSOAP形式が使用しにくいとして，焦点となるキーワードをあげ，その経過記録はD（data：データ），A（action：看護行為），R（response：患者の反応）の3つのカテゴリーで記述する経過記録の形式．
プライマリーケア (primary care)	包括的保健医療サービス体系の一次医療．家庭医や一般医が担当している医療レベルで生活圏に最も密着した一般医療．
プライマリーヘルスケア (primary health care)	包括的保健医療サービス体系のプライマリーケアにセルフケアレベルに当たる公衆衛生的活動を加えた概念で，1970年アルマ・アタで開かれたWHOの会議で定式化された．
ブラウンレポート (Brown Report)	社会のためにどのような看護と看護教育が必要かの課題について，Brown, E. L.を中心になされた調査と討議に基づき，1948年に公表された「これからの看護」と題する報告書．

PES 方式	診断を記述する場合に，実在の看護診断にはP（problem：問題），E（etiology：原因），S（sign & symptom：症状と徴候）の3要素を記述する方式．
ヘルスプロモーション	人々が自らの健康をコントロールし，改善することができるようにするプロセス．
ヘンダーソン看護論	Henderson, V.による看護の考えをいう．看護の目的は，欠けているものを補うこととし，人間のニードに基づく14の看護の基本となるものを提出している．
防衛機制 （defence mechanism）	自己を脅かすものから自分自身を防衛するために働く心理的メカニズム．
保健師助産師看護師法	昭和23年（1948）に制定された保健師・助産師・看護師・准看護師の資格や業務について規定した法律．
ホメオスタシス	生体の内部環境はたえず物理化学的性状が一定になるように調節され，細胞活動の安定がはかられている．このような生体の恒常性（homeostasis）の維持またはその過程をいう．
モントーグの看護機能のスペクトル分析	1957年，Montag, M. L.は看護の機能はスペクトルのように多彩であるとして，専門性の観点から分析し，非専門，準専門，専門の業務に分類した．これは今日の看護テクニシャンを養成する短期大学課程を生んだ．
4W1H	誰が（who），何を（what），いつ（when），どこで（where），どのように（how）するかの略語．実践計画を立てる場合，準拠枠として活用される．
ライフ・タスク （life task）	人生課題．Erikson, E. H.は人の生涯を8つの段階に分けてライフ・タスクを提出し，その対応が健康な発達を促すとする．
リスクマネジメント	危険な状況を未然に防ぐこと，また万が一，ケアの対象となる人を危険にさらしてしまったときに，その被害を最小限に抑えるよう働きかけること．

量的研究	実証に数量的データを使用する仮説検証型や関連検証型の実証研究をいう.
ロイ看護論	Roy, C.の看護適応モデル. 適応システムとしての人間モデルを構築し, それに看護機能を結合させて構築した看護モデル.
労働衛生	日本においては労働衛生行政の組織があり, 労働者の快適環境づくりとその健康保持増進を目指すもの.
EBM (evidence-based 　medicine)	個々の患者に対して最も適した医療を行うために, 科学的な根拠に基づいた適切な医療を選択し, 実践する考え方・方法.
EBN (evidence-based 　nursing)	個々の患者に対して最も適した看護を行うために, 科学的な根拠に基づいた適切な看護を選択し, 実践する考え方・方法.
ICNP®	看護実践国際分類（International Classification for Nursing Practice）の略語. 国際的な看護用語の標準化・コード化を目指す ICN（International Council of Nurses；国際看護師協会）の取り組み.
QOL	quality of life の略語. 生命, 生活および生存の質という, いくつかの意味が含まれている. 個人的満足感, 生きがい, 生きる上での価値などと表現できるが, 邦訳しにくいのでQOLとしてそのまま使われていることが多い.

日本語索引

外 国 語 索 引

〈編者略歴〉

松木光子　Matsuki　Mitsuko

松山赤十字高等看護学院卒業，神戸女学院大学大学院文学部社会
学専攻修了，金沢大学より博士（医学）号取得．
第41回フローレンス・ナイチンゲール記章受賞（2007）．
大阪大学名誉教授．日本赤十字北海道看護大学名誉学長・名誉教授．
2012年 NANDA-Internationalフェロー．
著書：「クオリティケアのための看護方式 改訂第2版」（1997），
「看護診断・実践・評価の実際」（2004），「看護倫理学」（2010），「これ
からの看護研究 第3版」（2012）

看　護　学　概　論
●看護とは・看護学とは●
［第5版］

編　集	松　木　光　子	平成10年2月5日　初 版 発 行
		平成13年3月15日　第2版発行
		平成15年11月30日　第3版発行
発行者	廣　川　恒　男	平成19年3月30日　第4版発行
組　版	株式会社メイテック	平成23年2月15日　第 5 版 ©　1 刷 発 行
印　刷製　本	凸版印刷株式会社	平成27年1月20日　5 刷 発 行

発 行 所　ヌーヴェルヒロカワ

〒102-0083　東京都千代田区麹町3-6-5
電話　03(3237)0221　FAX　03(3237)0223
〔ホームページ〕http://www.nouvelle-h.co.jp
NOUVELLE HIROKAWA　3-6-5, Kojimachi, Chiyoda-ku, Tokyo

ISBN 978-4-86174-039-8